中医方剂

李春深◎编著

U0244908

天津出版传媒集团

天津科学技术出版社

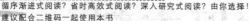
图书在版编目(CIP)数据

中医方剂 / 李春深编著 . ‐‐天津：天津科学技术出版社，2020.5

ISBN 978-7-5576-5682-9

Ⅰ . ①中… Ⅱ . ①李… Ⅲ . ①方剂‐汇编 Ⅳ . ①R289.2

中国版本图书馆 CIP 数据核字（2018）第 180800 号

中医方剂
ZHONGYIFANGJI

责任编辑：王朝闻

出　　版：天津出版传媒集团
　　　　　天津科学技术出版社

地　　址：天津市西康路 35 号

邮　　编：300051

电　　话：(022) 23332390

网　　址：www.tjkjcbs.com.cn

发　　行：新华书店经销

印　　刷：三河市恒升印装有限公司

开本 670×960　1/16　印张 20　字数 500 000

2020 年 5 月第 1 版第 1 次印刷

定价：68.00 元

前　言

　　方剂中"方"指医方；"剂"，古作齐，指调剂。方剂就是治病的药方。中国古代很早已使用单味药物治疗疾病。经过长期的医疗实践，又学会将几种药物配合起来，经过煎煮制成汤液，即是最早的方剂。方剂一般由君药、臣药、佐药、使药四部分组成。现代科学技术为方剂的临床应用、实验研究和剂型研制等提供了有利条件。在临床应用方面，根据中医辨证论治的特点，针对现代临床的多发病、常见病，广泛使用古今方剂。对消化系统、呼吸系统、心血管系统、泌尿生殖系统、运动系统、精神神经系统等疾病以及传染病、肿瘤、艾滋病等都有较显著的疗效。为归纳整理这些珍贵文献，也为方便广大患者，我们组织人员编写了这本《中医方剂》，以求实现求全致用，造福人民的目的。

　　五行相生相克为气动的均衡至中和之理，是电、能的传动，不是五行"相生"，更不是五行"相克"，而是"五行相生相克"，即能量的升、降、扩散、收敛与稳定如环无端，周而复始，失一不可，不偏不倚，不可太过，不可不及，故圣人倡中庸之道，乃为中医之至理，是以五行身命的气化，与十二经络的"周易"——即"易经"乃为医疗获取健康之最高境界。

　　观之今日科学再怎么进步，药物再怎样特效，就像再好的农药亦消灭不了虫害问题，而最终的受害者仍是人类本身，医疗科技的进步，解决不了人类疾病健康问题，甚至造成身体更大的伤害。为解决此问题，只有让人类重新认识中医学理——十二经络病变，阴阳五行的均衡之脏象学说。中国医学对疾病的治疗，《黄帝内经·素问·疏五过论》篇第七十七曰："圣人之治病也，必知天地之阴阳，四时经纪，五脏六腑，雌雄表里，刺灸砭石，毒药所主，从容人事，以明经道，贵贱贫富，各异品理，问年少长，勇怯之理，审于分部，知病本始，八正九候，诊必副矣。"

　　本书无论是在编写的指导思想、内容设计方面，均作了探索。然而由于水平所限，编写中疏漏和欠妥之处在所难免，殷切地希望各位读者及同仁提出宝贵意见，以便再版时的完善。

目　录

第一章　内　科

一、流行性感冒···1

二、感冒···2

三、肺炎···3

四、咳嗽···4

五、干咳···5

六、慢性支气管炎···6

七、支气管扩张···7

八、支气管哮喘···8

九、食欲不振（纳差）···10

十、食滞···12

十一、消化不良··13

十二、急性胃肠炎···14

十三、呃逆、反胃···16

十四、呕吐··18

十五、腹泻··23

十六、伤食腹泻··25

十七、脾虚久泻··26

十八、痢疾、肠炎···27

十九、肠道霉菌病···32

二十、便秘··32

二十一、消化性溃疡··37

二十二、胃痛···38

二十三、慢性胃炎···39

二十四、消化道出血··41

二十五、中暑、伤暑··42

二十六、尿路感染 …………………………………… 45

二十七、尿道炎 ……………………………………… 45

二十八、小便浑浊 …………………………………… 47

二十九、小便不利 …………………………………… 48

三十、小便热痛 ……………………………………… 50

三十一、尿频 ………………………………………… 51

三十二、乳糜尿 ……………………………………… 53

三十三、泌尿系结石 ………………………………… 54

三十四、水肿 ………………………………………… 56

三十五、糖尿病 ……………………………………… 57

三十六、肝硬化腹水 ………………………………… 59

三十七、高血压 ……………………………………… 59

三十八、动脉硬化 …………………………………… 61

三十九、高脂血症 …………………………………… 62

四十、胆固醇增高症 ………………………………… 64

四十一、便血 ………………………………………… 64

四十二、贫血 ………………………………………… 66

四十三、气血两虚 …………………………………… 67

四十四、血小板减少性紫癜 ………………………… 68

四十五、单纯性紫癜 ………………………………… 69

四十六、过敏性紫癜 ………………………………… 70

四十七、脱发 ………………………………………… 71

四十八、脚气 ………………………………………… 73

四十九、遗尿 ………………………………………… 74

五十、腰肌劳损 ……………………………………… 76

五十一、重症肌无力 ………………………………… 78

五十二、筋骨关节痛 ………………………………… 78

五十三、体虚烦热 …………………………………… 79

五十四、虚热烦渴 …………………………………… 81

五十五、高热神昏 …………………………………… 81

五十六、眩晕症 ……………………………………… 82

五十七、单纯性甲状腺肿大 ………………………… 83

五十八、甲状腺机能亢进 …………………………… 84

五十九、自汗、盗汗 ………………………………… 85

六十、疟疾 …………………………………………………… 86

六十一、酒精中毒 ………………………………………… 88

六十二、中毒诸症 ………………………………………… 88

六十三、单纯性肥胖症 …………………………………… 89

第二章 外 科

一、疮、肿毒 ……………………………………………… 91

二、慢性溃疡 ……………………………………………… 93

三、乳腺炎 ………………………………………………… 94

四、坏疽 …………………………………………………… 95

五、疔 ……………………………………………………… 96

六、指头炎 ………………………………………………… 97

七、甲沟炎 ………………………………………………… 98

八、蜂窝组织炎 …………………………………………… 98

九、睾丸炎 ………………………………………………… 99

十、淋巴结炎 ……………………………………………… 100

十一、痔疮 ………………………………………………… 103

十二、肠梗阻 ……………………………………………… 104

十三、腕管综合征 ………………………………………… 105

十四、血栓性浅静脉炎 …………………………………… 105

十五、血栓闭塞性脉管炎 ………………………………… 106

十六、褥疮 ………………………………………………… 106

十七、毒虫螫咬伤 ………………………………………… 107

十八、跌打损伤 …………………………………………… 108

十九、骨折 ………………………………………………… 110

第三章 妇产科

一、外阴溃疡 ……………………………………………… 112

二、非特异性阴道炎 ……………………………………… 114

三、滴虫性阴道炎 ………………………………………… 116

四、霉菌性阴道炎 ………………………………………… 120

五、老年性阴道炎 ………………………………………… 123

六、急性子宫颈炎 …………………………………… 126

七、慢性子宫颈炎 …………………………………… 127

八、急性盆腔炎 ……………………………………… 136

九、慢性盆腔炎 ……………………………………… 140

十、外阴白色病变 …………………………………… 154

十一、外阴瘙痒症 …………………………………… 162

十二、盆腔瘀血综合征 ……………………………… 165

十三、功能失调性子宫出血病 ……………………… 167

十四、排卵期子宫出血 ……………………………… 181

十五、闭经 …………………………………………… 183

十六、席汉氏综合征 ………………………………… 190

十七、闭经溢乳综合征 ……………………………… 191

十八、多囊卵巢综合征 ……………………………… 193

十九、痛经 …………………………………………… 196

二十、经前期紧张综合征 …………………………… 213

二十一、更年期综合征 ……………………………… 220

二十二、月经过多 …………………………………… 225

二十三、其他月经周期异常 ………………………… 229

二十四、无排卵所致不孕症 ………………………… 232

二十五、黄体功能不全所致不孕症 ………………… 235

二十六、输卵管阻塞性不孕症 ……………………… 237

二十七、子宫发育不良性不孕症 …………………… 251

第四章 儿 科

一、疳积 ……………………………………………… 255

二、厌食 ……………………………………………… 256

三、小儿腹泻 ………………………………………… 256

四、伤食 ……………………………………………… 257

五、生理性黄疸 ……………………………………… 257

六、乳食不化 ………………………………………… 258

七、脐疝 ……………………………………………… 258

八、高热症 …………………………………………… 258

九、小儿麻痹症 ……………………………………… 259

十、手足心热、烦躁 ······ 260

第五章　五官科

一、麦粒肿 ······ 261

二、沙眼 ······ 262

三、视力减退 ······ 263

四、结膜炎 ······ 264

五、虹膜炎、角膜炎、角膜溃疡 ······ 265

六、目翳 ······ 267

七、目赤肿痛 ······ 269

八、夜盲 ······ 270

九、青光眼 ······ 270

十、中耳炎 ······ 271

十一、耳鸣 ······ 272

十二、鼻炎、过敏性鼻炎 ······ 274

十三、窦炎 ······ 275

十四、鼻疖 ······ 275

十五、鼻息肉 ······ 276

十六、鼻衄（习惯性） ······ 276

十七、白喉 ······ 277

十八、急性喉炎 ······ 278

十九、急性咽炎 ······ 279

二十、慢性咽喉炎 ······ 280

二十一、失音 ······ 281

二十二、诸骨鲠喉 ······ 281

二十三、鹅口疮 ······ 282

二十四、口腔炎 ······ 283

二十五、口腔溃疡 ······ 284

二十六、风火牙痛 ······ 285

二十七、牙周炎 ······ 286

二十八、牙本质过敏 ······ 287

第六章　皮肤科

一、过敏性皮炎 …………………………………………… 288

二、湿疹 …………………………………………………… 289

三、阴囊湿疹 ……………………………………………… 290

四、外阴瘙痒 ……………………………………………… 291

五、荨麻疹 ………………………………………………… 292

六、风疹 …………………………………………………… 293

七、皮肤瘙痒症 …………………………………………… 294

八、脓疱疮 ………………………………………………… 295

九、丹毒 …………………………………………………… 296

十、皮肤溃疡 ……………………………………………… 297

十一、疖、痈 ……………………………………………… 298

十二、癣 …………………………………………………… 299

十三、神经性皮炎 ………………………………………… 301

十四、疱疹 ………………………………………………… 301

十五、扁平疣 ……………………………………………… 302

十六、毒虫咬伤、螫伤 …………………………………… 303

十七、狂犬咬伤初期 ……………………………………… 305

十八、天疱疮 ……………………………………………… 306

十九、黄水疮 ……………………………………………… 306

二十、系统性红斑狼疮 …………………………………… 307

二十一、雀斑 ……………………………………………… 307

二十二、斑秃（鬼剃头） ………………………………… 308

二十三、痤疮、粉刺 ……………………………………… 309

第一章 内 科

一、流行性感冒

川芎茶调散（丸、口服液）

【组成】川芎、荆芥、防风、白芷、羌活、甘草、细辛、薄荷。

【功效主治】疏散风邪，止头痛。用于外感风寒、经络不和所致的偏正头痛、恶寒发热、鼻塞音哑等症。现代多用于治感冒、流行性感冒、鼻炎、鼻窦炎等，见有风寒表证者。

【用法】①散剂：每包5克，1次1包，1日2次，小儿酌减。②丸剂：每20粒重1克，1次3~6克，1日2次。③口服液：每瓶10mL，每次10mL，1日2次，茶水送服，取汗。

【注意事项】本品辛散之性较强，凡久病气虚、血虚，或因肝肾不足，阳气亢盛等所致的头痛，均不宜用，孕妇忌服。

银翘散

【组成】金银花、连翘、桔梗、薄荷、淡竹叶、荆芥、牛蒡子、淡豆豉、甘草。

【功效主治】疏风解表，清热解毒。主治温病初起，热郁肺卫及咽喉口腔诸疾。常用于治疗感冒，流行性感冒，支气管肺炎、急性扁桃体炎、麻疹初热期。症见发热微恶寒、鼻塞身痛、头痛、舌红脉浮数，咽喉肿痛，口舌糜破。

【用法】散剂，1包9克，1次1包，1日3次，温开水送服。

【附注】天津感冒片即本方加羚羊角。1次2~3片，1日3次。

银翘解毒丸（片）

【组成】金银花、连翘、薄荷、淡豆豉、牛蒡子、桔梗、淡竹叶、芦根、荆芥、甘草。

【功效主治】辛凉解表，清热解毒。主治流行性感冒、咽喉炎、腮腺炎、急性淋巴结炎、病毒性角膜炎等属风热型者。

【用法】蜜丸剂，每丸重约9克，口服，1日2次，1次1丸；片剂，每片重约0.6克，1日2~3次，1次4片，温开水或鲜芦根煎汤送服。

【附注】有的制剂无荆芥、甘草。

二、感冒

二香散

【出处】《世医得效方》卷一。

【组成】紫苏、陈皮、苍术、厚朴（去粗皮）、姜汁（拌炒）、甘草、扁豆（各一两），香薷（去根，二两），香附子（炒，二两半）。

【功用】解表散邪，和中化湿。

【主治】感冒风寒暑湿，呕恶泻利，腹痛；瘴气，饮冷当风，头痛身热，伤食不化。

【加减】外感肿满，加车前子、木瓜。

【用法】为末，每服四钱，水一盏半，生姜三片，木瓜二片，葱白二根，水煎热服。

三拗汤

【出处】《太平惠民和剂局方》卷二。

【组成】甘草（不炙）、麻黄（不去根、节）、杏仁（不去皮、尖，各等份）。

【功用】疏风宣肺，止咳平喘。

【主治】感冒风邪，鼻塞声重，语音不出，或伤风伤冷，头痛目眩，四肢拘倦，胸满气短。

【用法】咀为粗散，每服五钱，水一盏半，生姜五片，同煎至一盏，去滓，通口服，以衣被盖覆睡，取微汗为度。

宁嗽化痰汤

【出处】《证治准绳·类方》第二册。

【组成】桔梗、枳壳（麸炒）、半夏（姜汤泡七次）、陈皮、前胡、干葛、茯苓（各一钱），紫苏（一钱二分），麻黄（一钱，冬月加，夏月减），杏仁（炒，去皮、尖）、桑皮（各一钱），甘草（四分）。

【功用】宣肺散寒，化痰止咳。

【主治】感冒风寒，咳嗽痰白，鼻塞流涕，或恶寒发热，头疼身痛，脉浮而紧。

【用法】水二盅，姜三片，煎八分，食远热服。

芎术香苏散

【出处】《卫生宝鉴·补遗》。

【组成】川芎、香附、紫苏（各四两），炙甘草（一两），苍术、陈皮（各二两）。

【功用】理气解毒。

【主治】四时感冒，头痛发热，或鼻塞声重。

【用法】为粗末，每服三五钱，水煎，去渣，热服，不拘时候，日三服。

三、肺炎

清开灵注射液

【组成】胆酸、水牛角、黄芩甙、珍珠层粉、栀子、板蓝根、金银花提取物等。

【功效主治】清热解毒，芳香开窍，镇惊安神。主要用于风温、春温、暑温等热陷心包证及急黄（瘟黄、疫黄）等证。现代多用于中毒性肺炎、流脑、脑血管意外、中毒性痢疾、尿毒症、重症肝炎等。

【用法】针剂：每支2mL，每盒10支。①肌注，1次1~2支，1日2~3次，或遵医嘱；②静注，多加入5%或10%的葡萄糖注射液中滴注。

【注意事项】高热而出现休克，或血压偏低时禁用。本品有降低血压作用，如不慎误用，致血压下降时，可急静滴人参注射液1~2支，使血压回升。有表证者勿用。应用中偶有皮疹、寒颤、体温升高等过敏现象，一般在停药后可自行缓解。本品如产生沉淀或混浊时，不得使用。

双黄连粉针剂

【组成】金银花、黄芩、连翘。

【功效主治】轻宣透邪，辛凉解表，清热解毒。用于风温邪在肺卫或风热闭肺证，见有发热、微恶风寒或不恶寒、咳嗽气促、咯痰色黄、咽喉肿痛等症。现代研究证实：具有解热、抗炎、抗菌、抗病毒等药理作用。适用于病毒和细菌感染引起的肺炎、支气管炎、咽炎、扁桃体炎等上呼吸道感染病症。

【用法】粉针剂：每瓶600毫克（相当于生药10克），静滴。临用前，先以适量注射用水充分溶解，再用生理盐水或5%葡萄糖注射液500mL稀释。每次每千克60毫克，1日1次，或遵医嘱。

【注意事项】偶见皮疹，停药后可自行消失。

银翘散

【组成】金银花、连翘、桔梗、薄荷、淡竹叶、荆芥、牛蒡子、淡豆豉、甘草。

【功效主治】疏风解表，清热解毒。主治温病初起，热郁肺卫及咽喉口腔诸疾。常用于治疗感冒，流行性感冒，支气管肺炎、急性扁桃体炎、麻疹初热期。症见发热微恶寒、鼻塞身痛、头痛、舌红脉浮数，咽喉肿痛，口舌糜破。

【用法】散剂，1包9克，1次1包，1日3次，温开水送服。

【附注】天津感冒片即本方加羚羊角。1次2~3片，1日3次。

四、咳嗽

人参败毒散

【出处】《太平惠民和剂局方》卷二。

【别名】败毒散（《类证活人书》卷十七）。

【组成】柴胡（去苗）、甘草（炙）、桔梗、人参（去芦）、芎劳、茯苓（去皮）、枳壳（去瓤，麸炒）、前胡（去苗，洗）、羌活（去苗）、独活（去苗，各三十两）。

【功用】益气解表，散风除湿。

【主治】伤寒时气，头项强痛，壮热恶寒，身体烦疼，及寒壅咳嗽，鼻塞声重，风痰头痛，哕呕寒热。

【用法】为粗末，每服二钱，水一盏，入生姜、薄荷各少许，同煎七分，去滓，不拘时候，寒多则热服，热多则温服。

五拗汤

【出处】《仁斋直指方论》卷八引《澹寮方》。

【组成】麻黄（不去节）、杏仁（不去皮）、甘草（生用）、荆芥穗、桔梗（各等份）。

【功用】祛风散寒，止咳平喘。

【主治】风寒咳嗽，肺气喘急。

【加减】咽痛甚者，加朴硝少许。

【用法】咀，加生姜三片，同煎，温服。

五、干咳

牛黄解毒丸

【出处】《全国中药成药处方集》（北京方）。

【组成】防风（三钱）、钩藤（五钱）、金银花（一两）、赤芍（五钱）、生石膏（一两）、麦冬（三钱）、黄连（五钱）、连翘（一两）、桔梗（四钱）、黄芩（五钱）、黄柏（五钱）、甘草（三钱）、大黄（一两）、栀子（五钱）、当归尾（五钱）。

【功用】清热解毒。

【主治】头晕目赤，咽干咳嗽，风火牙痛，大便秘结。

【用法】共为细粉，每八两八钱细粉兑：牛黄一钱，雄黄五钱，朱砂一两，冰片五钱，薄荷冰一钱，麝香五分。上药和匀，炼蜜为丸，重一钱，蜡皮封固，每服一丸，温开水送下。忌食油腻厚味，孕妇忌服。

太平膏

【出处】《类证活人书》卷六。

【组成】紫菀、款冬花、杏仁霜（各三两），知母、川贝母、茜根、薄荷末（各二两），百药煎、粉草、海粉（飞净，各一两），诃子、肉儿茶（各五钱）。

【功用】清热肃肺，止嗽利咽。

【主治】火烁肺金，气失清化，致干咳烦嗽，痰红咯血，呕血吐血，咽痛喉哑、喉痹，梅核气，肺痿等。

【用法】研极细末，炼白蜜和药，不拘时噙化。

专翕大生膏

【出处】《温病条辨》卷三。

【组成】人参（二斤，无力者，从制洋参代之）、茯苓（二斤）、龟板（一斤，另熬胶）、乌骨鸡（一对）、鳖甲（一斤，另熬胶）、牡蛎（一斤）、鲍鱼（二斤）、海参（二斤）、白芍（二斤）、五味子（半斤）、麦冬（二斤不去心）、羊腰子（八对）、猪脊髓（一斤，鸡子黄二十枚）、阿胶（二斤）、莲子（二斤）、芡实（二斤）、熟地黄（三斤）、沙苑蒺藜（一斤）、白蜜（一斤）、枸杞子（一斤，炒黑）。

【功用】培津养液，滋补肝肾。

【主治】燥久伤及肝肾之阴，上盛下虚，昼凉夜热，或干咳，或不咳，甚则痉厥者。

【加减】肝虚而热者，加天冬一斤，桑寄生一斤，同熬膏，再加鹿茸二十四两（为末）。

【用法】上药分四铜锅，忌铁器，搅用铜勺，以有情归有情者二，无情归无情者二，文火细炼六昼夜，去渣，再熬三昼夜，陆续合为一锅，煎炼成膏，末下三胶，合蜜和匀，以方中茯苓、白芍、莲子、芡实为细末，合膏为丸，每服二钱，渐加至三钱，日三服，约一日一两，期年为度。

六、慢性支气管炎

小青龙冲剂

【组成】麻黄9克、桂枝6克、白芍9克、干姜3克、细辛3克、五味子3克、半夏9克、甘草6克。

【功效主治】解表散寒，温肺化饮，止咳平喘。主治外感风寒，肺有停饮所致慢性支气管炎急性发作、支气管哮喘、过敏性鼻炎等病。症见恶寒发热，无汗，咳嗽气喘，痰多而稀，或痰饮咳喘，不得平卧，或身体疼重，头面四肢浮肿，舌苔白滑等。

【用法】冲剂，每袋9克。1次9克，1日3次，开水冲服。

感冒丸

【组成】连翘15克、金银花15克、板蓝根9克、麻黄6克、苦杏仁6克、薄荷6克、紫苏子6克、淡豆豉3克、荆芥穗3克、桑叶3克、天花粉6克、桔梗6克。

【功效主治】清热解毒，止咳平喘。主治风热感冒、急性支气管炎、慢性支气管炎急性发作、肺炎、扁桃体炎。症见发热微恶寒，头身疼痛，咽痛口干，咳嗽气喘，痰多色黄白相兼，舌苔薄腻，脉滑数。

【用法】丸剂。大蜜丸，每丸6克，1次1~2丸，1日2次；水丸，每

100 粒重约 20 克，1 次 6 克，1 日 2 次，温开水送服。

【注意事项】忌食油腻荤腥。

参苏感冒片

【组成】党参 15 克、苏叶 9 克、葛根 9 克、前胡 9 克、半夏 6 克、茯苓 9 克、陈皮 9 克、桔梗 6 克、枳壳 6 克、甘草 3 克、麦冬 6 克、桑白皮 6 克。

【功效主治】益气解表，理气化痰，利肺止咳。主治气虚有寒所致慢性支气管炎、反复呼吸道感染、老幼体弱者之感冒。症见恶寒发热，头痛，鼻塞，咳嗽，胸闷，痰多，倦怠乏力，气短懒言，舌淡苔白，脉浮无力。

【用法】片剂，每片重 0.5 克。1 次 4~5 片，儿童酌减，1 日 3 次，温开水送服。

【注意事项】体质强壮、表证较重、里热炽盛者不宜使用。

六君子丸

【组成】党参 15 克、白术 15 克（麸炒）、茯苓 9 克、法半夏 6 克、陈皮 6 克、炙甘草 3 克。

【功效主治】补脾益气、燥湿化痰。用于各种原因所致的脾胃气虚之食量不多、神疲倦怠、咳嗽痰多、胸腹胀满、大便溏薄等症。现代多用于慢性胃肠炎、慢性胃炎、胃及十二指肠溃疡、慢性支气管炎。

【用法】水丸：每包 9 克，1 次 9 克，1 日 2 次，温开水送服。

【注意事项】有外感者慎服；忌食生冷及不易消化的食物。

七、支气管扩张

景天三七糖浆

【组成】景天三七。

【功效主治】化瘀止血。主治阳络受损之消化性溃疡，肺结核，支气管扩张及血小板减少等引起的紫癜、吐血、咳血、咯血量少者。

【用法】糖浆剂，每瓶 200mL，每 mL 相当于原生药 2 克。1 次 15~25mL，1 日 3 次，口服。

八宝药墨（八宝止血药墨）

【组成】香墨粉 1 克、熊胆 0.1 克、冰片 0.1 克、麝香 0.1 克、冰糖。

【功效主治】清热解毒，凉血止血。主治热伤血络引起的肌衄、咯血、吐血、便血等。常用于过敏性紫癜、肺结核及支气管扩张出血、消化道出血等病。症见皮肤紫癜，口鼻出血，黑便，出血色鲜红，紫斑鲜活，黑便亮而光泽，舌红苔薄黄，脉滑数等。亦用于外敷疮疖。

【用法】锭剂，每块 10.5 克、15 克。1 次 3~6 克，用水研汁冲服；外用，磨汁敷患处。

【注意事项】孕妇忌服；忌食刺激性食物。

急支糖浆

【组成】金荞麦、四季青、鱼腥草、前胡等（各等份）。

【功效主治】清热解毒，化痰止咳。主治肺有痰热所致急性支气管炎、上呼吸道感染、支气管扩张、肺脓疡等。症见发热面赤，咳嗽痰黄，胸部憋闷，或痰中带血，或咳吐脓血，口渴引饮，小便短赤，大便干结，舌红苔黄，脉数。

【用法】糖浆剂，每瓶 100mL。1 次 20~30mL，小儿酌减，1 日 3~4 次。

【注意事项】忌食辛辣；咳嗽属寒证者忌服。

八、支气管哮喘

肾气丸

【出处】《金匮要略》。

【别名】八味肾气丸（《金匮要略》）、崔氏八味丸（《金匮要略》）、金匮肾气丸（《内科摘要》卷下）、桂附八味丸（《医方集解》）、桂附地黄丸（《医宗金鉴》卷四十三）。

【组成】干地黄（八两），山药、山茱萸（各四两），泽泻、牡丹皮、茯苓（各三两），桂枝、附子（炮，各一两）。

【功用】温补肾气。

【主治】肾气不足，腰酸脚软，肢体畏寒，少腹拘急，小便不利或频数，舌质淡胖，尺脉沉细；及痰饮喘咳，水肿脚气，消渴，久泄，妇人转胞。现用于糖尿病、甲状腺功能低下、慢性肾炎、肾上腺皮质功能减退及支气管哮喘等属于肾气不足者。

【用法】为末，炼蜜和丸，梧子大，酒下十五丸，加至二十五丸，日再服。

止喘灵注射液

【组成】麻黄9克、洋金花15克、杏仁9克、连翘6克。

【功效主治】平喘，止咳，祛痰。用于实喘证，见有咳嗽、有痰气喘、气短，或伴有胸部胀闷等，以及支气管哮喘与喘息型气管炎。

【用法】针剂：每支2mL，每盒10支。肌注，1次1支，1日2~3次，2~4周为1疗程。

【注意事项】青光眼、前列腺肥大、心脏病、尿潴留及重症高血压患者慎用。

小青龙冲剂

【组成】麻黄9克、桂枝6克、白芍9克、干姜3克、细辛3克、五味子3克、半夏9克、甘草6克。

【功效主治】解表散寒，温肺化饮，止咳平喘。主治外感风寒，肺有停饮所致慢性支气管炎急性发作、支气管哮喘、过敏性鼻炎等病。症见恶寒发热，无汗，咳嗽气喘，痰多而稀，或痰饮咳喘，不得平卧，或身体疼重，头面四肢浮肿，舌苔白滑等。

【用法】冲剂，每袋9克。1次9克，1日3次，开水冲服。

济生肾气丸

【组成】熟地黄、山茱萸、山药、附子、车前子、肉桂、泽泻、茯苓、牡丹皮、牛膝。

【功效主治】温补肾阳，化气行水。主治肾阳不足，水湿不化所致水肿、消渴、哮喘、眩晕等。症见腰痛腿软，全身浮肿或腰以下为甚，动则气喘，肢冷畏寒，下半身欠温，小便不利或小便反多，大便溏，舌质淡胖，脉沉微或虚弱。常用于肾功能不全、肾病综合征、心源性水肿、内分泌失调、营养障碍、糖尿病、尿崩症、前列腺肥大、慢性肾上腺皮质功能减退症、各种原因引起的尿潴留以及肾功能衰竭而引起的无尿症、慢性气管炎、支气管哮喘、渗出性胸膜炎、胃肠功能紊乱等病症而见上述症候者。

【用法】丸剂。蜜丸，每丸重9克；水丸，每40粒重3克。蜜丸，1次1丸；水丸1次6克，1日2~3次，温开水送服。

【注意事项】凡阴虚火旺、有实火、津伤或表邪未解者忌服。

【用法】水丸剂。1次6~9克，1日3次，温开水送服。

九、食欲不振（纳差）

清热止带汤

【出处】《中医治法与方剂》。

【组成】柴胡（三钱）、香附（三钱）、金铃子炭（三钱）、土茯苓（一两）、夏枯草（五钱）、银花藤（五钱）、荠菜（一两）、蒲公英（一两）、贯众（五钱）、野菊花（五钱）、龙胆草（三钱）、苍术（三钱）、竹茹（四钱）、红藤（一两）。

【功用】清热解毒，调肝止带。

【主治】肝经湿热，发热，下腹疼痛拒按，胃纳差，恶心，白带多而腥臭，溺黄，大便秘结，苔黄腻，脉弦数。

【用法】水煎服。

苍术汤

【出处】《审视瑶函》卷三。

【组成】苍术（制）、白芍药、枳壳、白茯苓、白芷广、陈皮、川芎、炙半夏、升麻炙、甘草（各等份）。

【功用】祛风化湿，理气健脾。

【主治】太阴经头风头痛，腹中胀痛，食欲不振者。

【用法】锉末，生姜三片，白水二盅，煎至八分，食后服。

大健脾丸

【出处】《古今医统》卷二十三。

【别名】百谷丸（《古今医统》卷二十三）。

【组成】人参（清河者二两，饭上蒸）、白术（无油者三两，土炒）、枳实（一两，饭上蒸）、广陈皮（二两，米泔浸）、青皮（一两，米醋炒）、白茯苓（二两，饭上蒸）、半夏曲（一两，炒）、谷芽（一两，六钱炒）、山楂肉（一两，饭上蒸）、川黄连（一两六钱，用吴茱萸五钱浸，炒赤色，去茱萸）、广木香（五钱，不见火）、白豆蔻仁（五钱，炒）。

【功用】健脾胃，去湿热，消食积，除痞满。

【主治】脾胃虚弱，湿热内停，食滞气阻，胸膈痞满，食欲不振，体倦乏力，大便不爽，苔腻微黄者。

【用法】为末，长流水煮荷叶老米粥捣丸，绿豆大，每服百丸，食前白汤下。

黄芪建中汤

【出处】《金匮要略》。

【别名】黄芪汤（《外台秘要》卷十七引《古今录验》）。

【组成】桂枝（三两，去皮）、甘草（三两，炙）、大枣（十二枚）、芍药（六两）、生姜（三两）、胶饴（一升）、黄芪（一两半）。

【功用】温中补虚，缓急止痛。

【主治】虚劳里急，诸不足，小腹急痛，脐下虚满，面色萎黄，唇口干燥，胸中烦悸，少力身重，骨肉酸痛，行动喘乏，食欲不振，病后虚弱，自汗盗汗。

【加减】气短腹满者，加生姜；腹满者，去枣，加茯苓一两半；及疗肺虚损不足，补气加半夏三两。

【用法】以水七升，煮取三升，去滓，纳胶饴，更上微火消解，温服一升，日三服。

开胃健脾丸

【出处】《中医治法与方剂》。

【组成】苍术、厚朴、陈皮、枳实（各二钱）。

【功用】开胃健脾，和中除满。

【主治】脾胃不和，脘腹胀满，呕吐吞酸，食欲不振。

【用法】丸剂，每服六分至一钱，日服二次，开水送下。

牛膝苁蓉丸

【出处】《圣济总录》卷一八六。

【组成】牛膝（切，酒浸，焙）、肉苁蓉（酒浸三日，焙干，各二两），补骨脂（炒）、葫芦巴、茴香子（炒）、枸杞子、楝实、巴戟天（去心）、白附子（炮）、附子（炮裂，去皮、脐）、青盐羌活（去芦头）、独活（去芦头）、蜀椒（去目并合者，炒出汗）、白蒺藜（炒）、黄芪（锉，炒，各一两）。

【功用】温肾壮阳，祛风通络。

【主治】肾脏虚冷，脐下有冷感，腰膝疼痛，面色萎黄，神疲乏力，头目昏眩，食欲不振者。

【用法】捣罗为细末，分三处，将两处药用前浸牛膝、苁蓉酒煮面糊为丸，如梧桐子大，空心温盐酒下二十九至三十丸。服一月，面上红，脐下暖，进酒食，减昏困为验。余药为散，如伤冷腹痛，用羊肾或羊肉，上掺药一钱匕，青盐半钱匕，炙得香熟吃，以温酒下；如患小肠气及小便赤涩，每服一钱匕，入茴香子、青盐各少许，水一盏，煎至八分，空心食前服。

六君子汤

【出处】《校注妇人良方·疮疡门》卷二十四。

【组成】人参、白术、茯苓（各二钱），炙甘草、陈皮、半夏（各一钱）。

【功用】补气健脾，和中化痰。

【主治】脾虚兼痰，气短咳嗽，痰白清稀，或呕吐、食欲不振。

【加减】若中气虚寒假热，误服寒凉克脾，以致四肢发热，口干舌燥，呕吐，寒气格阳于外，须臾，加姜、桂；不应，急加附子。

【用法】加姜、枣，水煎服。

十、食滞

大安丸

【出处】《丹溪心法》卷五。

【组成】山楂180克、神曲60克（炒）、半夏90克、茯苓90克、陈皮30克、萝卜子30克、连翘30克、白术150克。

【功用】健脾消食。

【主治】食积兼有脾虚者，或小儿脾虚食滞。

【用法】为末，粥糊丸服。

小保和丸

【出处】《医方集解》。

【组成】山楂90克（去核，或云核亦有力）、神曲60克（炒）、茯苓60克、陈皮60克、白术90克、白芍60克。

【功用】助脾消食。

【主治】脾虚食滞恶食。

【用法】为细末，蒸饼糊丸，麦芽汤下。

木香大安丸

【出处】《痘疹世医心法》卷十二。

【组成】木香（二钱），黄连、陈皮、白术（各三钱），连翘、枳实、山楂肉、莱菔子（炒）、神曲（炒）、麦芽（炒）、砂仁（各一钱五分）。

【功用】健脾理气，消食化积。

【主治】小儿食滞，头温腹热，大便酸臭，嗳气恶食，烦不安眠，口干作渴。

【用法】为末，神曲煮糊为丸，陈仓米汤下。

启脾丸

【出处】《古今医鉴》卷十三。

【组成】人参（一两）、白术（去芦，一两）、山楂（去核，取肉，炙，五钱）、陈皮（炙，五钱）、泽泻（炙，五钱）、甘草（五钱，炙）、白茯苓（去皮，一两）、干山药（一两）、莲肉（去心，皮，一两）。

【功用】健脾化湿，和胃消食。

【主治】中虚食滞有湿，形体虚羸，不思饮食，嗳腐酸臭，大便溏薄，苔腻或垢浊，脉濡弱。

【用法】为细末，炼蜜为丸，如绿豆大，每服三四十丸，空心米汤送下，或为饼，以米饮研化服。

十一、消化不良

小儿化湿汤

【出处】《朱仁康临床经验集》。

【组成】苍术（一钱二分）、陈皮（一钱二分）、茯苓（一钱二分）、炒麦芽（一钱八分）、六一散（一钱二分，包）。

【功用】健脾化湿。

【主治】婴幼儿湿疹，兼有消化不良，纳食不多，乳积等证。

【用法】水煎服。

香连化滞丸

【出处】清·《妇科玉尺》。

【组成】青皮12克、陈皮9克、厚朴9克、枳实6克、黄芩6克、黄连6克、当归12克、白芍药15克、滑石6克、木香6克、甘草3克、槟榔6克。

【功用】理气化滞，清热燥湿。

【主治】湿热壅滞，气机不畅，腹痛泄泻，下痢赤白，稠黏臭秽，里急后重，发热口苦，肛门灼热，心烦口渴，小便短赤，肠鸣腹胀，呕恶不舒，胃纳减退，胃脘疼痛，大便不畅，甚或便秘，消化不良，痰湿壅阻，胁肋疼痛，嗳气脘闷，饮食停滞，胸中烦热痞闷，脏毒便血，舌苔黄腻，脉象滑数等。

【用法】上药各等分，研细末，水泛为丸。每服二钱至三钱，日服 2 次，温开水送下。也可用饮片作汤剂水煎服，各药用量按常规剂量酌定。

疏风清热饮

【出处】《实用中医小儿科学》。

【组成】清水豆 12 克、卷桑叶 15 克、连翘 9 克、炒栀子皮 9 克、薄荷 9 克、黄芩 6 克、僵蚕 12 克、钩藤 15 克、菊花 15 克。

【功用】解热镇痉。

【主治】急惊风高热期，壮热，面红唇赤，涕泪俱无，头部剧痛，惊悸焦啼，脉洪数者。

【加减】若痰盛，加杏仁、浙贝母、白前；消化不良，加神曲、鸡内金、炒枳壳；大便闭，加清宁丸、玄明粉；尿短涩而赤，加导赤散。

【用法】水煎服。

大山楂丸

【出处】《北京市中药成方选集》。

【组成】山楂（三百二十两）、麦芽（炒四十八两）、白糖（二百零八两）、六神曲（麸炒，四十八两）。

【功用】消食化滞，调和脾胃。

【主治】脾胃不和引起的饮食停滞，脘腹胀满，消化不良。

【用法】上药共为细末（白糖单放），加白糖，炼蜜为丸，丸重三钱，每服一丸，一日二次，温开水送服。

十二、急性胃肠炎

甘露消毒丹

【出处】《温热经纬》卷五。

【别名】普济解毒丹（《温热经纬》卷五）、甘露消毒丸（《中药制剂手册》）。

【组成】滑石（十五两）、茵陈（十一两）、黄芩（十两）、菖蒲（六两），川贝母、木通（各五两），藿香、射干、连翘、薄荷、白豆蔻（各四两）。

【功用】化浊利湿，清热解毒。

【主治】湿温初起，邪在气分，湿热并重，证见身热困倦，胸闷腹胀，无汗而烦，或有汗而热不退，尿赤便秘，或泻而不畅，有热臭气，或咽痛颐肿，舌苔黄腻或厚腻；近代也用于治疗肠伤寒、传染性黄疸型肝炎、急性胃肠炎等属于湿热并重者。

【用法】为细末，每服三钱，日二次，开水调服，或以神曲为糊丸，弹子大，温开水化服。

黄腐酸钠口服液

【组成】黄腐酸钠（乌金石提取物）。

【功效主治】有降压、止血、止泻、调整甲状腺功能的作用。用于高血压病、急性胃炎及十二指肠出血、急性胃肠炎、胃及十二指肠溃疡、神经型克汀病。

【用法】口服液：每支 10mL，每盒 10 支，每瓶 100mL，口服，1 次 10~20mL，1 日 3 次。

左金丸

【组成】黄连 180 克、吴茱萸 30 克。

【功效主治】清热和胃，平呕止泻。主治肝郁火旺所致胃脘痛、胁痛。常用于急性胃肠炎、急性胆囊炎、急慢性胃炎、胃酸过多等病。病见疼痛阵作，口干口苦，嗳气吞酸，小便短赤，大便秘结或呕吐、泄泻，舌质红苔薄黄腻，脉弦滑数等。

【用法】水丸剂，每 50 粒重 3 克，每袋 6 克、18 克。成人 1 次 3~6 克，儿童、老人用量酌减，1 日 2~3 次，温开水送服。

【注意事项】不宜久服；孕妇慎服。肝血虚所致胁痛者忌用。

藿香正气丸（水）

【组成】广藿香 90 克、紫苏叶 30 克、白芷 30 克、白术 60 克、陈皮 60 克、半夏 60 克、厚朴 60 克、茯苓 30 克、桔梗 60 克、甘草 75 克、大腹皮 30 克、生姜 30 克、大枣一枚。

【功效主治】解表化湿，理气和中。主治夏月呕吐、腹泻、胃肠型感冒、急性胃肠炎以及四时感冒。表现为寒热头痛，胸膈满闷，恶心呕吐，腹胀泄泻，舌苔白腻，脉濡缓。

【用法】水丸，每袋 9 克，1 次 6 克，1 日 2 次；蜜丸，每丸 9 克，1 次

1 丸，1 日 2 次；小儿减半，温开水送服；酊剂，每瓶 10mL、15mL、100mL，1 次 5~10mL，1 日 2 次，12 岁以下儿童服成人二分之一量，婴幼儿服遵医嘱。

【注意事项】服药期间忌食生冷油腻不消化之物；阴虚火旺者忌服。

保济丸

【组成】钩藤、菊花、白蒺藜、厚朴、木香、苍术、天花粉、藿香、干葛、茯苓、薄荷、橘红、白芷、薏仁、神曲、谷芽等（各 120 克）。

【功效主治】祛风解表、化湿和中。主治四时感冒、胃肠型感冒、急性胃肠炎等属外邪束表、湿滞内蕴证者。症见身热恶风，头身疼痛，身重困倦，胸脘痞闷，恶心呕吐，纳少腹胀，大便稀溏，舌苔薄腻，脉濡。

【用法】小水丸剂，每瓶 70 粒或 140 粒。1 次 1~2 瓶，1 日 3 次，温开水送服。

【注意事项】忌食生冷油腻。

十三、呃逆、反胃

驾轻汤

【出处】《霍乱论》卷下。

【组成】鲜竹叶、生扁豆（各四钱），香豉（炒）、石斛（各三钱），枇杷叶（刷，二钱），橘红（盐水炒）、陈木瓜（各一钱），焦山栀（一钱五分）。

【功用】清热祛湿，和中养阴。

【用法】水煎，温服。

【主治】霍乱后余邪未清，身热口渴，及余热内蕴，身冷脉沉，汤药不下而发呃逆者。

清胃饮

【出处】《景岳全书》卷五十一。

【组成】陈皮 9 克、山楂 12 克、麦芽 15 克、木能 9 克、泽泻 9 克、黄芩 6 克、石斛 12 克。

【功用】清胃降逆。

【主治】胃火上冲，呃逆不止。

【加减】如胃火热甚，脉滑实者，加石膏。

【用法】水一钟半，煎七分，食远服。

丁附理中汤

【出处】《伤寒全生集》卷三。

【组成】丁香、附子、干姜、人参、白术、甘草（加吴茱萸、官桂、砂仁、陈皮）（各12克）。

【功用】温中祛寒，降逆止呕。

【主治】胃寒呕逆，或服寒凉药过多，伤胃呃忒者。

【加减】呃逆甚者，加良姜；冷气逆上者，加沉香。

【用法】水煎，磨木香、姜汁温服。

归气饮

【出处】《景岳全书》卷五十一。

【组成】熟地（三五钱）、茯苓（二钱）、扁豆（二钱），干姜（炮）、丁香、陈皮（各一钱），藿香（一钱五分）、炙甘草（八分）。

【功用】温脾肾，降逆气。

【主治】气逆不顺，呃逆呕吐，或寒中脾肾等证。

【加减】中气寒甚者，加制附子；肝肾寒甚者，加吴茱萸、肉桂或加当归。

【用法】水一钟半，煎七分，食远温服。

托里温中汤

【出处】《卫生宝鉴》卷十三。

【组成】沉香、丁香、益智仁、茴香、陈皮（各一钱），木香（一钱半）、炙甘草（二钱）、羌活、炮干姜（三钱）、炮黑附子（去皮、脐，四钱）。

【功用】温脾暖肾，托里散寒。

【主治】疮为寒变而内陷者，脓出清稀，皮肤凉，心下痞满，肠鸣切痛，大便微溏，食则呕逆，气短促，呃逆不绝，不得安卧，时发昏愦。

【用法】咀，作一服，水三盏，生姜五片，煎至一盏，去渣，温服，不拘时，忌一切冷物。

丁香柿蒂汤

【出处】《症因脉治》卷二。

【组成】丁香、柿蒂、人参、生姜（各12克）。

【功用】益气温中，降逆止呃。

【主治】胃寒呃逆，脉迟者。

【用法】水煎服。

木香顺气散

【出处】《景岳全书》卷五十四引《医学统旨》。

【组成】木香、香附、槟榔、青皮、陈皮、厚朴（制）、苍术、枳壳、砂仁（各一钱），甘草（炙，五分）。

【功用】舒肝理气，和中降逆。

【主治】气滞腹痛，胁肋胀痛，呃逆纳呆。

【用法】水二盅，姜三片，煎八分，食远服。

降逆止呃汤

【出处】《中医治法与方剂》。

【组成】代赭石（八钱）、旋覆花（四钱）、橘皮（五钱）、竹茹（四钱）、丁香（三钱）、柿蒂（三钱）、太子参（四钱）、甘草（三钱）、天冬（三钱）、麦冬（三钱）、枇杷叶（去毛，三钱）。

【功用】降逆止呃。

【主治】寒热错杂，胃气上逆，呃逆，其声低怯，下肢欠温，口干舌红，苔薄脉细。

【用法】水煎服。

顺气消滞汤

【出处】《寿世保元》卷三。

【组成】陈皮（二钱）、半夏（姜炒，二钱）、白茯苓（去皮，三钱）、丁香（三分）、柿蒂（二个）、黄连（姜炒，二分）、神曲（炒，二钱）、香附（二钱）、白术（一钱五分）、竹茹（四钱）、甘草（八分）。

【功用】顺气消滞，降逆和胃。

【主治】饱食气滞呃逆，连声不止者。

【用法】上锉，生姜五片，水煎服。

十四、呕吐

四味香薷饮

【出处】《医学心悟》卷三。

【别名】四物香薷饮（《医方集解·清暑之剂》）。

【组成】香薷、扁豆、厚朴（姜汁炒，各一钱半），甘草（五分）。

【功用】祛暑解表，化湿和中。

【主治】风寒闭暑之证，头痛发热，烦心口渴，或呕吐泄泻，发为霍乱，或两足转筋。

【加减】若兼风寒，加荆芥、秦艽、蔓荆子；若兼霍乱吐泻，烦心口渴，加黄连；若两足转筋，加木瓜、茯苓；若风暑相搏，而发搐搦者，加羌活、钩藤。

【用法】水煎服。

加减藿香正气散

【出处】《医便》卷二。

【组成】藿香（一钱五分），白芷、川芎、紫苏叶、半夏、苍术（各一钱），白术、白茯苓、陈皮、厚朴（姜制，各八分），甘草（三分）。

【功用】解表化湿，辟恶止呕。

【主治】非时伤寒，头疼憎寒壮热，痞满呕吐，时行疫疠，山岚瘴疟，不服水土。

【用法】加生姜三片，大枣一枚，水煎空腹热服。

救急十滴水

【出处】《北京中药成方选集》。

【组成】鲜姜（二两，浸酒精十二两）、丁香（二两，浸酒精十二两）、大黄（四两，浸酒精十六两）、辣椒（二两，浸酒精十六两）、樟脑（三两，浸酒精十六两）、薄荷水（七钱，浸酒精十六两）。

【功用】清暑散寒。

【主治】中暑霍乱，呕吐恶心，绞肠痧症。

【用法】上六味，各泡或合泡十数日，去滓澄清装瓶，每瓶八分，每服一瓶，温开水送下。

平胃散

【出处】《医方类聚》卷十引《简要济众方》。

【别名】受拜平胃散（《杂类名方》）、对金饮子（《太平惠民和剂局方》卷二）、节金饮子（《普济方》卷一九七）、神效平胃散（《保命歌括》）。

【组成】苍术（四两，去黑皮，捣为粗末，炒黄色）、厚朴（三两，去粗皮，涂生姜汁，炙令香熟）、陈皮（二两，洗令净，焙干）、甘草（一两，炙黄）。

【功用】燥湿运脾，行气和胃。

【主治】湿困脾胃，脘腹胀满，不思饮食，口淡无味，呕吐恶心，嗳气吞酸，常多泄泻，肢体沉重，怠惰嗜卧，舌苔白腻而厚，脉缓。

【用法】捣罗为散，每服二钱，入生姜二片，大枣二枚，水煎，空腹温服。

甘草干姜茯苓白术汤

【出处】《金匮要略》。

【别名】甘姜苓术汤（《金匮要略》）、肾着汤（《备急千金要方》卷十九）。

【组成】甘草、白术（各二两），干姜、茯苓（各四两）。

【功用】温中散寒，健脾除湿。

【主治】身劳汗出，衣里冷湿，而致肾着，身重，腰及腰以下冷痛，如坐水中，腹重，口不渴，小便自利，饮食如故。兼治呕吐腹泻，妊娠下肢浮肿，小便失禁，带下等证。

【用法】以水五升，煮取三升，分温三服，腰中即温。

四正散

【出处】《医醇剩义》卷一。

【组成】藿香（一钱五分）、茅术（一钱）、厚朴（一钱）、砂仁（一钱）、茯苓（二钱）、广皮（一钱）、半夏（一钱）、神曲（三钱）、淡竹叶（八分）。

【功用】燥湿和中，降逆止呕。

【主治】暑月饮食不节，外感不正之气所致的呕吐。

【用法】为细末，水煎，加姜汁两小匙服。

和中散

【出处】《阎氏小儿方论》。

【组成】人参（切，去顶，焙）、白茯苓、白术、甘草（锉，炒）、干葛（锉）、黄芪（切，焙）、白扁豆（炒）、藿香叶（各等份）。

【功用】健脾和胃，化湿止泻。

【主治】湿浊困阻脾胃，呕吐泄泻，心烦口渴，腹痛不思食。

【用法】为细末，每服三钱，水一盏，干枣二个（去核）、姜五片，煎八分，食前温服。

泽泻汤

【出处】《金匮要略》。

【组成】泽泻（五两）、白术（二两）。

【功用】健脾利水，蠲除痰饮。

【主治】心下有支饮，清阳不升，浊阴上犯，头昏目眩，甚者视物旋转，恶心呕吐，或小便不利，舌苔薄腻，脉弦滑。

【用法】以水二升，煮取一升，分温再服。

茯苓泽泻汤

【出处】《金匮要略》。

【组成】茯苓（半斤）、泽泻（四两）、甘草（二两）、桂枝（二两）、白术（三两）、生姜（四两）。

【功用】利水化饮。

【主治】饮阻气逆，反复呕吐，渴欲饮水，兼头眩、心下悸者。

【用法】以水一斗，煮取三升，纳泽泻，再煮取二升半，温服八合，日三服。

茯苓桂枝白术甘草汤

【出处】《伤寒论·辨太阳病脉证并治中》。

【别名】苓桂术甘汤（《金匮要略·痰饮咳嗽病脉证并治》）、桂苓甘术汤（《医宗金鉴》卷五十四）。

【组成】茯苓（四两）、桂枝（三两，去皮），白术、甘草（各二两，炙）。

【功用】健脾利水，温化痰饮。

【主治】脾虚水停，心下逆满，气上冲胸，目眩，脉沉紧；中阳不足，痰饮内停，胸胁支满，目眩心悸，咳而气短，呕吐痰涎，舌苔白滑，脉弦滑。

【用法】以水六升，煮取三升，去滓，分温三服。

神术散

【出处】《医学心悟》卷三。

【组成】苍术（陈土炒）、陈皮、厚朴（姜汁炒，各二斛），甘草（炙，十二两）、藿香（八两）、砂仁（四两）。

【功用】燥湿理气，芳化和中。

【主治】时行不正之气，发热头痛，伤食停饮，胸满腹痛，呕吐泻利。

【用法】共为末，每服二三钱，开水调下。

葛花解醒汤

【出处】《脾胃论》卷下。

【别名】葛花解酒汤（《普济方》卷一六四引《医方大成》）、解醒汤（《脉因证治》卷下）。

【组成】莲花青皮（去瓤，三分）、木香（五分），橘皮（去白）、人参（去芦）、猪苓（去黑皮）、白茯苓（各一钱五分），神曲（炒黄）、泽泻干生姜白术（各二钱），白豆蔻仁、葛花砂仁（各五钱）。

【功用】分消酒湿，温中健脾。

【主治】饮酒太过，呕吐痰逆，心神烦乱，胸膈痞塞，手足战摇，饮食减少，小便不利。

【用法】为极细末，秤和匀，每服二钱匕，白汤调下，但得微汗，酒病去除。

大蓟散

【出处】《世医得效方》卷七。

【别名】大蓟饮子（《东医宝鉴·内景篇》卷二）。

【组成】大蓟根（洗）、犀角（镑）、升麻桑白皮（炙）、蒲黄（炒）、杏仁（去皮尖）、桔梗（去芦，炒，各一两），甘草（半两）。

【功用】清肺解毒，凉血止血。

【主治】饮啖辛热，热邪伤肺，呕吐出血之肺疽。

【用法】咀，每服四钱，水一盏半，姜五片，煎至八分，去滓，温服，不拘时候。

太清饮

【出处】《景岳全书》卷五十一。

【组成】知母、石斛（各一钱半）、石膏（生用五七钱）。

【功用】清胃泻火。

【主治】胃火烦热，呕吐口渴，发斑发狂等证。

【用法】水一钟半，煎七分，温服或冷服。

石膏竹茹汤

【出处】《圣济总录》卷六十三。

【组成】石膏（二两），竹茹（焙）、人参、白茅根、半夏（汤洗七遍，炒，各一两），玄明粉、桔梗（炒）、甘草（炙，锉）、葛根（锉，各半两）。

【功用】清热降逆，益气和中。

【主治】上焦热壅，见食呕吐，头痛目赤。

【用法】粗捣筛，每服五钱，水一盏半，入生姜五片，同煎至八分，去滓温服。

竹茹石膏汤

【出处】《医宗金鉴》卷五十九。

【组成】半夏（姜制）、赤苓、陈皮、竹茹、生甘草、石膏（煅）。

【功用】清胃和中。

【主治】麻疹火邪内逼，胃气冲逆，恶心呕吐。

【用法】引用生姜，水煎服。

栀连正气散

【出处】《症因脉治》卷二。

【组成】山栀 12 克、黄连 9 克、藿香 15 克、厚朴 9 克、广皮 6 克、半夏 9 克、甘草 6 克、苍术 6 克、竹茹 12 克、白茯苓 6 克。

【功用】清胃泻火，降逆止呕。

【主治】胃火呕吐，食入即吐，或酸或苦，五心烦热，夜卧不宁，口中干渴，舌红苔黄，脉象洪数或滑数。

【用法】水煎服。

十五、腹泻

香连化滞丸

【组成】黄连 120 克、黄芩 120 克、木香 90 克、陈皮 90 克、青皮 60 克、枳实 60 克、槟榔 90 克、厚朴 30 克、白芍 120 克、当归 90 克、滑石 60 克、甘草 30 克。

【功效主治】清热利湿，理气通腑。主治湿热夹滞之细菌性痢疾及伤食后所致腹泻。症见泻而不爽，或下痢赤白，脓血夹杂，里急后重，肛门灼热，小便短赤，口苦干渴，腹微胀，矢气臭秽，舌红苔黄腻，脉滑数等。

【用法】蜜丸剂，每丸重 6 克。成人 1 次 2 丸，7 岁以上儿童服成人二分之一量，1 日 2 次，空腹温开水送服。

【注意事项】孕妇忌服；忌食生冷油腻食物。

消炎止痢丸

【组成】翻白草 120 克、山楂 120 克、白头翁 90 克、地榆 90 克、委陵菜 60 克、火炭母 60 克。

【功效主治】清热解毒，消炎止痢。用于菌痢，阿米巴痢疾，肠炎腹泻，消化不良。

【用法】丸剂：每 20 丸重约 1 克。每次 3~6 克，1 日 2~3 次，温开水送服。

藿香正气丸（水）

【组成】广藿香 90 克、紫苏叶 30 克、白芷 30 克、白术 60 克、陈皮 60 克、半夏 60 克、厚朴 60 克、茯苓 30 克、桔梗 90 克、甘草 75 克、大腹皮 30 克、生姜 60 克、大枣一枚。

【功效主治】解表化湿，理气和中。主治夏月呕吐、腹泻、胃肠型感冒、急性胃肠炎、以及四时感冒。表现为寒热头痛，胸膈满闷，恶心呕吐，腹胀泄泻，舌苔白腻，脉濡缓。

【用法】水丸，每袋 9 克，1 次 6 克，1 日 2 次；蜜丸，每丸 9 克，1 次 1 丸，1 日 2 次；小儿减半，温开水送服；酊剂，每瓶 10mL、15mL、100mL，1 次 5~10mL，1 日 2 次，12 岁以下儿童服成人二分之一量，婴幼儿服遵医嘱。

【注意事项】服药期间忌食生冷油腻不消化之物；阴虚火旺者忌服。

腹痛止泻片

【组成】藿香 12 克、陈皮 9 克、山楂 12 克、建曲 12 克、麦芽 9 克、白扁豆 12 克、香附 9 克、苍术 6 克、白术 9 克、木香 9 克、肉桂 3 克、厚朴 9 克、白芷 6 克、泽泻 12 克、砂仁 6 克、丁香 6 克、甘草 9 克、制半夏 9 克、茯苓 12 克、细辛 3 克、豆蔻 12 克、冰片 0.1 克、朱砂 0.1 克、生姜 3 克。

【功效主治】温中健脾，理气化湿止泻。主治脾虚湿困气滞所致急慢性肠炎。症见腹痛腹泻，肠鸣腹胀，面色苍淡，不思饮食，舌苔白腻，脉滑数。

【用法】大蜜丸剂，每丸重 3 克，1 次 1~2 丸，1 日 2 次；水蜜丸剂，1 次 2.5~4.5 克，1 日 2 次，温开水送服。小儿酌减。

胃苓丸

【组成】白术 12 克（炒）、苍术 9 克、厚朴 9 克（姜汁制）、陈皮 6 克、泽泻 6 克、茯苓 12 克、猪苓 9 克、肉桂 3 克、甘草 6 克。

【功效主治】健脾利湿，理气和中。主治湿困气滞所致急性胃炎、急性胃肠炎。症见呕吐、腹泻，但无赤白黏冻，小便短少，脘腹胀满，舌淡苔厚腻，脉濡或沉缓等。

【用法】丸剂。水丸，每袋重18克；蜜丸，每丸重9克。水丸，1次6克，1日3次；蜜丸，1次1丸，1日2次，温开水送服。

【注意事项】孕妇慎服；忌生冷油腻饮食。

十六、伤食腹泻

沉香槟榔丸

【出处】《活幼心书》卷下。

【组成】沉香、槟榔、檀香、木香、丁皮、三棱（炮，锉）、莪术（炮，锉）、神曲（炒）、谷芽（洗，焙）、厚朴（洗，焙）、苍术（洗，焙）、使君子肉（锉，以屋瓦焙干）、青皮（去白）、陈皮（去白）、缩砂仁、益智仁、净香附、枳壳、良姜（各半两）、粉草（炙，一两半）。

【功用】理气调中，消积开胃。

【主治】伤食停寒在里，面黄肌瘦，脾胃气滞，脘腹冷痛，不思饮食，呕吐、腹泻、虫积等。

【用法】为细末，水煮面糊丸，如麻仁大，每服三十至五十丸，温米清汤无时送下。小儿不能吞咽，炼蜜为丸，如芡实大，每服一至二丸。温汤化服。

香砂平胃散

【出处】《万病回春》卷二。

【组成】香附（炒，一钱）、砂仁（七分）、苍术（米泔制，炒，一钱）、陈皮（一钱）、甘草（五分）、枳实（麸炒，八分）、木香（五分）、藿香（八分）。

【功用】理气行滞，和中化湿。

【主治】伤食气滞，腹胀饱闷，恶心，嗳气少食。

【加减】肉食不化，加山楂、草果；米粉、面食不化，加神曲、麦芽；生冷瓜果不化，加干姜、青皮；饮酒伤者，加黄连、干葛、乌梅；吐泻不止，加茯苓、半夏、乌梅，去枳实。

【用法】锉，姜一片，水煎服。

香砂养胃汤

【出处】《万病回春》卷二。

【组成】香附（炒）、砂仁、苍术（米泔制，炒）、厚朴（姜汁炒）、陈皮（各八分）、人参（五分）、白术（去芦，一钱）、茯苓（去皮，八分）、木香（五分）、白豆蔻（去壳，七分）、甘草（炙）。

【功用】健脾和胃，理气行滞。

【主治】脾胃不和，不思饮食，口不知味，食则不化倒饱，痞闷不舒。

【加减】脾胃寒，加干姜、官桂；食不化，加山楂、草果；米粉面食不化，加神曲、麦芽；生冷瓜果不化，加槟榔、干姜；胸腹饱闷，加枳壳、萝卜子、大腹皮；伤食胃口痛，加木香、枳实、益智；伤食泄泻，加干姜、乌梅、白术；伤食恶心呕吐，加藿香、丁香、半夏、乌梅、干姜。

【用法】锉，姜、枣煎服。

十七、脾虚久泻

芡实

【炮制】炒芡实：先将麸皮放热锅内炒至烟起，再将净芡实倒入，拌炒至微黄色，取出，筛净麸皮，放凉。

【性能】甘、涩、平。补脾止泄，益肾固精，祛湿止带。

【主治】用于遗精、白带、脾虚泄泻，遗尿尿频。配黄柏：清热止带，治湿热带下。

白术

【性能】补脾止泻。用于脾虚久泻。

【用法】内服：9～15克。

【注意事项】凡外感前后，疟痢痔痔，气郁痞胀，溺赤便秘，食不运化及新产后皆忌之。

【选方】（1）易黄汤：炒芡实30克、淮山药30克、黄柏6克、车前子6克、白果9克，水煎服，用于湿热白带。（2）治久痢不止：炒芡实炒山药、炒白术、茯苓、炒莲肉、炒白扁豆、炒薏苡仁各40克，人参10克共为细末，每服6克，日服2次。

草果

【炮制】草果仁：拣净杂质，置锅内文火炒至外壳焦黄色并微鼓起，取出稍凉，碾去壳，过筛取仁。姜草果仁：取草果仁，加姜汁与水少许，拌匀，微炒，取出，放凉（每草果仁 100 斤，用鲜姜 10 斤取汁）。

【性能】辛，温。燥湿健脾，祛痰截疟。

【主治】痰饮胸满，心腹疼痛，脾虚泄泻，反胃呕吐，疟疾。

【用法】用量 3~6 克。

【注意事项】气虚或血亏，无寒湿实邪者忌服。

莲子

【炮制】拣尽杂质即可，或砸碎、去皮、去心用。亦可将石莲子置锅内水煮后，切开，去皮，晒干。

【性能】甘、涩、平。补脾养心，涩精止泻，养心安神。

【主治】用于脾虚腹泻，梦遗滑精，心悸失眠，崩漏带下，久痢下血。配山药：补脾健胃，益气止泻，用于脾虚泄泻，饮食不佳。配芡实：益肾固精、涩肠止泻，用于脾虚久泻，肾虚滑精。配枣仁：补益心脾，养血安神，用于心悸失眠，怔忡健忘。

【用法】内服：6~15 克。

【注意事项】中满痞胀及大便燥结者，忌服。

【选方】（1）清心莲子饮：莲子 20 克、党参 20 克、茯苓 20 克、黄芪 20 克、黄芩 15 克、麦冬 15 克、地骨皮 15 克、车前子 15 克、炙甘草 15 克，共为细粉，每服 9 克，日服 2 次，用于心火亢盛、精神烦躁、失眠、心悸、口干、尿赤等症。（2）治久痢不止，莲子 60 克为末，每服 3 克，日服 3 次。

十八、痢疾、肠炎

六合定中丸

【出处】《医方易简新编》卷四。

【组成】苏叶、藿香叶、香薷（各四两），木香（另研细末，一两）、檀香（另研，一两）、赤茯苓（二两）、生甘草（一两）、木瓜（二两）、羌活（二两）、枳壳（二两五钱）、厚朴（姜汁制，一两五钱）、柴胡（一两）。

【功用】宣泄畅中。

【主治】中暑、霍乱转筋、痢疾、泄泻、疟疾、伤饮食、心胃痛等。

【用法】共为细末，炼蜜杵匀为丸，重一钱五分。每次一丸，中暑冰水或冷水调服；霍乱转筋，阴阳水调服；泄泻、痢疾，温水调服；伤饮食，莱菔子煎汤下；心胃痛，吴萸煎汤下。

葛根汤

【出处】《伤寒论·辨太阳病脉证并治中》。

【组成】葛根（四两）、麻黄（三两，去节）、桂枝（二两，去皮）、生姜（三两，切）、甘草（二两，炙）、芍药（二两）、大枣（十二枚，擘）。

【功用】发汗解表，舒筋止痉，透疹治痢。

【主治】外感风寒表实，恶寒发热，头痛，项背强几几，身痛无汗，腹微痛，或下利，或干呕，或微喘，舌淡苔白，脉浮紧；或痉病，恶寒发热，头痛，项强几几然，气上冲胸，口噤不得语，无汗而小便反少，口不渴，苔白，脉浮紧者，及麻疹、痢疾初起，见上述症状者。

【用法】以水一斗，先煮麻黄、葛根减六升，去白沫，纳诸药，煮取三升，去滓，温服一升。覆取微似汗，余如桂枝法将息及禁忌。

开噤散

【出处】《医学心悟》卷三。

【组成】人参、黄连（姜水炒，各五分），石菖蒲（不见铁，七分）、丹参（三钱）、石莲子（去壳）、茯苓、陈皮、冬瓜仁（去壳，各一钱五分）、陈米（一撮）、荷蒂（二个）。

【功用】益胃化浊，清肠止痢。

【主治】噤口痢疾，火盛气虚，下痢呕逆，食不得入。

【用法】水煎服。

四味香连丸

【出处】《医学入门》卷七。

【组成】黄连（炒，十两）、大黄（酒煨，四两）、木香（二两）、槟榔（一两）。

【功用】清热泻火，调气行滞。

【主治】痢疾初起，不问赤白。

【加减】如下痢色黑者，重用大黄；色紫者，加地榆；色红者，加黄芩；色白者，加肉桂；色黄者，加山楂；水泄者，加粟壳；痛甚者，重用木香，加山栀。各煎汤送下。

【用法】为末，糊丸如绿豆大，每七十丸，空心米饮下。

白头翁汤

【出处】《伤寒论·辨厥阴病脉证并治》。

【组成】白头翁（二两）、黄柏（三两）、黄连（三两）、秦皮（三两）。

【功用】清热解毒，凉血止痢。

【主治】痢疾，热毒深陷血分者，证见腹痛，里急后重，下利赤白脓血，赤多白少，肛门灼热，口渴欲饮，舌红苔黄，脉弦数。

【用法】以水七升，煮取二升，去滓，温服一升。不愈，更服一升。

白头翁加甘草阿胶汤

【出处】《金匮要略》。

【组成】白头翁、甘草、阿胶（各二两），秦皮、黄连、柏皮（各三两）。

【功用】养血清热。

【主治】产后痢疾，发热腹满，里急后重，便下脓血者。

【用法】以水七升，煮取二升半，纳胶令消尽，分温三服。

芍药汤

【出处】《素问病机气宜保命集》卷中。

【组成】芍药（一两），当归、黄连（各半两），槟榔、木香、甘草（炙，各二钱），大黄（三钱）、黄芩（半两）、官桂（一钱半）。

【功用】和血调气，清热化湿。

【主治】湿热痢疾，腹痛下痢脓血，赤白相兼，里急后重，肛门灼热，尿短色赤，舌苔黄腻，脉滑数。

【加减】若圊如血痢，则渐加大黄；如汗后脏毒，加黄柏半两。

【用法】咀，每服半两，水二盏，煎至一盏，食后温服。

黄芩汤

【出处】《伤寒论·辨太阳病脉证并治下》。

【别名】黄芩、芍药汤（《痘疹世医心法》卷十一）。

【组成】黄芩（三两）、芍药（二两）、甘草（二两，炙）、大枣（十二枚，擘）。

【功用】清热止痢，和中止痛。

【主治】伤寒太阳与少阳合病，身热口苦，腹痛下利；痢疾或腹泻，身热不恶寒，腹痛口苦，舌红苔薄黄，脉弦数。

【用法】以水一斗，煮取三升，去滓，温服一升，日再、夜一服。

葛根黄芩黄连汤

【出处】《伤寒论·辨太阳病脉证并治中》。

【别名】葛根黄连汤（《医方类聚》卷五十四引《通真子伤寒括要》）、葛根黄连黄芩汤（《医方集解》）、干葛黄芩黄连汤（《伤寒大白》）、葛根芩连汤（《中国医学大辞典》）。

【组成】葛根（半斤）、甘草（二两，炙）、黄芩（三两）、黄连（三两）。

【功用】表里双解，清热止利。

【主治】外感表证未解，热邪入里，症见身热，下利不止，心下痞，胸脘烦热，喘而汗出，口干而渴，舌红苔黄，脉数；痢疾、泄泻属于里热所致者，不论有无表证，均可应用。

【用法】以水八升，先煮葛根减二升，纳诸药，煮取二升，去滓，分温再服。

槐角丸

【出处】《太平惠民和剂局方》卷八。

【组成】槐角（去枝、梗，炒一斤）、地榆、当归（酒浸一宿，焙）、防风（去芦）、黄芩、枳壳（去瓤，麸炒，各半升）。

【功用】清热除湿，凉血止血。

【主治】痔瘘肿痛，大便下血；赤白痢疾，里急后重。

【用法】为末，酒糊丸，如梧桐子大，每服三十丸，米泔下，不拘时候。

小承气汤

【出处】《伤寒论·辨阳明病脉证并治》。

【组成】大黄（四两，酒洗）、厚朴（二两，炙，去皮）、枳实（三枚，大者，炙）。

【功用】轻下热结，除满消痞。

【主治】阳明腑实证，邪热与积滞互结，谵语潮热，大便秘结，胸腹痞满，舌苔黄燥，脉滑数；痢疾初起，腹痛难忍，脘腹胀满，里急后重者。

【用法】以水四升，煮取一升二合，去滓，分温二服。初服汤当更衣，不尔者尽饮之，若更衣者勿服之。

温脾汤

【出处】《备急千金要方》卷十五。

【组成】大黄、桂心（各三两）、附子、干姜、人参（各一两）。

【功用】健脾温肾，化积导滞。

【主治】脾肾阳虚，积滞未净，痢疾经久不愈者。

【用法】咀，以水七升，煮取二升半，分三服。

没石子散

【出处】《太平圣惠方》卷五十九。

【组成】没石子（半两）、黄连（一两，去须，微炒）、干姜（一两，炮裂，锉）、白茯苓（半两）、厚朴（一两，去粗皮，涂生姜汁炙，令香熟）、当归（一两，锉，微炒）。

【功用】调气和血，厚肠止痢。

【主治】痢疾白多赤少。

【用法】捣细罗为散，每服不计时候，用粥饮调下二钱。

甘露消毒丹

【出处】《温热经纬》卷五。

【别名】普济解毒丹（《温热经纬》卷五）、甘露消毒丸（《中药制剂手册》）。

【组成】滑石（十五两）、茵陈（十一两）、黄芩（十两）、菖蒲（六两），川贝母、木通（各五两），藿香、射干、连翘、薄荷、白豆蔻（各四两）。

【功用】化浊利湿，清热解毒。

【主治】湿温初起，邪在气分，湿热并重，证见身热困倦，胸闷腹胀，无汗而烦，或有汗而热不退，尿赤便秘，或泻而不畅，有热臭气，或咽痛颐肿，舌苔黄腻或厚腻；近代也用于治疗肠伤寒、传染性黄疸型肝炎、急性胃肠炎等属于湿热并重者。

【用法】为细末，每服三钱，日二次，开水调服，或以神曲为糊丸，弹子大，温开水化服。

胃肠安丸

【组成】沉香、木香、枳壳、厚朴、檀香、川芎、大黄等（各120克）。

【功效主治】芳香化浊，理气止痛，健胃化滞。用于肠炎腹泻、脘腹胀满、食积乳积、菌痢等症。

【用法】丸剂：每10粒重0.4克，每瓶24粒，口服，1次20粒，1日3次。小儿1岁内1次4~6粒，1日2~3次；1~3岁1次6~12粒，1日3次；3岁以上酌加。

藿香正气软胶囊

【组成】广藿香油120克、紫苏油90克、生半夏90克、苍术90克、厚朴60克等。

【功效主治】解表化湿，理气和中。用于外感风寒、内伤湿滞之霍乱吐泻、发热恶寒，头痛、胸膈满闷、脘腹疼痛、舌苔白腻等症。现代常用于急性胃肠炎、夏季感冒等。

【用法】软胶囊：每粒 0.45 克，每盒 6 粒，口服，1 次 2~4 粒，1 日 2 次。

【注意事项】阴虚火旺者忌服。忌食生冷油腻。

香连丸

【组成】黄连 120 克（吴茱萸制）、木香 90 克。

【功效主治】清热解毒，行气化滞，燥湿止痢。主治湿热疫毒壅结肠胃所致急性肠炎、急慢性痢疾、急慢性胃炎（幽门螺旋菌感染）等。症见脘腹疼痛，恶心呕吐，大便溏泄，或下痢赤白脓血，里急后重，肛门灼热，饮食减少，小便短赤，舌苔黄腻，脉濡数等。

【用法】水丸剂，每 10 粒重 0.3 克，每支 6 克。口服，1 次 3~6 克，1 日 2~3 次，小儿用量酌减。

【注意事项】忌食生冷、辛辣、油腻之物；孕妇慎用。

泻痢宁

【组成】黄芩 6 克、铺地锦 12 克、秦皮 12 克、地榆 9 克。

【功效主治】清热止痢。主治湿热阻滞所致急性肠炎、菌痢。症见发热，腹痛腹泻，便带脓血，里急后重，舌赤苔黄，脉数。

【用法】片剂，每片 0.4 克。1 次 6 片，小儿酌减，1 日 3 次，温开水送服。

十九、肠道霉菌病

【方药】苦参粉 4 克，云南白药（中成药）2 克。

【用法】拌匀，分 2 次，早、晚开水送服，连服 5~7 天。

二十、便秘

新加黄龙汤

【出处】《温病条辨》卷二。

【组成】细生地（五钱）、生甘草（二钱）、人参（一钱五分，另煎）、生大黄（三钱）、芒硝（一钱）、元参（五钱）、麦冬（五钱，连心）、当归（一钱五分）、海参（二条，洗）、姜汁（六匙）。

【功用】益气养阴，泻热通便。

【主治】阳明温病，应下失下，气液两亏，大便秘结，腹中胀满而硬，神疲少气，口干咽燥，苔燥黄或焦黑燥裂。

【用法】水八杯，煮取三杯，先用一杯，冲参汁五分，姜汁二匙，顿服之。如腹中有响声，或转矢气者，为欲便也，候一二时不便，再如前法服一杯，候二十四刻不便，再服第三杯。如服一杯即得便，止后服，酌加益胃汤一剂，余参或可加入。

甘露消毒丹

【出处】《温热经纬》卷五。

【别名】普济解毒丹（《温热经纬》卷五）、甘露消毒丸（《中药制剂手册》）。

【组成】滑石（十五两）、茵陈（十一两）、黄芩（十两）、菖蒲（六两）、川贝母（各五两），藿香、射干、连翘、薄荷、白豆蔻（各四两）。

【功用】化浊利湿，清热解毒。

【主治】湿温初起，邪在气分，湿热并重，证见身热困倦，胸闷腹胀，无汗而烦，或有汗而热不退，尿赤便秘，或泻而不畅，有热臭气，或咽痛颐肿，舌苔黄腻或厚腻；近代也用于治疗肠伤寒、传染性黄疸型肝炎、急性胃肠炎等属于湿热并重者。

【用法】为细末，每服三钱，日二次，开水调服，或以神曲为糊丸，弹子大，温开水化服。

秦艽苍术汤

【出处】《兰室秘藏》卷下。

【组成】秦艽（去苗）、桃仁（汤浸去皮，另研）、皂角仁（烧存性，另研，各一钱），苍术（制）、防风（以上各七分），黄柏（去皮，酒洗，五分），当归梢（酒洗）、泽泻（以上各三分），梭身槟榔（一分，另研）、大黄（少许，虽大便过涩，亦不可多用）。

【功用】和血疏风，清热化湿。

【主治】痔漏，因湿热风燥而致大便秘涩，肛门肿痛，大便燥结者。

【用法】除槟榔、桃仁、皂角仁三味外，余药咀，如麻豆大，水三盏，煎至一盏二分，去渣，入槟榔等三味末，再上火煎至一盏，空心热服，待少时以美膳压之，不犯胃气也。服药百日忌生冷硬物及酒湿面、大料物、干姜之类，犯之则其药无效。

清肝导滞汤

【出处】《外科正宗》卷三。

【组成】萹蓄（四钱）、瞿麦（三钱）、滑石（二钱）、甘草（一钱）。

【功用】清热利湿。

【主治】肝经湿热，玉茎肿痛，小便涩滞作疼。

【加减】便秘，加大黄二钱。

【用法】水二盅，灯心二十根，煎八分，空心服。

三黄解毒汤

【出处】《妇科玉尺》卷二。

【组成】大黄、黄连、黄柏、黄芩、黑山栀（各等份）。

【功用】清热泻火。

【主治】妊娠伤寒，表邪悉去，但烦躁发热，大渴，小便赤，大便秘或利下赤水，六脉沉实，热在里者。

【加减】如得脉弦有力之肝脉，内症烦满消渴，倍山栀，加当归钱半，甘草五分；得沉数有力之心脉，内症烦躁心中热，倍黄连，加麦冬一钱；得沉缓有力之脾脉，内症腹胀满谵妄，倍大黄，加枳实、厚朴各一钱；得沉滑有力之肺脉，内症喘咳胸满多嚏，倍黄连，加桔梗五分，葶苈一钱；得沉实有力之肾脉，内症下重足肿，寒而逆，倍黄柏，加熟地一钱，炮姜五分。

【用法】水煎服。

牛黄解毒丸

【出处】《全国中药成药处方集》（北京方）。

【组成】防风（三钱）、钩藤（五钱）、金银花（一两）、赤芍（五钱）、生石膏（一两）、麦冬（三钱）、黄连（五钱）、连翘（一两）、桔梗（四钱）、黄芩（五钱）、黄柏（五钱）、甘草（三钱）、大黄（一两）、栀子（五钱）、当归尾（五钱）。

【功用】清热解毒。

【主治】头晕目赤，咽干咳嗽，风火牙痛，大便秘结。

【用法】共为细粉，每八两八钱细粉兑：牛黄一钱，雄黄五钱，朱砂一两，冰片五钱，薄荷冰一钱，麝香五分。上药和匀，炼蜜为丸，重一钱，蜡皮封固，每服一丸，温开水送下。忌食油腥厚味，孕妇忌服。

当归龙胆丸

【出处】《宣明论方》卷四。

【别名】当归龙荟丸（《丹溪心法》卷四）、龙荟丸（《金匮翼》卷三）。

【组成】当归（焙）、龙胆草、大栀子、黄连、黄柏、黄芩（各一两）、大黄、芦荟、青黛（各半两）、木香（一分）、麝香（半钱，别研）。

【功用】泻肝胆实火。

【主治】肝胆实火，头痛面赤，目赤目肿，耳鸣耳聋，胸胁疼痛，便秘尿赤，形体壮实，躁扰不安，甚或抽搐，谵语发狂，舌红苔黄，脉弦数者。

【用法】为末，炼蜜和丸，如小豆大，小儿如麻子大，生姜汤下，每服二十丸。忌发热诸物。

浣濯丹

【出处】《幼幼集成》卷二。

【组成】杭川芎（酒洗）、锦庄黄（酒洗）、实黄芩（酒炒）、厚川柏（酒炒，各九钱），黑牵牛（炒，取头末，六钱）、薄荷叶（四钱五分）、粉滑石（水飞，六钱）、尖槟榔（七钱五分，童便洗，晒）、陈枳壳（四钱五分，麸炒），净连翘（除去心隔，取净）、京赤芍（炒，各六钱）。

【功用】清热解毒，泻火导滞。

【主治】小儿胎毒，胎热胎黄，目赤目闭，鹅口疮，重舌木舌，喉闭乳蛾，身体壮热，小便黄赤，大便秘结，麻疹斑痧，游风疥癣，流丹瘾疹，痰食风热，痄腮面肿，十种火丹，诸般风搐。

【用法】上药依方炮制，和匀焙燥，研极细末，炼蜜为丸，如芡实大。月内之儿，每服一丸，稍大者二丸，俱用茶汤化服。但觉微有泄泻，则药力行，病即减矣。如不泻，再服之。重病每日三服，以愈为度。服药期间，乳母切忌油腻；胎寒胎怯，面色青白者忌服。

清咽利膈散

【出处】《外科理例》。

【别名】清咽利膈汤（《外科理例》）。

【组成】金银花、防风、荆芥、薄荷、桔梗、黄芩、黄连（各一钱半），山栀、连翘（各一钱），玄参、大黄（煨）、朴硝、牛蒡子、甘草（各七分）。

【功用】清咽利膈。

【主治】内有积热，咽喉肿痛，痰涎壅盛，或胸膈不利，烦躁饮冷，大便秘结。

【用法】水二盅，煎至一种，食后服。

大柴胡汤

【出处】《伤寒论·辨太阳病脉证并治中》。

【组成】柴胡（半斤）、黄芩（三两）、芍药（三两）、半夏（半升，洗）、生姜（五两，切）、枳实（四枚，炙）、大枣（十二枚，擘）。

【功用】和解少阳，通下热结。

【主治】少阳兼阳明病，往来寒热，胸胁苦满，呕不止，郁郁微烦，心下痞硬或满痛，大便秘结，或协热下利，舌苔黄，脉弦有力；及杂病胁痛，腹痛而有上述见证者。

【用法】以水一斗二升，煮取六升，去滓，再煎，温服一升，日三服。一方，加大黄二两。若不加，恐不为大柴胡。

木香槟榔丸

【出处】《太平惠民和剂局方》卷三。

【别名】槟榔木香丸（《赤水玄珠》卷九）。

【组成】郁李仁（去皮）、皂角（去皮，酥炙）、半夏曲（各二两），槟榔枳壳（麸炒）、木香（不见火）、杏仁（去皮、尖，麸炒）、青皮（去白，各一两）。

【功用】行气除满，祛痰润肠。

【主治】痰食停积，三焦气滞，脘腹痞满，大便秘结。

【用法】为细末，别用皂角四两，用浆水一碗搓揉熬膏，更入熟蜜少许，和丸如梧桐子大，每服五十丸，食后，温生姜汤下。

木香槟榔丸

【出处】《儒门事亲》卷十二。

【组成】木香、槟榔、青皮、陈皮、莪术（烧）、黄连（麸炒，各一两），黄柏、大黄（各三两），炒香附、牵牛子（各四两）。

【功用】行气导滞，消积泻热。

【主治】积滞内停，脘腹痞满胀痛，大便秘结，以及赤白痢疾，里急后重。

【用法】为细末，水泛为丸，小豆大，每服三十丸，食后，生姜煎汤送下。

中满分消丸

【出处】《兰室秘藏》卷上。

【组成】白术、人参、炙甘草、猪苓（去黑皮）、姜黄（各一钱），白茯苓（去皮）、干生姜、砂仁（各二钱），泽泻、橘皮（各三钱），知母（炒，四钱）、黄芩（去腐炒，夏用一两二钱），黄连（净炒）、半夏（汤洗七次）、枳实（炒，各五钱），厚朴（姜制，一两）。

【功用】健脾和中，清热利湿。

【主治】湿热蕴结，气机阻滞，腹大坚满，口苦纳呆，小便短赤，大便秘结，苔黄腻，脉弦数。

【用法】为细末，汤浸蒸饼为丸，如梧桐子大，每服一百丸，焙热白汤下，空腹服，量病人大小加减。

二十一、消化性溃疡

气滞胃痛冲剂

【组成】柴胡、枳壳、白芍、甘草、延胡索、香附等（各12克）。

【功效主治】舒肝和胃，止痛消胀。用于肝郁气滞、胸痞胀满、胃脘疼痛等症。临床多用于慢性胃炎、消化性溃疡、慢性无黄疸型肝炎等。

【用法】冲剂：每袋10克，1次1袋，1日2~3次，开水冲服。

【注意事项】气郁化火者不宜服用。孕妇慎用。

景天三七糖浆

【组成】景天三七。

【功效主治】化瘀止血。主治阳络受损之消化性溃疡，肺结核，支气管扩张及血小板减少等引起的紫癜、吐血、咳血、咯血量少者。

【用法】糖浆剂，每瓶200mL，每毫升相当于原生药2克。1次15~25mL，1日3次，口服。

复方大柴胡汤

【出处】《中西医结合治疗急腹症》。

【组成】柴胡（三钱）、黄芩（三钱）、枳壳（二钱）、川楝子（三钱）、延胡索（三钱）、杭芍（三钱）、大黄（三钱后下）、木香（二钱）、蒲公英（五钱）、生甘草（二钱）。

【功用】疏肝理气，通里攻下。

【主治】溃疡病急性穿孔症状缓解后，属于"郁久化热"阶段，可见上腹及右下腹压痛、肠鸣、苔黄、脉数、便燥、尿黄等热象。

【加减】腹腔感染者，加金银花、连翘等；便秘不下者，加芒硝；瘀血重者，加桃仁、红花、生蒲黄、川芎等。

【用法】水煎服，每日服一剂或两剂，早晚分服。

二十二、胃痛

六合定中丸

【出处】《医方易简新编》卷四。

【组成】苏叶、藿香叶、香薷（各四两），木香（另研细末，一两）、檀香（另研，一两）、赤茯苓（二两）、生甘草（一两）、木瓜（二两）、羌活（二两）、枳壳（二两五钱）、厚朴（姜汁制，一两五钱）、柴胡（一两）。

【功用】宣泄畅中。

【主治】中暑，霍乱转筋，痢疾，泄泻，疟疾，伤饮食，心胃痛等。

【用法】共为细末，炼蜜杵匀为丸，重一钱五分。每次一丸，中暑冰水或冷水调服；霍乱转筋，阴阳水调服；泄泻、痢疾，温水调服；伤饮食，莱菔子煎汤下；心胃痛，吴萸煎汤下。

连附六一汤

【出处】《医学正传》卷四。

【组成】黄连（六钱）、附子（炮，去皮脐，一钱）。

【功用】泻肝火，止胃痛。

【主治】胃脘痛甚，诸药不效。

【用法】细切，作一服，加生姜三片，大枣一枚，水一盏半，煎至一盏，去渣，稍热服。

肝气犯胃方

【出处】《杂病源流犀烛·脏腑门》卷三。

【组成】乌药汁（七匙）、枳实汁（七匙）、白芍汁（二十匙）、木香汁（五匙）、灶心土（一钱）、炒砂仁（三分）。

【功用】疏肝和胃，理气止痛。

【主治】肝气犯胃，胃痛上支两胁，饮食不下，膈咽不通，食入即痛，吐出乃止。

【用法】将后二味煎汤冲诸汁服。

元胡止痛片

【出处】《中华人民共和国药典》一部。

【组成】延胡索（醋制八两九钱）、白芷（四两四钱六分）。

【功用】理气，活血，止痛。

【主治】气滞血瘀的胃痛，胁痛，头痛及月经痛等。

【用法】取白芷三两三钱二分，粉碎成细粉，剩余的白芷与延胡索粉碎成粗粉，用三倍量的60%乙醇浸泡24小时，加热回流3小时，收集提取液，再加2倍量的60%乙醇加热回流2小时，收集提取液，合并二次提取液，滤过，滤液浓缩成稠膏状，加入上述细粉制粒，压制成1000片，包糖衣，口服，一次4~6片，一日3次，或遵医嘱。

良附丸

【组成】高良姜120克、香附90克（醋制）。

【功效主治】温中散寒，行气止痛。主治寒凝气滞型胃痛、胁痛、痛经，常用于慢性胃炎、溃疡病、胃肠神经官能症、肋间神经痛、慢性胆囊炎、盆腔炎、子宫内膜异位症等病。症见脘腹胀满，疼痛，喜温喜按，受寒或气恼后加重，舌淡苔白，脉沉弦。

【用法】水丸剂，每盒250克。成人1次3~6克；7岁以上儿童服成人二分之一量，3~7岁服三分之一量，1日2次，温开水送服。

【注意事项】忌气恼抑郁及生冷饮食；肝胃郁火，阴虚津少及出血者不宜用。

二十三、慢性胃炎

气滞胃痛冲剂

【组成】柴胡9克、枳壳6克、白芍6克、甘草3克、延胡索9克、香附6克等。

【功效主治】舒肝和胃，止痛消胀。用于肝郁气滞、胸痞胀满、胃脘疼痛等症。临床多用于慢性胃炎、消化性溃疡、慢性无黄疸型肝炎等。

【用法】冲剂：每袋10克，1次1袋，1日2~3次，开水冲服。

【注意事项】气郁化火者不宜服用。孕妇慎用。

黄腐酸钠口服液

【组成】黄腐酸钠10克（乌金石提取物）。

【功效主治】有降压、止血、止泻、调整甲状腺功能的作用。用于高血压病、急性胃炎及十二指肠出血、急性胃肠炎、胃及十二指肠溃疡、神经型克汀病。

【用法】口服液：每支 10mL，每盒 10 支，每瓶 100mL，口服，1 次 10~20mL，1 日 3 次。

凉膈散

【组成】连翘 1250 克、栀子 300 克、黄芩 300 克（酒炒）、薄荷 300 克、芒硝 600 克、甘草 600 克等。

【功效主治】清热解毒，泻火通腑。主治胸膈邪热炽盛所致急性胃炎、急性胆囊炎、急慢性胰腺炎、急性阑尾炎等病。症见发热不恶寒，纳呆脘闷，腹胀腹痛，大便秘结，舌赤苔黄，脉滑数等。

【用法】袋装颗粒剂，每袋 15 克。1 次 1 袋，1 日 1~2 次，温开水或竹叶、蜂蜜少许煎汤送服。

【注意事项】脾胃虚寒、大便溏薄者忌用；孕妇慎服。

香连丸

【组成】黄连 120 克（吴茱萸制）、木香 60 克。

【功效主治】清热解毒，行气化滞，燥湿止痢。主治湿热疫毒壅结肠胃所致急性肠炎、急慢性痢疾、急慢性胃炎（幽门螺旋菌感染）等。症见脘腹疼痛，恶心呕吐，大便溏泄，或下痢赤白脓血，里急后重，肛门灼热，饮食减少，小便短赤，舌苔黄腻，脉濡数等。

【用法】水丸剂，每 10 粒重 0.3 克，每支 6 克。口服，1 次 3~6 克，1 日 2~3 次，小儿用量酌减。

【注意事项】忌食生冷、辛辣、油腻之物；孕妇慎用。

左金丸

【组成】黄连 180 克、吴茱萸 30 克。

【功效主治】清热和胃，平呕止泻。主治肝郁火旺所致胃脘痛、胁痛。常用于急性胃肠炎、急性胆囊炎、急慢性胃炎、胃酸过多等病。病见疼痛阵作，口干口苦，嗳气吞酸，小便短赤，大便秘结或呕吐、泄泻，舌质红苔薄黄腻，脉弦滑数等。

【用法】水丸剂，每 50 粒重 3 克，每袋 6 克、18 克。成人 1 次 3~6 克，儿童、老人用量酌减，1 日 2~3 次，温开水送服。

【注意事项】不宜久服；孕妇慎服。肝血虚所致胁痛者忌用。

纯阳正气丸（片）

【组成】藿香 120 克、青木香 60 克、麝香 3 克、公丁香 30 克、雄黄 1 克、硼砂 0.5 克、冰片 0.1 克、火硝 30 克、苍术 60 克、茯苓 90 克、白术 60 克、官桂 30 克、陈皮 60 克、半夏 90 克、青礞石 90 克等。

【功效主治】温中散寒，辟秽化浊。主治感受寒邪湿浊或饮食不洁所致腹痛、呕吐、腹泻等证。常用于急性肠胃炎、食物中毒等病。症见便下稀水，量多次频，无里急后重感，或呕吐清水，舌淡胖大、苔白腻，脉濡细等。

【用法】水丸剂，每支重 3 克。1 次 3~5 克，1 日 2 次。小儿一般不用，必要时服三分之一量；片剂，每片 0.75 克，1 次 1.5~3 克，1 日 2~3 次，温开水送服。

【注意事项】孕妇禁用。不宜久服。忌恼怒及寒凉饮食。

良附丸

【组成】高良姜 120 克、香附 90 克（醋制）。

【功效主治】温中散寒，行气止痛。主治寒凝气滞型胃痛、胁痛、痛经，常用于慢性胃炎、溃疡病、胃肠神经官能症、肋间神经痛、慢性胆囊炎、盆腔炎、子宫内膜异位症等病。症见脘腹胀满，疼痛，喜温喜按，受寒或气恼后加重，舌淡苔白，脉沉弦。

【用法】水丸剂，每盒 250 克。成人 1 次 3~6 克；7 岁以上儿童服成人二分之一量，3~7 岁服三分之一量，1 日 2 次，温开水送服。

【注意事项】忌气恼抑郁及生冷饮食；肝胃郁火，阴虚津少及出血者不宜用。

二十四、消化道出血

大蓟

【炮制】大蓟：拣去杂质，清水洗净，润透，切段，晒干。大蓟炭：取净大蓟置锅内用武火炒至七成变黑色，存性，过铁丝筛，喷洒清水，取出晒干。

【性能】甘、苦，凉。祛瘀消肿，凉血止血。

【主治】用于吐血，衄血，尿血，便血，崩漏下血，痈肿疔毒。配蒲黄、棕皮炭：凉血止血。治崩中下血。配茜草、金银花：清热解毒、活血祛瘀。治肠炎、痢疾、便脓便血。配生地、小蓟：祛瘀生新、凉血止血。治斑疹出血和血热有瘀之证。配三七、侧柏叶：清热止血。治痨病、肺及支气管扩张咯血和上消化道出血。

【用法】 内服：9~15克。外用：鲜品适量，捣烂敷患处。

【注意事项】 脾胃虚寒而无瘀滞者忌服。

银毛委陵菜

【别名】 管仲12克、白地榆9克、地槟榔6克、翻白草6克。

【出处】 蔷薇科委陵菜属植物银毛委陵菜的根。

【形态】 多年生草本，高10~40cm，通体被黄白色柔毛。根肥厚，似胡萝卜而稍弯，有时分枝，外皮土棕色至黑棕色。茎直立或斜举。基生叶丛生，单数羽状复叶有较短的柄，两面均被毛，下面密被银白色丝光毛，故有翻白叶之名，叶长10~20cm，有小叶13~23片，小叶片椭圆形或倒卵形，大小相间，差异甚大，其中大者长1.5~4cm，宽0.6~2cm，先端浑圆，基部宽楔形，边缘有尖锯齿，无小叶柄，茎生叶与基生叶同形而较小，通常有小叶3~9片。夏、秋茎顶抽出聚伞花序，有花约10朵；花冠黄色，直径约1cm；花瓣5，宽倒卵形，长约7mm，先端微凹；雄蕊多数。瘦果小，卵形，多数，浅棕色，为干燥花托所包被。

【采收】 秋季挖根，洗净切片晒干。

【产地】 主产于四川、贵州、云南及西藏等省区。

【性能】 苦、涩、寒。凉血止血，收敛止泻。

【主治】 鼻衄，肺结核咯血，上呼吸道及消化道出血，痢疾，肠炎，消化不良，红崩，白带；外用治创伤出血，烧烫伤。

【用法】 用量9~15克；外用适量。

二十五、中暑、伤暑

六合定中丸

【出处】 《医方易简新编》卷四。

【组成】 苏叶、藿香、叶香薷（各四两）、木香（另研细末，一两）、檀香（另研，一两）、赤茯苓（二两）、生甘草（一两）、木瓜（二两）、羌活（二两）、枳壳（二两五钱）、厚朴（姜汁制，一两五钱）、柴胡（一两）。

【功用】宣泄畅中。

【主治】中暑，霍乱转筋，痢疾，泄泻，疟疾，伤饮食，心胃痛等。

【用法】共为细末，炼蜜杵匀为丸，重一钱五分。每次一丸，中暑冰水或冷水调服；霍乱转筋，阴阳水调服；泄泻、痢疾，温水调服；伤饮食，莱菔子煎汤下；心胃痛，吴茱煎汤下。

六合定中丸

【出处】《全国中药成药处方集》（天津方）。

【组成】檀香、广木香（各一斤二两），藿香、扁豆（去皮，炒）、苏叶、香薷（各八两），木瓜、甘草、桔梗、焦山楂、广皮、厚朴（姜制）、茯苓（去皮）、枳壳（麸炒，各一斤八两），炒、麦芽、炒谷芽、神曲（麸炒，各六斤）。

【功用】除湿祛暑，和胃止泻。

【主治】中暑感寒，发冷发烧，头痛胀满，呕吐恶心，腹痛泻肚，四肢酸懒。

【用法】共为细粉，炼蜜为丸，三钱重，每斤丸药用朱砂面三钱上衣，蜡皮或蜡纸筒封固，每次服一丸，白开水送下。

六味香薷饮

【出处】《医方集解》。

【组成】香薷 100 克、厚朴 250 克（姜汁炒）、扁豆 250 克（炒）、茯苓 200 克、甘草 150 克、木瓜 250 克。

【功用】祛暑和中。

【主治】中暑湿盛，呕逆泄泻。

【用法】水煎冷服。

救急十滴水

【出处】《北京中药成方选集》。

【组成】鲜姜（二两，浸酒精十二两）、丁香（二两，浸酒精十二两）、大黄（四两，浸酒精十六两）、辣椒（二两，浸酒精十六两）、樟脑（三两，浸酒精十六两）、薄荷水（七钱，浸酒精十六两）。

【功用】清暑散寒。

【用法】上六味，各泡或合泡十数日，去滓澄清装瓶，每瓶八分，每服一瓶，温开水送下。

【主治】中暑霍乱，呕吐恶心，绞肠痧症。

桂苓甘露散

【出处】《儒门事亲》卷十二。

【组成】官桂（半两）、人参、藿香（各半两），茯苓、白术、甘草、葛根、泽泻、石膏、寒水石（各一两），滑石（二两）、木香（一分）。

【功用】清暑利湿，益气和中。

【主治】中暑受湿，头痛发热，烦渴引饮，小便不利，以及霍乱吐泻，小儿吐泻惊风等。

【用法】为细末，每服三钱，白汤点下，新水或生姜汤亦可。

万应锭

【出处】《饲鹤亭集方》。

【组成】川黄连、胡黄连、明乳香、净没药、孩儿茶、生大黄、延胡索（各二两），麒麟竭、明天麻、真熊胆（各一两），陈京墨（四两）、自然铜（五钱），梅花、冰片、原麝香（各二分）。

【功用】清热解毒，行血化瘀，熄风开窍。

【主治】痰火中风，半身不遂；湿疹、伤寒、中暑、痢疾、霍乱、瘟毒、黄病、疟疾；小儿痘疹、惊风；妇人经行腹痛；疔毒归心、痔疮、漏疮、喉闭、乳蛾、牙痛、牙疳；无名肿毒。

【用法】共为细末，用人乳化熊胆杵和成锭，如鼠粪样，飞金为衣，瓷瓶密贮，用时大人每服四分至五分，小儿每服二分至三分，俱用凉水送下，外用以醋磨敷患处。

麦冬汤

【出处】《杂病源流犀烛·六淫门》卷十五。

【组成】石膏、知母、白芍、茯苓、栀子、竹茹、麦门冬、白术、扁豆、人参、陈皮、乌梅、莲子肉、甘草（各12克）。

【功用】清暑益气，生津止渴。

【主治】中暑燥渴。

【用法】水煎服。

鸡苏散

【出处】《宣明论方》卷十。

【组成】桂府腻、白滑石（六两）、甘草（一两）、薄荷叶（二钱三分）。

【功用】清热利湿。

【主治】伤寒中暑，烦躁口渴，小便不通，泻痢热疟，霍乱吐泻，酒食中毒，石淋，产后乳汁不通。

【用法】为细末，每服三钱，蜜少许，温水调下，日三服，无蜜亦得；欲冷饮者，新汲水调下；解利伤寒发汗，水一盏，葱白五寸，豆豉五十粒，煮取汁一盏调下四钱。

二十六、尿路感染

方一

【方药】车钱草 30 克，积雪草 40 克，白茅根 30 克。

【用法】水煎服，每日 1 剂。

方二

【方药】冬葵菜 30 克，车前草、海金沙藤各 25 克。

【用法】水煎服，每日 1 剂，连服 5~7 天。

方三

【方药】鲜白茅根 90 克，车前草 30 克。

【用法】水煎服。

方四

【方药】一点红 30 克，车前草 20 克，金银花 6 克。

【用法】水煎，分 2~3 次服，每日 1 剂，连服 5-7 天。

方五

【方药】土牛膝根、叶 30 克，车前草 20 克，金银花 6 克。

【用法】水煎，加酒少许，分 2~3 次服。

方六

【方药】鸡眼草 50 克，银花 15 克，车前草 30 克。

【用法】水煎服，每日 1 剂。

二十七、尿道炎

广东金钱草

【性能】甘、淡，凉，利尿排石，清热除淋。

【主治】用于尿路结石，胆囊结石，肾炎水肿，黄疸尿赤，小便涩痛和热淋、砂淋，石淋。配海金沙草，石苇：利尿通淋，祛水消肿。治尿路结石，水肿胀满，小便涩痛。配金银花，车前子：清热解毒，消炎通淋。治膀胱炎，尿道炎，阴囊炎，睾丸炎。配茵陈，栀子：清热祛湿、除黄疸，利水通淋疗结石。治黄疸型肝炎，胆囊结石，慢性胆囊炎，阴道炎。

【用法】内服：15~30克。

功劳木

【性能】苦，寒。清热解毒，化痰利湿。

【主治】用于感冒发热，痢疾，肺结核潮热，黄疸型肝炎，眼热赤痛，尿道炎。

【用法】10~15克；外用适量。

有柄石韦

【性能】苦、甘，寒。消炎利尿，清湿热。

【主治】用于急、慢性肾炎，肾盂肾炎，膀胱炎，尿道炎，泌尿系结石，支气管哮喘，肺热咳嗽。

【用法】3~9克。

粪箕笃

【别名】犁壁藤、千金藤、田鸡草。

【出处】防己科植物粪箕笃的全株。

【形态】缠绕藤本。除花序和花被短柔毛外全株无毛。叶盾形，单叶互生，三角状卵形，长3~9cm，宽2~6cm，边缘全缘，掌状脉约10条。花绿黄色，单性，雌雄异株，排成腋生复伞形聚伞花序；雄花：萼片2轮，每轮4片，楔形或倒卵形，长约1mm，背面被短柔毛；花瓣1轮，4片，近圆形，长约0.4mm；聚药雄蕊盾状，花药生于盾盘边缘，横裂；雌花的花瓣和萼片常稍小。核果近球形，成熟时红色。

【采收】全年可采，洗净，晒干或鲜用。

【产地】主产于华南各省区及云南省、福建省。

【性能】苦，寒。清热解毒，利水消肿。

【主治】用于急、慢性肾炎，肾盂肾炎，膀胱炎，尿道炎，腹泻，痢疾，咽喉肿痛，乳腺炎，痈疮红肿。

【用法】10~30克；外用适量，捣烂敷患处。

二十八、小便浑浊

荜澄茄

【炮制】拣去杂质，摘去果柄，洗净，晒干。

【性能】辛，温。温中散寒，行气止痛。

【主治】用于胃寒呕逆，脘腹冷痛，寒疝腹痛，寒湿，小便浑浊，无名肿毒，中暑。

【用法】1.5~3 克。

【注意事项】阴虚血分有热，发热咳嗽禁用。

清心莲子饮

【出处】《幼幼集成》卷四。

【组成】建莲子（二钱）、白云苓（一钱五分），益智仁、大麦冬（各一钱），人参、远志肉、石菖蒲、车前子（各五分），漂白术（六分）、宣泽泻（四分）、生甘草（三分）、灯心（十茎）。

【功用】清心利湿，补益气阴。

【主治】心经虚热，小便白浊。

【用法】水煎，空腹服。

家韭子丸

【出处】《三因极一病证方论》卷十二。

【组成】家韭子（六两，炒）、鹿茸（四两，酥炙），苁蓉（酒浸）、牛膝（酒浸）、熟地黄、当归（各二两），巴戟（去心）、菟丝子（酒浸，各一两半），杜仲（去皮，锉，制炒丝断）、石斛（去苗）、桂心、干姜（炮，各一两）。

【功用】补肾助阳，摄精止遗。

【主治】肾阳不足，精关不固，遗尿，遗精，小便白浊。

【用法】为末，酒糊为丸，如梧桐子大，每服五十丸，加至百丸，空心，食前盐汤、温酒下。

磁石丸

【出处】《三因极一病证方论》卷八。

【组成】磁石（煅，醋淬）、龙齿（煅）、苁蓉（酒浸）、茯苓（各二两），人参、麦门冬（去心）、远志（去心）、续断、赤石脂（煅，醋淬）、鹿茸（酥炙，各一两半）、地黄（干者，三两）、韭子（炒）、柏子仁、丹参（各一两一分）。

【功用】调补心肾，固精安神。

【主治】精虚极，尫羸，惊悸，梦中遗泄，尿后余沥，小便白浊，甚则茎弱核微，小腹里急。

【用法】为末，蜜丸，梧子大，食前温酒下三十丸至五十丸。

二十九、小便不利

小青龙汤

【出处】《伤寒论·辨太阳病脉证并治》。

【组成】麻黄（三两，去节）、芍药（三两）、干姜（三两）、五味子（半升）、甘草（炙，三两）、桂枝（三两，去皮）、半夏（半升，洗）、细辛（三两）。

【功用】解表散寒，温化寒饮。

【主治】外感风寒，内停水饮，恶寒发热，无汗，咳喘，痰多质稀，胸痞干呕，口不渴，或渴，或利，或噎，或小便不利，少腹满，苔白滑，脉浮；溢饮，身体重痛，肌肤悉肿，苔白腻，脉滑或浮滑。

【加减】若渴，去半夏，加栝蒌根三两；若微利，去麻黄，加荛花，如一鸡子，熬令赤色；若噎者，去麻黄，加附子一枚，炮；若小便不利，少腹满者，去麻黄，加茯苓四两；若喘，去麻黄，加杏仁半升（去皮尖）。

【用法】以水一斗，先煮麻黄减二升，去上沫，纳诸药，煮取三升，去滓，温服一升。

桂枝加黄芪汤

【出处】《金匮要略》。

【组成】桂枝（三两）、芍药（三两）、甘草（二两）、生姜（三两）、大枣（十二枚）、黄芪（二两）。

【功用】宣达阳气，排除水湿。

【主治】黄汗，两胫自冷，腰以上汗出，腰髋弛痛，如有物在皮中状，剧者不能食，身疼重，烦躁，小便不利。黄疸脉浮，有表虚症状者。

【用法】以水八升，煮取三升，温服一升，须臾饮热稀粥一升余，以助药力，温服取微汗；若不汗，更服。

柴胡加龙骨牡蛎汤

【出处】《伤寒论·辨太阳病脉证并治中》。

【组成】柴胡（四两），龙骨、黄芩、生姜（切）、铅丹、人参、桂枝（去皮）、茯苓（各一两半），半夏（二两半，洗）、大黄（二两）、牡蛎（一两半，熬）、大枣（六枚，擘）。

【功用】和解清热，镇惊安神。

【主治】伤寒往来寒热，胸胁苦满，烦躁，惊狂不安，时有谵语，身重难以转侧，小便不利；癫痫；小儿内伤食滞，痰热搏结中脘引起食厥，热厥等证。

【用法】以水八升，煮取四升，纳大黄，切如棋子，更煮一两沸，去滓，温服一升。

肾气丸

【出处】《金匮要略》。

【别名】八味肾气丸（《金匮要略》）、崔氏八味丸（《金匮要略》）、金匮肾气丸（《内科摘要》卷下）、桂附八味丸（《医方集解》）、桂附地黄丸（《医宗金鉴》卷四十三）。

【组成】干地黄（八两），山药、山茱萸（各四两），泽泻、牡丹皮、茯苓（各三两），桂枝、附子（炮，各一两）。

【功用】温补肾气。

【主治】肾气不足，腰酸脚软，肢体畏寒，少腹拘急，小便不利或频数，舌质淡胖，尺脉沉细；及痰饮喘咳，水肿脚气，消渴，久泄，妇人转胞。现用于糖尿病、甲状腺功能低下、慢性肾炎、肾上腺皮质功能减退及支气管哮喘等属于肾气不足者。

【用法】为末，炼蜜和丸，梧子大，酒下十五丸，加至二十五丸，日再服。

十补丸

【出处】《济生方》卷一。

【组成】附子（炮，去皮、脐）、五味子（各二两），山茱萸（取肉）、炒山药、牡丹皮（去木）、鹿茸（去毛，酒蒸）、熟地黄（洗，酒蒸）、肉桂（去皮，不见火）、白茯苓（去皮）、泽泻（各一两）。

【功用】温补肾阳，填精益髓。

【主治】肾脏虚弱，面色黧黑，足冷足肿，耳鸣耳聋，肢体羸瘦，足膝软弱，小便不利，腰脊疼痛。

【用法】为细末，炼蜜为丸，如桐子大。每服七十丸，空腹盐酒或盐汤送下。

真武汤

【出处】《伤寒论·辨少阴病脉证并治》。

【组成】茯苓（三两）、芍药（三两）、白术（二两）、生姜（三两，切）、附子（一枚，炮，去皮，破八片）。

【功用】温阳利水。

【主治】肾阳衰微，水气内停，小便不利，四肢沉重疼痛，恶寒腹痛，下利，或肢体浮肿，苔白不渴，脉沉者；太阳病发汗，汗出不解，其人仍发热，心下悸，头眩，身抖动，振振欲擗地者；杂病中心悸，水肿，眩晕，癃闭，泄泻等属脾肾阳虚者。

【加减】若咳者，加五味子半升，细辛一两，干姜一两；若小便利者，去茯苓；若下利者，去芍药加干姜二两；若呕者，去附子加生姜，足前为半斤。

【用法】以水八升，煮取三升，去滓，温服七合，日三服。

茯苓杏仁甘草汤

【出处】《金匮要略》。

【组成】茯苓（三两）、杏仁（五十个）、甘草（一两）。

【功用】宣肺化饮。

【主治】胸痹轻证，胸中气塞，短气，兼见咳逆，吐涎沫，小便不利等。

【用法】以水一斗，煮取五升，温服一升，日三服。不差，更服。

大黄硝石汤

【出处】《金匮要略》。

【组成】大黄、黄柏、硝石（各四两），栀子（十五枚）。

【功用】通腑泄热。

【用法】以水六升，煮取二升，去滓，纳硝，更煮，取一升，顿服。

【主治】黄疸腹满，小便不利而赤，自汗出，表和里实，当下之证。

三十、小便热痛

瞿麦

【性能】苦，寒。利尿通淋，破血通经。

【主治】用于淋沥涩痛，小便不通，月经闭止。配桃仁、当归：清热祛瘀，破血通经。治湿热闭经，小腹胀痛。配白茅根、小蓟：凉血止血，清热通淋。治下焦湿热，血淋、血尿、小便热痛。

【用法】内服9~15克；外用：水煎洗患处或研末调敷患处。

【选方】（1）立效散：瞿麦10克、炒栀子5克、炙甘草1克，共为细末，每用15克，与葱白20克、灯心草10克、生姜5克，水煎服。用于治疗下焦湿热，小便黄赤，淋闭疼痛。（2）治咽喉骨梗。瞿麦、威灵仙共为细末，每服2克，日服2次。

【注意事项】脾、肾气虚及孕妇忌服。

车前子散

【出处】《证治准绳·类方》第六册。

【组成】车前子、淡竹叶、赤茯苓、荆芥穗（各二钱半），灯心（二十茎）。

【功用】清热利湿通淋。

【主治】诸淋，小便痛不可忍。

【用法】上作一服，新汲水二盏，煎至一钟，食前服。

三十一、尿频

八正散

【出处】《太平惠民和剂局方》卷六。

【组成】车前子、瞿麦、萹蓄、滑石山、栀子、仁甘草（炙）、大黄（面裹，煨，去面，切，焙，各一斤）。

【功用】清热泻火，利水通淋。

【主治】湿热下注所致热淋、石淋。证见尿频涩痛，淋沥不畅，甚或癃闭不通，小腹胀满，口燥咽干，舌红苔黄，脉数实者。

【用法】锉为散，每服二钱，水一盏，入灯心，煎至七分，去滓，温服，食后、临卧；小儿量力少少与之。

分清五淋丸

【出处】《中药制剂手册》。

【组成】黄芩（十二两八钱）、（三两二钱）、大黄（十九两二钱）、茯苓（六两四钱）、黄柏（六两四钱）、滑石（十二两八钱）、扁蓄（六两四钱)、泽泻（六两四钱）、车前子（盐水炒，六两四钱）、猪苓（六两四钱）、知母（六两四钱）、瞿麦（六两四钱）、栀子（六两四钱）。

【功用】清热利尿。

【主治】由膀胱湿热引起的尿急，尿频，尿道涩痛，淋沥不畅，大便秘结。

【用法】冷开水泛水丸，每服二钱，日服二次，温开水送服。孕妇忌服。

无比薯蓣丸

【出处】《备急千金要方》卷十九。

【别名】无比山药丸（《太平惠民和剂局方》卷五）。

【组成】薯蓣（二两）、苁蓉（四两）、五味子（六两），菟丝子、杜仲（各三两），牛膝、泽泻、干地黄、山茱萸、茯神、巴戟天、赤石脂（各一两）。

【功用】温阳益精，补肾固摄。

【主治】肾气虚损，头晕目眩，耳鸣腰酸，冷痹骨痛，四肢不温，或烦热有时，遗精盗汗，尿频遗尿，或带下清冷，舌质淡，脉虚冷。

【加减】健忘加远志一两；体少润泽加柏子仁一两。

【用法】为末，蜜丸，如梧子大，食前以酒服二十丸至三十丸；日再，无所忌，惟禁醋蒜陈臭之物。

延寿丹

【出处】《世补斋医书正集》卷八。

【别名】首乌延寿丹（《苏州市中药成方配本》）。

【组成】何首乌（七十二两）、豨莶草（十六两）、菟丝子（十六两）、杜仲（八两）、牛膝（八两）、女贞子（八两）、霜桑叶（八两）、忍冬藤（四两）、生地（四两）、桑椹膏（一斤）、黑芝麻膏（一斤）、金樱子膏（一斤）、墨旱莲膏（一斤）。

【功用】补肝肾，益精血，强筋骨，乌须发。

【主治】肝肾不足，头晕眼花，耳鸣健忘，腰膝无力，四肢酸麻，夜尿频数，须发早白。

【用法】先将前九种药研细末，合桑椹膏、黑芝麻膏、金樱子膏、墨旱莲膏和匀，为丸，每次服三钱，每日二次。

抗炎灵

【组成】一见喜9克。

【功效主治】清热解毒。主治热毒内盛所致痢疾、尿路感染、急性扁桃体炎、咽炎、肠炎。症见高热无汗，口渴引饮，舌红苔黄，或痢下褐臭、脓血，或尿频尿急尿痛，或咽红肿痛。

【用法】片剂，每袋24片、50片。1次2~3片，1日4次，饭后服。

导赤丸

【组成】连翘15克、黄连9克、栀子6克、玄参12克、天花粉15克、赤芍9克、大黄6克、黄芩6克、滑石6克。

【功效主治】清热泻火，利尿通便。主治心经有热所致口疮，症见咽喉疼痛，心胸烦热，小便短赤，大便秘结；亦治心经有热之尿路感染，症见尿频尿急尿痛，腰酸、舌红苔黄者。

【用法】蜜丸剂，每丸重3克。1次1丸，1日2次，温开水送服。

【注意事项】大便溏泄及体虚者忌服。

三十二、乳糜尿

石莲子汤

【出处】《新医学》（1974年第6期）。

【组成】石莲子（打碎，二两），茯苓、车前子、泽泻、萆薢、熟地炭、阿胶珠、蒲黄炭（各四钱），当归（三钱）、甘草（一钱半）。

【功用】清热祛湿，分清去浊。

【主治】乳糜尿。

【加减】肾阳虚者，去萆薢，加党参、黄芪、附子；肾阴虚者，加山茱萸、丹皮、山药；血尿重者，加仙鹤草、小蓟炭、藕节炭、三七粉（冲服）。

【用法】水煎，分二次服，每日一剂。

二妙丸

【组成】苍术18克、黄柏9克。

【功效主治】清热燥湿。主治因湿热流注所致黄疸、泄泻、痢疾及肛门会阴部潮湿、肿痛。常用于风湿性关节炎、风湿性肌炎、盆腔炎、阴囊湿疹、急慢性湿疹，皮炎，周期性麻痹、周围神经炎、胃肠炎、菌痢、胆囊炎、膀胱炎、肝炎、尿路感染、肾小球肾炎、肾盂肾炎、乳糜尿、女阴炎、白带、肛窦炎等病。

【用法】水丸剂，每袋 9 克、18 克。1 次 6 克，1 日 2 次，空腹温开水送服。

【注意事项】忌食炙爆肥甘之品；阴虚者禁用。

龙牡固精丸

【组成】煅龙骨 30 克、熟地黄 15 克、芡实 9 克、韭菜子 9 克、沙苑子 9 克、荷叶 6 克、煅牡蛎 30 克、炙黄芪 15 克、山茱萸 15 克、黄精 12 克、狗脊 12 克。

【功效主治】益气健脾，固肾涩精。主治肾气亏损，精关不固所致尿崩症、自发性多汗症、遗精、慢性前列腺炎、前列腺增生症、神经衰弱、乳糜尿、糖尿病等。症见头晕耳鸣，腰酸背痛，体倦乏力，小便清长，大便溏薄。

【用法】水丸剂，每瓶 100 克。1 次 6~9 克，1 日 2 次，温开水或淡盐汤送服。

【注意事项】本品主要用于慢性病证，实热遗精、尿浊者禁用。

三十三、泌尿系结石

尿石一号

【出处】《常见急腹症中医辨证论治浅说》。

【组成】金钱草（一至二两）、海金沙全草（一两半，或孢子五钱包煎）、石韦（一两半）、车前子（八钱，包煎）。

【功用】通淋消石，清利湿热。

【主治】气结型尿路结石病。

【加减】疼痛重，偏于气滞者，加元胡、川楝子各三钱；偏于血瘀者，加蒲黄、五灵脂各三钱；尿血加大、小蓟各五钱，白茅根一两；肾阳虚，加肉桂一钱半，附子二钱，补骨脂三钱；肾阴虚，加熟地五钱，枸杞子、女贞子、旱莲草各三至五钱。

【用法】水煎服。

尿石二号

【出处】《常见急腹症中医辨证论治浅说》。

【组成】金钱草（一两半）、石韦（八钱）、车前子（八钱，包煎）、瞿麦（六钱）、萹蓄（八钱）、栀子（六钱）、大黄（三至五钱，后下）、滑石

（五钱）、甘草梢（二钱）。

【功用】 清利湿热，通淋排石。

【主治】 湿热型尿路结石。

【加减】 阴虚，去大黄加生地四钱，麦冬三钱；热重，加黄柏、知母各三钱；食纳不佳，去木通加鸡内金三钱。

【用法】 水煎服。

结石通

【组成】 广金钱草、白茅根、海金沙、石韦、车前草、玉米须、茯苓、鸡骨草（各15克）。

【功效主治】 清热利湿，利尿通淋。用于石淋、尿血、尿痛等症。现代多用于泌尿系结石、肾盂肾炎、膀胱炎、泌尿系感染。

【用法】 糖衣片：每片0.25克，每瓶100片，1次5片，1日3次，饭后温开水送服。

【注意事项】 肾阴虚及孕妇忌服。忌辛辣食品。

金钱草冲剂

【组成】 广金钱草。

【功效主治】 清热解毒，利尿排石。用于膀胱湿热之热淋、石淋、淋沥涩痛之证。现代多用于尿路感染、尿路结石及肾绞痛等。

【用法】 冲服剂：每袋10克，开水冲服，1次1~2袋，1日3次。

排石冲剂

【组成】 连钱草、车前子、忍冬藤、石韦、徐长卿、瞿麦、滑石、冬葵子（各24克）。

【功效主治】 清热利湿，通淋排石，解毒止痛。用于石淋、热淋等，见有小便涩痛、排尿中断或短数、灼热刺痛、尿道窘迫疼痛、少腹拘急或腰腹绞痛、尿中带血者。现代多用于膀胱结石、肾结石、输尿管结石等，以及泌尿系感染，见有上述症状者。

【用法】 冲服剂：每袋20克，每盒10袋，温开水冲服，1次1袋，1日3次。

【注意事项】 孕妇慎用。

三十四、水肿

七皮饮

【出处】《重订严氏济生方》。

【组成】大腹皮、陈皮、茯苓皮、生姜皮、青皮、地骨皮、甘草皮（各半两）。

【功用】理气健脾，利湿消肿。

【主治】水肿。

【用法】为细末，每服三钱，水一大盏，煎八分，温服，无时候。

大橘皮汤

【出处】《宣明论方》卷八。

【组成】橘皮（一两，去白）、木香（一分）、滑石（六两）、槟榔（三钱）、茯苓（一两，去皮），木猪苓（去皮）、泽泻、白术、官桂（各半两），甘草（二钱）。

【功用】化湿清热，理气和中。

【主治】湿热内甚，心腹胀满，水肿，小便不利，大便滑泄。

【用法】为末，每服五钱，水一盏，生姜五片，煎至六分，去滓温服。大小便秘，先服十枣汤，二三日后，再服此药。

五苓散

【出处】《伤寒论·辨太阳病脉证并治中》。

【别外】猪苓散（《太平圣惠方》卷九）、五苓汤（《宣明论方》卷五）。

【组成】猪苓（十八铢，去皮）、泽泻（一两六铢）、白术（十八铢）、茯苓（十八铢）、桂枝（半两，去皮）。

【功用】温阳化气，利水渗湿。

【主治】外有表证，内停水湿，头痛发热，烦渴欲饮，或水入即吐，小便不利；水湿内停的水肿。

【用法】捣为散，以白饮和服方寸匕，日三服。多饮暖水，汗出愈。如法将息。

水肿神方

【出处】《重订通俗伤寒论》引汪日桢《随山宇方钞》。

【别名】水肿至神汤（《重订通俗伤寒论》）。

【组成】浙茯苓（二两，切小块），生于术（黄土炒）、杜赤、小豆、车前草（各一两），大麦须（五钱）、小枳实（二钱）、六神曲（四钱）。

【功用】健脾利水。

【主治】脾虚水肿。

【用法】大罐浓煎，须一日夜服尺，连服三剂。

利水渗湿汤

【出处】《罗氏会约医镜》卷九。

【组成】苍术（二钱）、黄柏（半钱）、川牛膝（二钱），建泽泻、汉防己（各一钱二分），车前子（去壳，一钱）、猪苓（半钱）、赤茯苓（一钱二分）。

【功用】利水消肿。

【主治】水肿从脚而上，六脉细而迟，小便短少，脚膝疼痛者。

【加减】如服此药后，小便不清不长，加草薢五钱自效。

【用法】水煎服。

三十五、糖尿病

川黄连丸

【出处】《仁斋直指方论》卷十七。

【组成】川黄连（净，五两），白天花粉、麦门冬（去心，各二钱半）。

【功用】清热生津。

【主治】消渴。

【用法】上药为末，以生地黄汁并牛乳汁调和捣，丸如梧桐子大，每服三十丸，粳米饮下。

闭关止渴汤

【出处】《辨证录》卷六。

【组成】石膏（五钱）、玄参（二两）、麦冬（二两）、熟地（二两）、青蒿（五钱）。

【功用】清胃火，填肾水。

【主治】消渴，胃热津枯，肾水亏乏，大渴恣饮，易于饥饿，得食渴减，不食则渴尤甚。

【用法】水煎服。

连梅汤

【出处】《温病条辨》卷三。

【组成】云连（二钱）、乌梅（三钱，去核）、麦冬（三钱，连心）、生地（三钱）、阿胶（二钱）。

【功用】清心泻火，滋肾养液。

【主治】暑热深入少阴，火灼阴伤，身热烦躁，消渴不已，舌绛苔黄燥，以及暑热深入厥阴，筋脉失养，手足麻痹者。

【加减】脉虚大而芤者，加人参。

【用法】水五杯，煮取二杯，分二次服。

黄连丸

【出处】《备急千金要方》卷二十一。

【组成】黄连（一斤）、生地黄（一斤）。

【功用】清热泻火，凉血生津。

【主治】消渴。

【用法】绞地黄取汁，浸黄连取出曝之，燥则复纳令汁尽晒干，捣末，蜜丸，如梧子，服二十丸，日三服；亦可为散，以酒服三寸匕。

黄连散

【出处】《太平圣惠方》卷五十三。

【组成】黄连（二两，去须，捣罗为末）、生地黄汁（三合）、生瓜蒌汁（三合）、牛乳（三合）。

【功用】清热泻火，养阴生津。

【主治】消渴，心胃火盛，肺阴耗伤者。

【用法】上用三味汁相合，每服三合，不拘时候，调下黄连末一钱。

黄连牛乳丸

【出处】《圣济总录》卷五十八。

【组成】黄连（去须，为末，一斤）、麦门冬（去心，烂研，二两）、牛乳、地黄汁、葛汁（并一合）。

【功用】清热凉血，养阴生津。

【主治】消渴。

【用法】合研，众手丸如梧桐子大，每服二十丸，空心粥饮下，日再服，渐加至四十丸。

三十六、肝硬化腹水

五皮丸

【组成】茯苓皮 15 克、大腹皮 9 克、桑白皮 9 克、橘皮 9 克、生姜皮 6 克。

【功效主治】利水渗湿，健脾消肿。主治脾虚湿盛型水肿。常用于肾炎水肿、心脏病水肿、肝硬化腹水及妊娠水肿等病。症见全身浮肿，心腹胀满，气促，小便不利等。

【用法】丸剂，每 500 粒 31 克，每袋 18 克。1 次 9 克，1 日 2 次，温开水送服。

益欢散

【组成】活蟾蜍 1 克、砂仁 9 克。

【功效主治】理气行水消肿。主治水气阻滞所致水肿。常用于肾小球肾炎、肾盂肾炎、肝硬化腹水、渗出性胸膜炎、腹膜炎等病。症见浮肿，胸腹胀满，甚则气急难卧，大小便不利。

【用法】散剂，每袋 6 克。1 次 3~6 克，1 日 1~2 次，儿童用量酌减，温开水或米汤送服。

控涎丹 (子龙丸、妙应丸)

【组成】甘遂 1 克（醋制）、红大戟 1 克（醋制）、白芥子 9 克。

【功效主治】祛痰逐饮。主治胸膈停痰宿饮证。常用于支气管炎、肺炎分泌物过多、慢性淋巴结炎、颈项淋巴结核、骨结核、寒性脓疡、肝硬化腹水等病。症见胸膈满闷，胁肋隐痛，咳嗽喘促，痰不易咯，瘰疬痰核，痰迷癫痫，腹胀停水，四肢浮肿，小便短赤等。

【用法】糊丸剂，每 50 粒重约 3 克，每袋 3 克。1 次 1~3 克，1 日 1~2 次，温开水或枣汤、米汤送服。

三十七、高血压

二仙汤

【出处】《妇产科学》。

【组成】仙茅（一钱八分）、仙灵脾（一钱八分）、当归（一钱八分）、巴戟天（一钱八分）、黄柏（九分）、知母（九分）。

【功用】温肾阳，补肾精，泻肾火，调冲任。

【主治】妇女更年期综合征、高血压、闭经，以及其他慢性疾病见有肾阴、肾阳不足而虚火上炎者。

【用法】日服一剂，水煎取汁，分二次服。

安脑丸

【组成】人工牛黄0.1克、水牛角0.1克、黄连9克、栀子9克、珍珠0.1克等。

【功效主治】醒脑安神，清热解毒，镇惊熄风，豁痰开窍。用于实热所致的高热神昏、头痛眩晕、抽搐惊厥、中风窍闭等症。现代常用于各种高血压、动脉硬化症、脑血管意外、流脑、乙脑等属实热痰火者。

【用法】丸剂：每丸3克，每盒6丸。口服1次1~2丸，1日2次，或遵医嘱。

脑血康口服液

【组成】水蛭提取物。

【功效主治】活血化瘀，破血散结。有改善脑缺氧，改善微循环障碍，降低血压，加速纤维蛋白溶解，增强吞噬细胞功能，促进血肿吸收等药理作用。为治疗高血压脑出血的有效药物。脑血肿、脑血栓亦可用。

【用法】口服液：每支10mL，每盒10支，1次10mL，1日3次，30日为1疗程。

黄腐酸钠口服液

【组成】黄腐酸钠（乌金石提取物）。

【功效主治】有降压、止血、止泻、调整甲状腺功能的作用。用于高血压病、急性胃炎及十二指肠出血、急性胃肠炎、胃及十二指肠溃疡、神经型克汀病。

【用法】口服液：每支10mL，每盒10支，每瓶100mL，口服，1次10~20mL，1日3次。

牛黄清脑片

【组成】玄参9克、黄芩9克、金银花9克、甘草9克、板蓝根9克、蒲公英9克、天花粉9克、大黄9克、连翘9克、石决明9克、生石膏9克、雄黄9克、赭石9克、冰片0.1克、朱砂9克、麦门冬9克、牛黄0.1

克、郁金9克、栀子9克、生地黄9克、葛根9克、苦胆膏9克、黄连9克、珍珠9克、磁石9克。

【功效主治】清热解毒，清脑安神。用于头身高热，头昏脑晕，言语狂躁，舌干眼花，咽喉肿痛及小儿内热惊风抽搐。

【用法】片剂：每片重0.34克。每次2~4片，1日3次，温开水送服。神经官能症者可适当增量或遵医嘱。

【注意事项】孕妇忌服；体弱及低血压者慎用。

【附注】本品对高血压症，神经官能症，神经性头痛，失眠等，均有清脑镇静作用。

泻青丸

【组成】龙胆草9克、栀子9克、大黄9克（酒蒸）、羌活9克、防风9克、当归9克、川芎9克。

【功效主治】清热泻火，养肝散郁。主治肝火郁结所致目疾、头痛、小儿急惊风。常用于葡萄膜炎，血管神经性头痛，高血压头痛。症见目赤肿痛，多梦易惊，耳鸣，烦躁少寐，头痛，眩晕，大便干结，小便黄赤，舌红苔黄、脉弦数等。

【用法】蜜丸剂，每丸重3克。成人1次1丸，1日2次，竹叶煎汤加糖少许送服更佳。

【注意事项】肝血不足、阴虚阳亢者不宜使用。

三十八、动脉硬化

清眩治瘫丸

【组成】天麻15克、沉香9克、安息香9克、人参9克、牛黄9克、珍珠9克等。

【功效主治】平肝息风，豁痰开窍，清眩治瘫。主治中风瘫痪之后，正虚风痰上扰，眩晕不止。头昏胀痛，项部强急，胸中闷热，心烦惊恐，痰涎壅盛，血压升高，半身不遂，口眼歪斜，言语不清而虚实难辨、寒热不清之症。常用于缺血性或出血性中风后遗症、合并高血压、动脉硬化症，而以眩晕为主要症状者。

【用法】蜜丸剂，每丸重9克。1次1丸，1日2次，温开水或温黄酒送服。

【注意事项】忌食辛辣、厚味、油腻之品。

安脑丸

【组成】人工牛黄 0.1 克、水牛角 0.1 克、黄连 9 克、栀子 9 克、珍珠 3 克等。

【功效主治】醒脑安神，清热解毒，镇惊熄风，豁痰开窍。用于实热所致的高热神昏、头痛眩晕、抽搐惊厥、中风窍闭等症。现代常用于各种高血压、动脉硬化症、脑血管意外、流脑、乙脑等属实热痰火者。

【用法】丸剂：每丸 3 克，每盒 6 丸。口服 1 次 1~2 丸，1 日 2 次，或遵医嘱。

脉络宁注射液

【组成】金银花、玄参、牛膝等。（各等份）

【功效主治】扩张血管，改善微循环，增加血流量，以及抗凝血、溶血栓等药理作用。可用于血栓闭塞性脉管炎、动脉硬化性闭塞症、脑血栓形成及后遗症、多发性大动脉炎、四肢急性动脉栓塞症、糖尿病坏疽、静脉血栓形成及血栓性静脉炎等。

【用法】针剂：每支 10mL，每盒 10 支。静注，1 次 10~20mL，1 日 1 次，加入 5% 或 10% 葡萄糖或生理盐水 250~500mL 内点滴。出血性疾病患者忌用。

乐脉颗粒

【组成】丹参、川芎、赤芍、红花、山楂等（各等份）。

【功效主治】行气活血，解郁化痰，养血通脉，止痛安神。适用于动脉硬化、脑血管疾病，气滞血瘀所致的头痛、胸痛、心悸、痛经等症。

【用法】颗粒剂：每包 3 克，每盒 15 包、30 包，空腹温开水冲服，1 次 1~2 包，1 日 3 次。6~8 周为一疗程。

【注意事项】偶有恶心、头昏、腹泻、月经量多等不良反应，应予注意。

三十九、高脂血症

施普瑞（螺旋藻胶囊）

【组成】螺旋藻。

【功效主治】益气养血，健脾化痰，软坚散结，升高白细胞，降血脂，抗辐射，提高机体免疫力。用于气血亏损、四肢乏力、头昏、头晕、食欲不振、面色萎黄等。临床多用于肿瘤放、化疗或手术后白细胞减少、免疫功能低下以及高脂血症和动脉硬化、病后体虚、贫血等症。

【用法】①胶囊剂：每粒含螺旋藻精粉 0.35 克，口服，1 次 2~4 粒，1 日 3 次；②片剂：每片含螺旋藻精粉 0.2 克，1 次 4~8 片，1 日 3 次，多嚼碎服，4 周 1 疗程。

首乌丸（首乌延寿丸、延寿丹）

【组成】何首乌 9 克、菟丝子 15 克、豨莶草 15 克、桑椹 6 克、金樱子 6 克、旱莲草 6 克、补骨脂 6 克、桑叶 9 克、女贞子 6 克、牛膝 12 克、地黄 6 克、金银花 9 克、黑芝麻 9 克。

【功效主治】滋补肝肾，乌须黑发。主治肝肾不足所致腰膝酸软疼痛，头晕眼花，耳鸣耳聋，须发早白，各种脱发等，亦用于老年人的腰腿痛及高脂血症。

【用法】水蜜丸剂，每袋重 6 克。1 次 6 克，1 日 2 次，早、晚淡盐水送服。

【注意事项】忌辛辣刺激性食物；脾胃虚弱者忌用。

大山楂丸

【组成】山楂 15 克、神曲 9 克、麦芽 6 克。

【功效主治】开胃消食。主治食积不化，脘腹胀闷，消化不良。本品还可减肥健体，用于肥胖症及高脂血症、冠心病的辅助治疗。

【用法】蜜丸剂，每丸重 9 克。成人 1 次 1~2 丸，1 日 3 次，小儿减半，温开水送服或嚼碎吞服。

【注意事项】胃酸过多者慎用；少食油腻之品。

降脂灵片

【组成】制何首乌 9 克、山楂 9 克、决明子 15 克、金樱子 9 克、制黄精 9 克、桑寄生 6 克、木香 9 克、泽泻 9 克（盐水制）。

【功效主治】滋肾，平肝，降脂。主治高胆固醇、高脂血症；亦可用于高血压、冠心病。症见头痛眩晕，目花耳鸣，胸闷心悸等。

【用法】糖衣片，每片 0.3 克。1 日 4~6 片，1 日 3 次，或遵医嘱，温开水送服。

【注意事项】忌肥甘厚味食物。

四十、胆固醇增高症

降醇灵

【组成】决明子。

【功效主治】清肝润肠。主治高胆固醇血症。亦用于预防动脉硬化。

【用法】胶囊剂，每粒0.5克，相当于原药材5克。1次4粒，1日3次，温开水送服。

降脂灵片

【组成】制何首乌、山楂、决明子、金樱子、制黄精、桑寄生、木香、泽泻（盐水制）。

【功效主治】滋肾，平肝，降脂。主治高胆固醇、高脂血症；亦可用于高血压、冠心病。症见头痛眩晕，目花耳鸣，胸闷心悸等。

【用法】糖衣片，每片0.3克。1日4~6片，1日3次，或遵医嘱，温开水送服。

【注意事项】忌肥甘厚味食物。

四十一、便血

提肛散

【出处】《外科正宗》卷三。

【组成】川芎、当归、白术、人参、黄芪、陈皮、甘草（各一钱），升麻、柴胡、条芩、黄连、白芷（各五分）。

【功用】益气养血，清热举陷。

【主治】气虚肛门下坠及脱肛便血、脾胃虚弱。

【用法】水二盅，煎八分食远服，渣再煎服。

龟柏丸

【出处】《医学入门》卷七。

【组成】龟板（三两）、侧柏叶（一两半）、芍药（一两半）、椿根皮（七钱半），升麻、香附（各五钱）。

【功用】育阴凉血，清热疏风。

【主治】便血久而致虚，腰脚软痛及麻风疮痒见血。

【用法】为末，粥丸，四物汤加白术、黄连陈皮、甘草、生姜煎汤送下。

当归补血汤

【出处】《原机启微》卷下。

【组成】熟地黄、当归（各六分），川芎、牛膝、白芍药、炙草、白术、防风（各五分），生地黄、天门冬（各四分）。

【功用】滋阴养血，明目止痛。

【主治】衄血、便血，妇人产后崩漏，及亡血过多，致使睛珠疼痛，不能视物，羞明酸涩，眼睫无力，眉目及太阳穴疼痛。

【用法】作一服，水二盏，煎至一盏，去渣，稍热服。恶心不进食者，加生姜煎。

归脾汤

【出处】《正体类要》卷下。

【别名】加味归脾汤（《古今医鉴》卷十一）、归脾养荣汤（《疡科心得集》）、炼蜜为丸名归脾丸（《中国医学大辞典》）。

【组成】白术、当归、茯苓、黄芪（炙）、龙眼肉、远志、酸枣仁（炒各一钱），木香（五钱）、甘草（炙三分）、人参（一钱）。

【功用】健脾益气，补血安神。

【主治】心脾两虚，气血不足，心悸健忘，失眠多梦，发热，体倦食少，面色萎黄，舌质淡，苔薄白，脉细弱，以及脾不统血所致便血，妇女月经赶前、量多、甚或崩漏者。

【用法】加生姜、大枣，水煎服。

黄土汤

【出处】《金匮要略》。

【组成】甘草、干地黄、白术、附子（炮）、阿胶、黄芩（各三两），灶中黄土（半斤）。

【功用】温阳健脾，养血止血。

【主治】虚寒便血，先便后血，以及吐血、衄血、崩漏，血色黯淡，面色萎黄，四肢不温，舌淡苔白，脉沉细无力。

【用法】以水八升，煮取三升，分温二服。

四十二、贫血

施普瑞（螺旋藻胶囊）

【组成】 螺旋藻。

【功效主治】 益气养血，健脾化痰，软坚散结，升高白细胞，降血脂，抗辐射，提高机体免疫力。用于气血亏损、四肢乏力、头昏、头晕、食欲不振、面色萎黄等。临床多用于肿瘤放、化疗或手术后白细胞减少、免疫功能低下以及高脂血症和动脉硬化、病后体虚、贫血等症。

【用法】 ①胶囊剂：每粒含螺旋藻精粉 0.35 克，口服，1 次 2~4 粒，1 日 3 次；②片剂：每片含螺旋藻精粉 0.2 克，1 次 4~8 片，1 日 3 次，多嚼碎服，4 周 1 疗程。

生血宝

【组成】 桑椹子、女贞子、何首乌等。（各等份）

【功效主治】 养肝肾，益气血，升白细胞和血红蛋白。用于贫血、恶性肿瘤患者放疗所致的白细胞减少、血色素下降、神疲乏力、腰膝酸软、头晕耳鸣、心悸、气短、失眠、咽干、纳差食少等症。

【用法】 颗粒剂：每包 8 克，每盒 6 包，开水冲服，1 次 1 包，1 日 2~3次，21 日为 1 疗程。或遵医嘱。

当归养血膏（冲剂）

【组成】 当归 15 克、阿胶 3 克、党参 9 克、黄芪 6 克、熟地黄 15 克、茯苓 9 克、川芎 9 克、白芍 9 克、甘草 3 克。

【功效主治】 补气养血，活血调经。主治血虚气弱所致月经不调、痛经、闭经、产后体虚、贫血、痔疮日久出血等。

【用法】 膏剂，1 次 15mL，1 日 3 次，温开水送服；冲剂，1 次 1 包，1日 3 次，开水冲服。

大补元煎丸

【组成】 党参 10 克、熟地黄 15 克、山茱萸 15 克、枸杞子 9 克、山药 9克（麸炒）、当归 9 克、杜仲 9 克（盐炒）、甘草 3 克（蜜炙）。

【功效主治】 益气养血，滋补肝肾。主治肝肾不足，气血两亏所致贫血、神经衰弱等病。症见精神疲惫，心悸健忘，头晕目眩，四肢酸软，舌淡苔薄脉细弱。亦治遗精、带下及小儿发育缓慢，智力迟钝，肌肉松弛等症。

【用法】丸剂，每袋18克。1次9克，1日2次，温开水送服。

【注意事项】忌生冷辛辣等食物。

左归丸

【组成】熟地黄八两、淮山药四两、山茱萸四两、鹿角胶四两、龟板胶四两、枸杞子四两、菟丝子四两、怀牛膝三两。

【功效主治】滋阴补肾，益精养血。主治肾阴不足所致贫血、腰肌劳损、性机能减退、高血压、耳源性眩晕、儿童多动综合征、视网膜色素变性等。症见头晕目眩，耳鸣，腰膝酸软，遗精盗汗，骨蒸潮热，失眠多梦，舌红少苔，脉细数。

【用法】水丸剂，每30粒约重3克，1瓶60克。成人1次5~9克，7岁以上儿童服成人二分之一量，1日2~3次，温开水送服。

【注意事项】脾虚便溏、胃弱痰多者慎用。

四十三、气血两虚

秘方定心丸

【出处】《赤水玄珠》卷十四引《医学统旨》。

【别名】秘方定振丸（《证治准绳·类方》第五册）。

【组成】天麻（蒸熟）、秦艽（去芦）、全蝎（去头、尾）、细辛（各一两），熟地、生地、川归、川芎、芍药（各二两），防风、荆芥（各七钱），白术、黄芪（各一两五钱），威灵仙（酒洗，五钱）。

【功用】益气养血，祛风定振。

【主治】老人振颤，由于气血两虚、风邪外袭所致者。

【用法】为末，酒糊丸，梧桐子大，每服七八十丸，食远用白汤或温酒送下。

八珍散

【出处】《瑞竹堂经验方》卷四。

【别名】八珍汤（《正体类要》卷下）。

【组成】当归（去芦）、川芎、熟地黄、白芍药、人参、甘草（炙）、茯苓（去皮）、白术（各一两）。

【功用】补气养血。

【主治】气血两虚，面色萎黄，头晕眼花，四肢倦怠，气短懒言，心悸怔忡，食少泄泻，或月水不调，脐腹疼痛，或失血过多，见有上证者。

【用法】咀，每服三钱，水一盏，加生姜五片，大枣一枚，煎七分，去滓，不拘时，温服。

八珍益母丸

【出处】《古今医统》卷八十四。

【组成】益母草（四两，不见铁器，只用上半截带叶者）、人参（去芦）、白术（土炒）、茯苓（去皮）、川芎（各一两），炙甘草（去皮，五钱），当归（酒洗）、熟地黄（酒洗，各二两），白芍药（醋炒一两）。

【功用】益气养血，调经种子。

【主治】气血两虚，脾胃并弱，饮食少思，四肢无力，月经不调，或腰酸腹胀，或断或续，赤白带下，身作寒热，久不受孕者。

【加减】脾胃虚寒多带者，加砂仁一两（姜汁炒）；腹中胀闷者，加山楂一两（净肉，饭上蒸熟）；素常多郁者，加香附子一两（童便制）。

【用法】为末，炼蜜为丸，如弹子大，每服一丸，空心蜜汤调下。

当归寄生汤

【出处】《万氏家传广嗣纪要》卷七。

【组成】当归、川芎、艾叶、白术（各一钱），人参、寄生、川续断、熟地黄（各二钱）。

【功用】补气养血，止血安胎。

【主治】气血两虚，胎漏，下血不止。

【用法】水煎服。

四十四、血小板减少性紫癜

止血片

【组成】地锦草 6 克、三七 3 克。

【功效主治】祛瘀止血，消肿定痛。主治血瘀出血证。常用于吐血、衄血、血痢、血崩、过敏性或血小板减少性紫癜、消化道出血、跌打损伤等病。症见吐血，肌肤出血，局部血肿或有破损出血，血色鲜红或暗红，妇科病则少腹胀痛拒按，痛如针刺，块下痛减，舌紫暗有瘀点或瘀斑，脉涩等。

【用法】糖衣片剂，每片0.25克，每瓶50片。1次3片，1日3次，温开水送服。儿童酌减。

【注意事项】孕妇忌服。

血府逐瘀丸

【组成】当归9克、生地黄9克、桃仁12克、红花9克、枳壳6克、赤芍6克、柴胡3克、川芎5克、桔梗6克、牛膝9克、甘草3克。

【功效主治】活血化瘀，理气通络，调经止痛。主治气滞血瘀所致头痛、胸痛、呃逆、痛经、不孕，以及胁下痞块等病证。症见痛如针刺有定处，内热烦闷或午后潮热，急躁易怒，心悸失眠，经期腹痛，月经量少色暗，舌质暗红，或舌有瘀斑瘀点，舌下青紫，唇暗，脉涩或弦紧。常用于治疗冠心病、心绞痛、风湿性心脏病、中风后遗症、血小板减少性紫癜、胸部挫伤、肋软骨炎、肋间神经痛，以及神经官能症、神经性头痛、三叉神经痛、脑震荡后遗症、眼部钝挫伤、视网膜中央静脉阻塞、视神经萎缩、外伤所致结膜下出血、眼底出血、视网膜静脉周围炎等病。

【用法】蜜丸剂，每丸重9克。1次1丸，1日2次，空腹红糖水、姜汤水或温开水送服。

【注意事项】服药期间忌辛辣生冷食物；孕妇忌服。

四十五、单纯性紫癜

十灰散（丸）

【组成】大蓟炭、小蓟炭、丹皮炭、侧柏叶炭、大黄炭、茜草炭、陈棕榈炭、荷叶炭、白茅根炭、栀子炭（各1克）。

【功效主治】清热凉血止血。主治血热妄行而致的各种出血症，如皮肤紫癜、吐血、咯血、呕血、衄血、便血、痔疮出血等。亦用于眼部钝挫伤、络伤出血初期。症见眼睑青紫肿胀，重坠难睁，或眶内瘀血，眼球突出，或白睛溢血，色如胭脂，或血灌瞳神，视力障碍，或眼底出血，形成暴盲等。

【用法】散剂，每袋9克、18克；水丸剂，每袋（瓶）装60克，1次3~9克，1日2次，温开水送服。

【注意事项】虚寒证出血者忌用；孕、产妇慎用。本品为治标之剂，不宜久服，血止后，应治病求本。

三七粉（片）

【组成】 三七。

【功效主治】 祛瘀止血，消肿止痛。主治血瘀型吐血、咯血、咳血、尿血、便血等血证，以及妇女月经过多、外伤出血，紫癜等。亦用于冠心病、心绞痛等。症见各种出血紫暗不鲜，各种疼痛固定，势若针刺，舌紫暗有瘀斑，瘀点，脉涩等。

【用法】 粉剂，每瓶装 3 克、5 克、40 克；片剂，每片含三七粉 0.3 克、每瓶装 20 片、30 片、40 片、50 片、100 片。粉剂 1 次 1.5~3 克；片剂 1 次 5~10 片，1 日 2 次，温开水送服。外用适量敷患处。

【注意事项】 血虚无瘀及孕妇忌服；忌生冷食物。

大枣

【别名】 红枣、枣子。

【性能】 甘，温。补中益气，养血安神。

【主治】 用于脾胃虚弱，泄泻，痢疾，体倦乏力，妇人脏躁，紫癜。配甘草、浮小麦：甘缓益气，补养心脾。治心脾气虚，肝气郁结，脏躁不安。配阿胶：滋阴养血，补血止血。治营血不足，面色白，各种出血。

【用法】 内服：6~15 克。外用：煎水洗或烧存性研末调敷患处。

【注意事项】 凡有湿痰、积滞、齿病、虫病者，均不相宜。

四十六、过敏性紫癜

黑归脾丸

【组成】 党参6克、白术15克、茯苓9克、黄芪9克、当归6克、枣仁9克、龙眼肉9克、生姜6克、甘草3克、木香9克、熟地9克、远志9克。

【功效主治】 补脾益肾，养心宁神。主治心脾不足，气血两虚引起的神经衰弱、过敏性紫癜、月经不调诸疾。症见面色欠华，心神不宁，心悸，动则尤甚，食少体倦，怔忡健忘，或见全身紫斑色淡，或月经不调，色淡量少。

【用法】 丸剂。1 次 3 克，1 日 2 次，早、晚服用。

八宝药墨（八宝止血药墨）

【组成】 香墨粉 1 克、熊胆 0.1 克、冰片 0.1 克、麝香 0.1 克、冰糖

1克。

【功效主治】清热解毒，凉血止血。主治热伤血络引起的肌衄、咯血、吐血、便血等。常用于过敏性紫癜、肺结核及支气管扩张出血、消化道出血等病。症见皮肤紫癜，口鼻出血，黑便，出血色鲜红，紫斑鲜活，黑便亮而光泽，舌红苔薄黄，脉滑数等。亦用于外敷疮疖。

【用法】锭剂，每块10.5克、15克。1次3~6克，用水研汁冲服；外用，磨汁敷患处。

【注意事项】孕妇忌服；忌食刺激性食物。

止血宁注射液

【组成】花生仁种皮。

【功效主治】养血止血。主治血虚络脉脆弱之血友病、血小板减少性紫癜、过敏性紫癜。亦用于消化道出血、肺结核及支气管扩张咯血、泌尿生殖系出血等病。症见皮肤紫癜，咯血衄血，齿龈出血，便血尿血，舌淡苔薄脉细等。

【用法】注射剂，每瓶装5mL或10mL，每1mL相当于原生药1克。静脉注射，1次10~30mL，加入25~50%葡萄糖20mL中，1日1~2次；静脉滴注，1次30~50mL，加入5%葡萄糖250~500mL中，1日1次。

四十七、脱发

通窍活血汤

【来源】《医林改错》卷上。

【组成】赤芍、川芎（各一钱），桃仁（研泥）、红花（各三钱），老葱（三根，切碎）、鲜姜（三钱，切碎）、红枣（七个，去核）、麝香（五厘，绢包）。

【功用】活血通窍。

【主治】瘀阻头面的头痛昏晕，脱发，耳聋，面部紫印、青记，眼疼白珠红，酒糟鼻；妇女干血劳，或男子劳病，交节病作；小儿疳症，肌肉消瘦，腹大青筋，毛悴色消，午后潮热，尿如米泔；伤寒，瘟疫，痘疹，痞块引起的牙疳等。

【用法】同黄酒半斤，将前七味煎一盅，去渣，将麝香入酒内，再煎二沸，临睡服。大人一连三晚，服三副，隔一日再服三副；若七八岁小儿，两晚服一副，三两岁小儿，三晚服一付。

冬虫夏草酒

【来源】《赵炳南临床经验集》。

【组成】 冬虫夏草（二两）、白酒（八钱）。

【功用】 补气血，生发乌发。

【主治】 圆形脱发，脂溢性脱发，神经性脱发，小儿头发生长迟缓。

【用法】 冬虫夏草浸入酒内，七昼夜备用，用牙刷拈酒外戳 1~3 分钟，早晚各一次。

润肌膏

【来源】《外科正宗》卷四。

【组成】 麻油（四两）、当归（五钱）、紫草（一钱）。

【功用】 凉血祛风，润燥止痒。

【主治】 秃疮干枯，白斑作痒，脱发。

【用法】 同熬药枯，滤清，将油再熬，加黄蜡五钱，化尽，倾入碗内，放冷，搽擦患处。

乌须黑发丸（精）（七宝美髯丸）

【组成】 何首乌、当归、菟丝子、枸杞、茯苓、怀牛膝、补骨脂（各等份）。

【功效主治】 滋养肝肾，补益精血，乌须黑发。用于肝肾亏虚、精血不足之须发早白、脱发、腰膝酸软、头晕耳鸣、神疲乏力、头痛、面色萎黄不华及失眠、健忘、遗精早泄、女子月经不调等症，但以治须发早白、脱发最宜。现代多用于神经衰弱、贫血、低血压、神经官能症、慢性前列腺炎、慢性盆腔炎、慢性肾炎、肾功能不全等属肝肾亏虚者。

【用法】 口服。①蜜丸剂：每瓶 120 克，成人 1 次 9 克，1 日 3 次。②糖浆剂：每支 10mL，成人 1 次 10mL，1 日 2~3 次。

【注意事项】 忌气恼；忌食寒凉及辛辣酒热之物。

首乌丸（首乌延寿丸、延寿丹）

【组成】 何首乌、菟丝子、豨莶草、桑椹、金樱子、旱莲草、补骨脂、桑叶、女贞子、牛膝、地黄、金银花、黑芝麻（各3克）。

【功效主治】 滋补肝肾，乌须黑发。主治肝肾不足所致腰膝酸软疼痛，头晕眼花，耳鸣耳聋，须发早白，各种脱发等，亦用于老年人的腰腿痛及高脂血症。

【用法】水蜜丸剂，每袋重6克。1次6克，1日2次，早、晚淡盐水送服。

【注意事项】忌辛辣刺激性食物；脾胃虚弱者忌用。

斑秃丸

【组成】熟地、何首乌、当归、丹参、白芍、羌活等（各3克）。

【功效主治】滋补肝肾，养血祛风，益精生发。主治由于肝肾亏虚，精血不足，发失所养所致斑秃、干性脂溢性脱发、早秃等。

【用法】蜜丸剂，每丸9克。1次1丸，1日2次，温开水送服。

【注意事项】解除精神负担，避免情志刺激，保证充足的睡眠，必要时配合服用养心安神药。

养血生发胶囊

【组成】熟地黄、当归、川芎、何首乌、天麻、木瓜、羌活（各3克）。

【功效主治】养血祛风，补肾生发。主治脂溢性脱发、血虚脱发、病后、产后脱发、头皮发痒、斑秃等症。

【用法】胶囊剂，每粒0.5克。1次3~4粒，1日2~3次，温开水送服。

四十八、脚气

木瓜虎骨丸

【来源】《圣济总录》卷八十一。

【组成】木瓜（一枚，去皮、瓤，焙），麒麟竭（研）、没药（研，各一两）、乳香（半两，研）、虎骨（一两，涂酒炙）、木香、自然铜（醋淬七遍）、枫香脂败龟（醋炙，去裙襕）、骨碎补（去毛）、甜瓜子桂（去粗皮）、当归（切，焙，各一两），地龙（去土，二两）、安息香（一两，重阳酒熬，去滓）。

【功用】祛风除湿，通经活络。

【主治】风毒脚气，疼痛少力，筋脉拘急，行步艰难。

【用法】将麒麟竭、没药、乳香同研令匀，入在木瓜中，却以原盖子盖定，用黑豆一斗，水淘过，安木瓜在内，都用豆盖，蒸烂取出，沙盆内研成膏。余者捣罗为末，并安息香，同入木瓜膏内搜和，如药稍干，入少许好酒，丸如梧桐子大，每服三十丸，空心木瓜汤下，日二。

木瓜茱萸汤

【来源】《世医得效方》卷九。

【组成】木瓜干（大片者）、槟榔（各二两）、吴茱萸（一两，拣净，汤洗七次，炒）。

【功用】温化水湿，行气消胀。

【主治】脚气入腹，困闷欲死，腹胀喘急。

【用法】锉散，每服四钱，水一盏半，煎至七分，空腹服。

风湿汤

【来源】《医方类聚》卷九十八引《施园端效方》。

【组成】附子（炮，去皮）、白术、甘草、当归（焙）、防风、桂枝、薏苡仁（各一两），乳香、没药、茯苓（各半两）。

【功用】祛风散寒，除湿活络。

【主治】风寒湿痹，脚气筋挛，不能行步。

【用法】为细末，每服三钱，水盏半，煎至七分，和滓温服，食前，日三夜一。

清热泻湿汤

【来源】《杂病源流犀烛·身形门》卷二十九。

【组成】黄柏（盐酒炒）、苍术（各一钱），苏叶、赤芍药、木瓜、泽泻、防己、槟榔、枳壳、香附、羌活、甘草（各七分）。

【功用】清热除湿，调气降浊。

【主治】脚气。

【加减】痛，加木香；肿，加大腹皮；热，加黄连、大黄。

【用法】水煎服。

四十九、遗尿

无比薯蓣丸

【来源】《备急千金要方》卷十九。

【别名】无比山药丸（《太平惠民和剂局方》卷五）。

【组成】薯蓣（二两）、苁蓉（四两）、五味子（六两），菟丝子、杜仲（各三两），牛膝、泽泻、干地黄、山茱萸、茯神、巴戟天、赤石脂（各一两）。

【功用】温阳益精，补肾固摄。

【主治】肾气虚损，头晕目眩，耳鸣腰酸，冷痹骨痛，四肢不温，或烦热有时，遗精盗汗，尿频遗尿，或带下清冷，舌质淡，脉虚冷。

【加减】健忘加远志一两；体少润泽加柏子仁一两。

【用法】为末，蜜丸，如梧子大，食前以酒服二十丸至三十丸；日再，无所忌，惟禁醋蒜陈臭之物。

全鹿丸

【来源】《古今医统》卷四十八。

【组成】中鹿（一只），人参白术（炒）、茯苓、炙甘草、当归、川芎、生地黄、熟地黄、黄芪（蜜炙）、天门冬、麦门冬、枸杞、杜仲（盐水炒）、牛膝（酒拌蒸）、山药（炒）、芡实（炒）、菟丝（制）、五味子、锁阳（酒拌蒸）、肉苁蓉、破故纸（酒炒）、巴戟肉、葫芦巴（酒拌蒸）、川续续、覆盆子（酒拌蒸）、楮实子（酒拌蒸）、秋石陈皮（各一斤）、川椒（去目，炒）、小茴香（炒）、沉香青盐（各半斤）。

【功用】补气血，益精髓，壮筋骨。

【主治】诸虚百损，五劳七伤，精神虚惫，头眩耳鸣，面色萎黄，体虚怕冷，腰膝酸软，阳痿精冷；妇人宫寒不孕，崩漏带下；老年阳衰，精髓空虚，步履不便，手足麻木，遗尿失禁。

【用法】将鹿缚杀，退去毛，将肚、杂洗净，同鹿肉加酒煮熟，将肉横切，焙干为末，取皮同杂仍入原汤熬膏，骨须醺炙为末，余药为末，和匀，与鹿膏和捣为丸，桐子大，焙干，用生黄绢作小袋五十条，每袋约盛一斤，悬置透风处，阴雨天须用火烘之，每服八九十丸，空心临卧姜汤、盐汤任下，冬月温酒亦可。

家韭子丸

【来源】《三因极一病证方论》卷十二。

【组成】家韭子（六两，炒）、鹿茸（四两，酥炙），苁蓉（酒浸）、牛膝（酒浸）、熟地黄、当归（各二两），巴戟（去心）、菟丝子（酒浸，各一两半）、杜仲（去皮，锉，制炒丝断）、石斛（去苗）、桂心、干姜（炮，各一两）。

【功用】补肾助阳，摄精止遗。

【主治】肾阳不足，精关不固，遗尿，遗精，小便白浊。

【用法】为末，酒糊为丸，如梧桐子大，每服五十丸，加至百丸，空心，食前盐汤、温酒下。

桑螵蛸散

【来源】《本草衍义》卷十七。

【组成】桑螵蛸、远志、菖蒲、龙骨、人参、茯神、当归、龟板（醋炙，各一两）。

【功用】补益宁心，固肾止遗。

【主治】心肾两虚，小便频数余沥，甚或遗尿，尿如米泔，以及阳萎、梦失精，疝瘕等。

【用法】为末，夜卧人参汤调下二钱。

五十、腰肌劳损

祛风舒筋丸

【组成】防风、桂枝、麻黄、苍术、制川乌、制草乌、威灵仙、木瓜、秦艽、海风藤、清风藤、穿山龙、老鹳草、茄根、骨碎补、牛膝、茯苓、甘草。

【功效主治】祛风散寒，除湿舒筋。主治风寒湿痹、痛风。常用于类风湿性关节炎、坐骨神经痛、腰肌劳损、腰椎骨质增生、腰脊神经痛。症见腰腿疼痛、屈伸不利，四肢麻木，喜温恶冷，舌淡苔白，脉紧。

【用法】蜜丸剂，每丸重9克。1次1丸，1日2次，空腹，温开水加少量黄酒送服。

【注意事项】孕妇及体弱者慎用；忌与贝母、半夏、白及、白蔹、天花粉、瓜蒌、犀角等药同用。

木瓜丸

【组成】木瓜15克、当归9克、川芎9克、白芷9克、威灵仙9克、狗脊9克、牛膝9克、鸡血藤9克、海风藤9克、人参3克、川乌6克、草乌6克。

【功效主治】祛风散寒，温经通络，活血止痛，强筋壮骨。主治正气不足，寒湿痹阻之风湿性关节炎、类风湿性关节炎、肩周炎、腰肌劳损、坐骨神经痛、跌打损伤后筋骨疼痛等。症见四肢关节疼痛，屈伸不利，或腰脊酸软，步履维艰，舌淡苔白，脉沉缓。

【用法】糖衣浓缩丸剂，每10粒重1.8克，每袋或每瓶装36克、120

粒、200 粒、270 粒、300 粒。成人 1 次 9 克（50 粒），7 岁以上儿童服成人二分之一量，1 日 2 次，温开水送服。

【注意事项】孕妇忌服；湿热痹证不宜。

龟蛇酒

【组成】活乌龟 3 克、眼镜蛇 3 克、银环蛇 3 克、乌梢蛇 3 克、党参 3 克、杜仲 9 克、当归 6 克、枸杞 9 克、大枣 3 枚、锁阳 9 克、黄芪 9 克、肉桂 6 克、牛膝 9 克、川芎 9 克、桑寄生 9 克、白酒。

【功效主治】滋阴补肾，益气活血，舒筋通络，祛风除湿。用于肝肾亏虚、复受风湿所致的中风麻木、腰膝酸软、阳痿尿频、头昏眼花、关节酸痛等症。现代多用于动脉硬化、末梢神经炎、腰肌劳损、性神经衰弱等症。

【用法】酒剂：每瓶 500mL，内服，1 次 15～25mL，1 日 1～2 次。

【注意事项】肾阴虚者不可用。孕妇和高血压病人忌用。

壮腰健肾丸

【组成】狗脊 9 克、金樱子 9 克、鸡血藤 9 克、桑寄生 9 克、黑老虎 9 克、菟丝子 9 克、千斤拔 9 克、牛大力 9 克、女贞子 9 克。

【功效主治】壮腰健肾，养血，祛风湿。用于肾亏腰痛、膝软无力、小便频数、遗精梦泄、风湿骨痛、神经衰弱，但以治疗肾亏外伤风湿腰痛为主。现代多用于慢性肾炎、腰肌劳损、类风湿性脊椎炎、神经官能症等。

【用法】丸剂：每瓶 62.5 克，内服，1 次 3.5 克，1 日 2～3 次。

【注意事项】感冒发热而周身疼痛者不可服用。

独活寄生丸

【组成】独活 9 克、寄生 6 克、杜仲 6 克、牛膝 6 克、秦艽 6 克、茯苓 6 克、肉桂 6 克、防风 6 克、党参 6 克、当归 6 克、川芎 6 克、甘草 6 克、白芍 6 克、熟地黄 6 克、细辛 6 克。

【功效主治】祛风湿，散寒邪，养肝肾，补气血，止痹痛。用于肝肾两亏、气血不足之风湿久痹、腰膝冷痛、关节不利等症。现代多用于风湿关节炎、类风湿关节炎、坐骨神经痛、腰椎骨质增生、腰肌劳损等。

【用法】蜜丸剂：每丸 9 克，1 次 9 克，1 日 2 次，温开水加黄酒少许空腹冲服。

【注意事项】孕妇慎用。

五十一、重症肌无力

补中益气丸

【组成】炙黄芪18克、党参6克、炙甘草9克、白术9克、当归3克、升麻6克、柴胡6克、陈皮6克。

【功效主治】补中益气,升阳举陷。用于脾胃虚弱、中气下陷之体倦乏力、食少腹胀、久泻脱肛、子宫脱垂等症。本方为治疗饮食劳倦、脾虚气弱之内伤的名方。现代多用于内脏下垂、重症肌无力、肌肉萎缩、功能性子宫出血等症。

【用法】①蜜丸:每丸9克,或每瓶120克,1次9克。②水丸:每30克约500粒,1次6克,1日2~3次,空腹服。

【注意事项】肾虚者不宜用;病后津气两伤者不宜单用。

阿胶三宝膏

【组成】阿胶30克、大枣十枚、黄芪15克、饴糖30克、白糖15克。

【功效主治】补气血,健脾胃。用于崩漏、心悸、气短、脾虚食少、体虚浮肿、面黄肌瘦、神疲乏力、头晕目眩,或肌衄、便血、尿血、咯血等症。现代多用于贫血、功能性子宫出血、更年期月经不调、先兆流产、血小板减少、慢性白血病、进行性肌萎缩、重症肌无力、肌营养不良等属气虚血亏者。

【用法】膏剂:每瓶250克,内服,1次10克,1日2次,开水冲服。

五十二、筋骨关节痛

桂枝合剂

【组成】桂枝9克、白芍9克、生姜9克、大枣3枚、甘草6克。

【功效主治】发汗解肌,调和营卫,扶正固表。多用于感冒、神经痛、关节痛、寒性腹痛等症。对风寒感冒表虚证,见有恶寒发热、头痛汗出、鼻鸣干呕、口不渴、苔薄白、脉浮等有较好疗效。另外,产后或大病以后,及老年体弱而致营卫不和,有自汗、发热、头痛、身痛、关节疼痛、微恶风寒,或虚寒性腹痛,或少腹寒气上冲而心悸动者,亦可用之。

【用法】合剂：内服，1 次 10~15mL，1 日 3 次，用时摇匀。

【注意事项】感冒无汗者不宜使用；平素嗜酒或湿热壅盛者不宜使用。

三七伤药片

【组成】三七 15 克、草乌 3 克、雪上一枝蒿 9 克、骨碎补 6 克、赤芍 12 克、红花 12 克、扦扦活 9 克、冰片 0.3 克。

【功效主治】活血散瘀，消肿止痛。用于急慢性扭伤、挫伤、关节痛、神经痛等。

【用法】片剂：每片 0.33 克，每瓶 27 片，口服，1 次 3 片，1 日 3 次。

翼核果

【别名】血风根、血风藤、红蛇根、青筋藤、铁牛入石、拉牛入石。

【性能】苦，温。养血祛风，舒筋活络。

【成分】根显生物碱、黄酮甙、酚类、氨基酸、蒽醌的反应。

【主治】风湿筋骨痛，跌打损伤，腰肌劳损，贫血头晕，四肢麻木，月经不调。

【用法】用量 25~50 克。

卵叶娃儿藤

【性能】辛，温。有毒。祛风除湿，散瘀止痛，止咳定喘，解蛇毒。

【主治】用于风湿筋骨痛，跌打肿痛，咳嗽，哮喘，毒蛇咬伤。

【用法】3~9 克；外用适量，鲜根捣烂敷患处。孕妇及体弱者忌用。

山荷叶

【别名】阿儿七、旱荷、一碗水。

【性能】苦、辛，温。有毒。活血化瘀，解毒消肿。

【主治】用于跌打损伤，风湿筋骨痛，月经不调，小腹疼痛；外用治毒蛇咬伤，痈疖肿毒。

【用法】3~6 克，水煎或泡酒服；外用适量，捣烂或研粉，用酒、醋调敷患处。调敷患处。

五十三、体虚烦热

二冬二母汤

【来源】《症因脉治》卷二。

【组成】麦冬 15 克、天门冬 12 克、知母 9 克、川贝母 9 克。

【功用】养阴清肺，止咳化痰。

【主治】肺肾阴虚，咳嗽喘逆，连嗽不已，心中烦热，脉沉细数。

【加减】肾水竭加生地、熟地；元气虚加人参。

【用法】水煎服。

清心补血汤

【来源】《杂病源流犀烛·脏腑门》卷六。

【组成】人参 15 克、当归 15 克、茯神 9 克、白芍药 12 克、枣仁 12 克、麦冬 12 克、川芎 9 克、生地 9 克、陈皮 6 克、栀子 6 克、炙甘草 6 克、五味子 5 克。

【功用】补血益气，清心安神。

【主治】劳心思虑，损伤精神，头眩目昏，心虚气短，惊悸烦热者。

【用法】水煎服。

远志汤

【来源】《证治准绳·类方》第五册。

【组成】远志（黑豆、甘草同煎，去骨）、黄芪、当归（酒洗）、麦门冬（去心）、酸枣仁（炒，研）、石斛（各一钱半）、人参（去芦）、茯神（去皮、木，各七分），甘草（五分）。

【功用】益气养阴，宁心安神。

【主治】心虚烦热，夜卧不守，及病后虚烦不寐。

【加减】烦甚者，加竹叶、知母。

【用法】水二盅，煎八分，食远服。

天王补心丸

【来源】《杨氏家藏方》卷十。

【别名】天王补心丹（《世医得效方》卷七）。

【组成】熟干地黄（洗，焙，四两），白茯苓（去皮）、茯神（去木）、当归（洗，焙）、远志（去心）、石菖蒲、黑参、人参（去芦头）、麦门冬（去心）、天门冬（去心）、桔梗（去芦头）、百部、柏子仁、杜仲（姜汁炒）、甘草（炙）、丹参（洗）、酸枣仁（炒）、五味子（去梗，各一两）。

【功用】宁心保神，益血固精，壮力强志，清热化痰。

【主治】烦热惊悸，咽干口燥，夜寐不安，梦遗健忘等症。

【用法】为细末，炼蜜为丸，每一两作十丸，金箔为衣，每次服一丸，食后、临卧灯心、枣汤化下。

五十四、虚热烦渴

人参门冬汤

【来源】《医学入门》卷七。

【组成】人参、麦门冬、小麦、茯苓（各一钱），竹茹（一团）、白芍（八分）、甘草（五分）。

【功用】益气养阴，除烦止渴。

【主治】虚热烦渴。

【用法】水煎服。

五十五、高热神昏

万式牛黄清心丸（片）

【组成】牛黄30克、黄芩90克、栀子90克、郁金60克、朱砂0.5克。

【功效主治】清热解毒，豁痰开窍，清心安神。用于温热病，痰热壅盛、内闭心窍所致的高热神昏、谵语、烦躁，以及小儿高热、四肢抽搐等病症。中风痰火闭结、神昏谵语、烦躁不安者亦可用之。现代多用于乙脑、流脑、中毒性痢疾、中毒性肝炎、肝昏迷、原发性高血压、脑血管意外等。

【用法】①大蜜丸：每丸1.5克，内服，1次2丸，1日2~3次，小儿酌减；②片剂：每片0.54克，内服，1次3片，1日2~3次，小儿酌减。

安脑丸

【组成】人工牛黄0.35克、水牛角1克、黄连6克、栀子6克、珍珠0.3克等。

【功效主治】醒脑安神，清热解毒，镇惊熄风，豁痰开窍。用于实热所致的高热神昏、头痛眩晕、抽搐惊厥、中风窍闭等症。现代常用于各种高血压、动脉硬化症、脑血管意外、流脑、乙脑等属实热痰火者。

【用法】丸剂：每丸3克，每盒6丸。口服1次1~2丸，1日2次，或遵医嘱。

牛黄

【别名】犀黄、西黄。

【性能】甘、凉。清心，解热，豁痰、镇痉、解毒。

【主治】用于热病高热神昏，谵语，烦躁不安，小儿惊厥及抽风，痰热壅盛，咽喉肿痛，口舌生疮，痈肿疔疮。始载于《神农本草经》，列为上品。

【用法】内服：0.15～0.35克，多入丸散服。外用：适量研末敷患处。

【注意事项】孕妇慎服。

五十六、眩晕症

杜仲降压片

【组成】杜仲15克（炒）、黄芩9克、钩藤12克、夏枯草9克、益母草6克。

【功效主治】清热平肝潜阳。主治肾水不足，肝阳上亢所致眩晕症，常用于高血压病。症见头痛头昏，目眩眼花，目赤口苦，舌红，脉弦数等。

【用法】片剂，每片0.3克，每瓶100片。1次5片，1日3次，温开水送服。

降血压糖浆

【组成】夏枯草15克、白芍9克、槐角9克、蔗糖6克。

【功效主治】平肝潜阳。主治肝阳上亢所致眩晕症，常用于高血压病。症见头昏目眩，心烦失眠，口苦咽干，舌红，脉弦等。

【用法】糖浆剂，每10mL相当于原药材12.5克，每瓶装100mL，200mL，250mL。1次15mL，1日3次，口服。

【注意事项】忌忧伤恼怒、辛辣食物；孕妇慎服。

复方羚角降压片

【组成】羚羊角1克、夏枯草15克、黄芩9克、槲寄生6克。

【功效主治】清热平肝潜阳。主治肝阳上亢所致眩晕症，常用于高血压病，亦用于预防中风。症见头痛头晕，目眩眼花，口苦口干，手足麻木，舌红，脉弦数等。

【用法】片剂，每片0.35克，0.38克，每瓶100片。1次4片，1日2～3次，温开水送服。

【注意事项】忌气恼忧伤及辛辣食物。

朱砂安神丸

【组成】朱砂 15 克、黄连 18 克、生地黄 4.5 克、当归 7.5 克、炙甘草 16.5 克。

【功效主治】滋阴养血，清心降火，重镇安神。主治心火上炎，灼伤阴血所致各种心脏病、心律失常、神经衰弱、失眠、精神分裂症、眩晕症、高血压等病。症见心神烦乱，怔忡心悸，冗晕欲吐，失眠多梦，舌红，脉细数。

【用法】蜜丸剂，每丸重 9 克。1 次 1 丸，1 日 2~3 次，温开水送服。

【注意事项】本品所含的朱砂有毒，不宜多服或久服；不宜与碘、溴化物并用。孕妇忌服。

五十七、单纯性甲状腺肿大

夏枯草

【别名】夏枯头。

【性能】辛、苦，寒。清火、明目、散结、消肿。

【主治】用于目赤肿痛，头痛眩晕，瘰疬瘿瘤，乳痈肿痛，甲状腺肿大，淋巴结核，高血压症和乳腺增生症。配蒲公英：清热解毒，散结消肿。治痈肿疮疖，乳痈初起。配菊花：疏散风热，清肝明目。治肝火目痛，头痛眩晕。配昆布：清肝经散郁热，软症瘕，治瘰疬。治瘰疬日久，痰火结核。配香附：散血中火结，行气分郁滞。治郁火瘰疬，肝虚目痛。

【用法】内服：9~15 克。外用：煎汤洗或鲜品捣敷患处。

【注意事项】脾胃虚弱者慎服。

【选方】（1）夏枯草散：夏枯草 15 克当归 12 克白芍 10 克玄参 10 克炙甘草 3 克，水煎服。治肝虚目痛，见风流泪。（2）治头目眩晕，高血压症。夏枯草 10 克冰糖 15 克，水煎服。

黄药子

【别名】黄独、零余薯、金线吊虾蟆、香芋。

【性能】苦、辛，凉。有小毒。解毒消肿，化痰散结，凉血止血。

【主治】甲状腺肿大，淋巴结结核，咽喉肿痛，吐血，咯血，百日咳，癌肿；外用治疮疖。

【用法】用量 9~15 克；外用适量，捣烂或磨汁涂敷患处。

【注意事项】痈疽已溃不宜服，痈疽发时不焮肿、不渴、色淡、脾胃作泄者，此为阴症，当以内补为急，解毒次之，药子之类宜少服，只可外敷。

五十八、甲状腺机能亢进

复方蛇片

【组成】眼镜蛇粉、蝮蛇粉、乌梢蛇粉、氢氧化铝。

【功效主治】活血消肿，祛风止痒。主治寻常型银屑病，类风湿性关节炎，甲状腺机能亢进等。症见肢体酸痛，肌肤甲错，皮毛失润等。

【用法】片剂，每片 0.4 克（含蛇粉 0.25 克）。1 次 6 片，1 日 3 次，或遵医嘱，温开水送服。

【附注】本品是以民间祛风湿药"三蛇酒"改进而成，也适用于不能饮酒的病人。

知柏地黄丸

【组成】知母 6 克、黄柏 6 克、熟地黄 24 克、山茱萸 12 克、牡丹皮 9 克、山药 12 克、茯苓 9 克、泽泻 9 克。

【功效主治】滋阴降火。主治肝肾阴虚、虚火上炎诸病证，如神经衰弱、肺结核、糖尿病、甲状腺机能亢进、肾结核、慢性肾炎、高血压病、功能性子宫出血、遗精、血淋、耳鸣耳聋、慢性咽炎、慢性扁桃体炎、牙龈炎、眼结膜下出血、慢性视神经炎、视网膜静脉周围炎、急性闭角型青光眼、翼状胬肉等病，全身伴有腰膝酸软，头昏目眩，潮热盗汗，颧红口干，舌红少苔，脉细数。

【用法】蜜丸及浓缩丸剂。蜜丸每丸重 9 克，1 次 1 丸，1 日 2 次；浓缩丸 1 次 8 粒，1 日 3 次，温开水送服。

【注意事项】脾虚便溏，消化不良者不宜使用；忌食烟、酒、辛辣刺激之物。

人参固本丸

【组成】人参 12 克、山药 12 克、生地黄 12 克、熟地黄 12 克、麦门冬 9 克、天门冬 9 克、茯苓 9 克、山萸肉 6 克、丹皮 6 克、泽泻 6 克。

【功效主治】益气养阴，培元固本。主治肺肾不足所致肺结核、慢性支气管炎、糖尿病、甲状腺机能亢进、视神经炎、中心视网膜炎、慢性肾上腺皮质机能减退症、阿狄森氏病、高血压、神经衰弱及多种慢性消耗性疾病。症见形体羸瘦，心悸气短，腰痛耳鸣，咳嗽少痰，自汗，盗汗，大便燥结，小便赤涩。

【用法】蜜丸剂，每丸重9克。1次1丸，1日2~3次，温开水送服。

【注意事项】感冒、大便溏薄者忌用；本方因以养阴药为主，故消化不良者慎用，以防脘腹痞胀。

五十九、自汗、盗汗

牡蛎散

【来源】《备急千金要方》卷十。

【组成】牡蛎、白术、防风（各三两）。

【功用】收敛止汗，兼以疏风。

【主治】自汗，盗汗，及体虚外感风邪引起的头痛。

【用法】为细末，酒服方寸匕，日二。

牡蛎黄芪桂枝汤

【来源】《医学启蒙》卷四。

【组成】牡蛎（一钱）、黄芪（二钱）、桂枝（五分）、麻黄根（一钱）、白术、甘草（各五分），浮小麦（一钱）。

【功用】益气敛汗。

【主治】自汗，盗汗。

【用法】水煎服。

人参固本丸

【组成】人参15克、山药12克、生地黄24克、熟地黄24克、麦门冬12克、天门冬12克、茯苓9克、山萸肉12克、丹皮9克、泽泻9克。

【功效主治】益气养阴，培元固本。主治肺肾不足所致肺结核、慢性支气管炎、糖尿病、甲状腺机能亢进、视神经炎、中心视网膜炎、慢性肾上腺皮质机能减退症、阿狄森氏病、高血压、神经衰弱及多种慢性消耗性疾病。症见形体羸瘦，心悸气短，腰痛耳鸣，咳嗽少痰，自汗，盗汗，大便燥结，小便赤涩。

【用法】蜜丸剂，每丸重9克。1次1丸，1日2~3次，温开水送服。

【注意事项】感冒、大便溏薄者忌用；本方因以养阴药为主，故消化不良者慎用，以防脘腹痞胀。

养肺去痿汤

【来源】《痬医大全》卷二十一。

【组成】金银花、麦冬（各三钱），生地、百合（各二钱），紫菀、百部（各五分），生甘草（五钱），款冬花、贝母、白薇（各三分），天冬（一钱）。

【功用】养阴清肺，化痰止咳。

【主治】久嗽肺痿生疮，咳唾稠痰腥臭，胸疼气喘，不能平卧，咳则痛甚，咽哑，盗汗自汗，皮肤黄瘦，毛悴色焦。

【用法】水煎服。

黄芪建中汤

【来源】《金匮要略》。

【别名】黄芪汤（《外台秘要》卷十七引《古今录验》）。

【组成】桂枝（三两，去皮）、甘草（三两，炙）、大枣（十二枚）、芍药（六两）、生姜（三两）、胶饴（一升）、黄芪（一两半）。

【功用】温中补虚，缓急止痛。

【主治】虚劳里急，诸不足，小腹急痛，脐下虚满，面色萎黄，唇口干燥，胸中烦悸，少力身重，骨肉酸痛，行动喘乏，食欲不振，病后虚弱，自汗盗汗。

【加减】气短腹满者，加生姜；腹满者，去枣，加茯苓一两半；及疗肺虚损不足，补气加半夏三两。

【用法】以水七升，煮取三升，去滓，纳胶饴，更上微火消解，温服一升，日三服。

六十、疟疾

六合定中丸

【来源】《医方易简新编》卷四。

【组成】苏叶、藿香叶、香薷（各四两），木香（另研细末，一两）、檀香（另研，一两）、赤茯苓（二两）、生甘草（一两）、木瓜（二两）、羌活（二两）、枳壳（二两五钱）、厚朴（姜汁制，一两五钱）、柴胡（一两）。

【功用】宣泄畅中。

【主治】中暑，霍乱转筋，痢疾，泄泻，疟疾，伤饮食，心胃痛等。

【用法】共为细末，炼蜜杵匀为丸，重一钱五分。每次一丸，中暑冰水或冷水调服；霍乱转筋，阴阳水调服；泄泻、痢疾，温水调服；伤饮食，莱菔子煎汤下；心胃痛，吴萸煎汤下。

正气散

【来源】《太平惠民和剂局方》卷二。

【组成】甘草（炒，七钱），陈皮、藿香（去梗）、白术（各一两），厚朴、半夏（各三两，同厚朴为末，生姜四两，研烂，同为饼子，微炒）。

【功用】健脾化湿，行气宽中。

【主治】脾胃湿滞，气机不畅，胸膈噎塞，胁肋胀满，心下坚痞，呕逆酸水，怠惰嗜卧，不思饮食；又治久患疟疾，膈气心痛。

【用法】为细末，每服二钱，生姜三片，枣一枚，水一盏，煎至七分，食前稍热服。

养胃汤

【来源】《证治准绳·幼科》集九。

【组成】厚朴（姜汁炙）、苍术（米泔浸，去皮，锉，炒）、半夏（汤泡，各一两），藿香、草果仁、茯苓、人参（各半两），甘草（炙）、橘红（各二钱半）。

【功用】温中快膈，燥湿辟秽。

【主治】外感风寒，内伤生冷，及冷饮伤脾，发为疟疾；或中脘虚寒，呕逆恶心。

【加减】若寒疟，加桂枝。

【用法】锉散，每服三钱，水一盏，姜七片，乌梅一个，煎六分，去滓，热服。

七宝饮

【来源】《医方类聚》卷一二二载《简易方》引《太平惠民和剂局方》。

【别名】七宝散（《杨氏家藏方》卷三）、七宝汤（《易简方》）、截疟七宝饮（《医学正传》卷二）。

【组成】厚朴（姜汁制）、陈皮、甘草（炙）、草果仁、常山（鸡骨者）、槟榔、青皮（各等份）。

【功用】理气燥湿，祛痰截疟。

【主治】一切疟疾，无问寒热多少先后、连日间日，及不服水土，山岚瘴气，寒热如疟等。

【用法】咀，每服五钱，水盏半、酒半盏，煎取一盏，去滓，露一宿，来早又荡温，向东服了，睡片时，忌热物半日。寒多加酒，热多加水，须慢火煎令熟，不吐不泻，一服即效。

六十一、酒精中毒

醒脑静注射液

【组成】麝香1克、冰片1克、栀子6克、郁金9克等。

【功效主治】醒神止痉，清热凉血，行气活血，解毒止痛。对温热病、热邪内陷心包、蒙闭心窍、气营两燔、营血火毒等证效果较好。现代多用治乙脑、病毒性脑炎、脑膜炎及其后遗症；脑血管疾病、中枢神经系统感染所致的昏迷、抽搐，新生儿脑缺氧所致的脑瘫，重症肝炎、肝昏迷、肺源性心脏病、肺性脑病，以及心绞痛、肾绞痛、安眠药中毒、雷米封中毒、酒精中毒、毒草中毒及各种原因引起的高热。

【用法】针剂：每支2mL、5mL、10mL，每盒10支。①肌注，1次2~4mL，1日1~2次；②静注，成人1次10~20mL，小儿1次2~4mL，1日1~2次；先静推后静滴，见效快，效果好。

六十二、中毒诸症

鸡苏散

【来源】《宣明论方》卷十。

【组成】桂府腻白滑石（六两）、甘草（一两）、薄荷叶（二钱三分）。

【功用】清热利湿。

【主治】伤寒中暑，烦躁口渴，小便不通，泻痢热疟，霍乱吐泻，酒食中毒，石淋，产后乳汁不通。

【用法】为细末，每服三钱，蜜少许，温水调下，日三服，无蜜亦得；欲冷饮者，新汲水调下；解利伤寒发汗，水一盏，葱白五寸，豆豉五十粒，煮取汁一盏调下四钱。

五神汤

【来源】《辨证录》卷十三。

【组成】茯苓（一两）、车前子（一两）、金银花（三两）、牛膝（五钱）、紫花地丁（一两）。

【功用】渗湿清热解毒。

【主治】多骨痈，委中毒，焮红色赤，溃速，属湿热凝结者。

【用法】水煎服。

三豆饮子

【来源】宋·《伤寒总病论》。

【组成】赤小豆（九两）、黑豆（九两）、绿豆（九两）、甘草（六钱）。

【功用】清暑利湿，解毒和中。

【主治】天行痘疮，暑热，浮肿及食物中毒等。

【用法】水煮熟，分七份，逐日空腹时，食豆饮汁。

六十三、单纯性肥胖症

大山楂丸

【组成】山楂、神曲、麦芽（各等份）。

【功效主治】开胃消食。主治食积不化，脘腹胀闷，消化不良。本品还可减肥健体，用于肥胖症及高脂血症、冠心病的辅助治疗。

【用法】蜜丸剂，每丸重9克。成人1次1~2丸，1日3次，小儿减半，温开水送服或嚼碎吞服。

【注意事项】胃酸过多者慎用；少食油腻之品。

芎归六君子汤

【来源】《医方集解》。

【组成】当归、芎䓖、人参、白术、茯苓、甘草、橘红、半夏（各等份）。

【功用】健脾化痰，和血调经。

【主治】形体肥胖，气虚痰滞经络，月经后期，经量涩少。

【加减】

【用法】上药加姜，水煎服。

纯一丸

【来源】《辨证录》卷十。

【组成】白术、山药、芡实（各二斤），苡仁（半斤）、肉桂（四两）、砂仁（一两）。

【功用】健脾化湿。

【主治】男子肥胖，痰湿素盛，精中带湿，不易生子者。

【用法】各为细末，炼蜜为丸，每日服一两，服一月。

防风通圣丸（散）

【组成】防风 120 克、荆芥穗 90 克、薄荷 120 克、麻黄 60 克、大黄 60 克、芒硝 60 克、栀子 30 克、滑石 60 克、桔梗 90 克、石膏 90 克、川芎 120 克、当归 90 克、白芍 90 克、黄芩 60 克、连翘 90 克、白术 90 克、甘草 60 克。

【功效主治】解毒通里，疏风清热。主治外感风热，内有蕴热，表里俱实证。症见恶寒发热，头昏目眩，口渴咽痛，目赤耳鸣，胸膈痞闷，便秘溲赤等。常用于疮疡初起、各种湿疹、荨麻疹、皮炎瘙痒、带状疱疹、脓疱疮、过敏性结膜炎以及高血压、肥胖病。

【用法】水丸剂。1 次 6 克，儿童酌减，1 日 2 次，温开水送服；散剂，1 次 15 克，1 日 2 次，生姜 3 片水煎，取汁送服。

【注意事项】孕妇忌服；体弱便溏者慎用；忌油腻之物。

第二章 外 科

一、疮、肿毒

七星剑

【来源】《外科正宗》卷二。

【组成】野菊花（嫩头）、苍耳头、豨莶草、半枝莲、地丁草（各三钱），麻黄（一钱）、紫河车（此为草河车，二钱）。

【功用】清热透邪，解毒消肿。

【主治】疔疮初起，憎寒发热，恶心呕吐，肢体麻木，痒痛非常，心烦作躁，甚者昏愦。

【用法】用好酒一斤，煎至一碗，滤清热服，被盖出汗为度。

荆防败毒散

【来源】《摄生众妙方》卷八。

【组成】羌活、独活、柴胡、前胡、枳壳、茯苓、防风、荆芥、桔梗、川芎（各一钱五分），甘草（一钱五分）。

【功用】疏风解表，败毒消肿。

【主治】风寒感冒初起，恶寒发热，头痛身痛，苔白，脉浮，及一切疮疡时毒，肿痛发热，左手脉浮数者。

【用法】水二盅半，煎至八分，温服。

秘传敛瘤膏

【来源】《外科正宗》卷二。

【组成】血竭、轻粉、龙骨、海螵蛸、象皮、乳香（各一钱），鸡蛋（十五枚，煮熟，用黄熬油一小盅）。

【功用】活血定痛，生肌收口。

【主治】瘿瘤枯落，疮口不敛。

【用法】除鸡蛋油外，各研为细末，共再研和，入鸡蛋油内搅匀，每日早晚先以甘草汤洗净患处，用鸡翎蘸药搽掺，膏药盖贴。

石南丸

【来源】《太平惠民和剂局方》卷五。

【组成】赤芍药、薏苡仁、赤小豆、当归（去芦）、石南叶、牵牛子、麻黄（去根、节）、陈皮（去白）、杏仁（去皮、尖，双仁，炒）、大腹皮（连子用）、川芎（各二两）、牛膝（去苗）、五加皮（各三两）、萆薢、独活（去芦）、杜仲（锉，炒）、木瓜（各四两）。

【功用】祛风解毒，活血利湿，强壮筋骨。

【主治】风毒脚肿疼痹，脚肿生疮，脚下隐痛，不能踏地，足膝筋挛，不能屈伸，项背腰脊拘急不快；风毒上攻，头目浮肿，或生细疮，出黄赤汁，或手臂少力，或口舌生疮，牙龈宣烂，齿摇发落，耳中蝉声，头眩气促，心腹胀闷，小便时涩，大便或难。

【用法】为细末，以酒浸蒸饼为丸，如梧桐子大，每服十丸至十五丸、二十丸，木瓜汤送下，早起、日中、临卧各一服。

大连翘饮

【来源】《外科正宗》卷四。

【组成】连翘、瞿麦、滑石、车前子、牛蒡子、赤芍、山栀、当归、防风、黄芩、柴胡、甘草、荆芥、蝉蜕、石膏（各五分）。

【功用】清热利湿，凉血疏风。

【主治】小儿丹毒发热，痰涎壅盛，一切诸疮瘰疹，颈项生核，或破伤风、伤寒、时行发热。

【用法】水二盅，灯心二十根，煎至八分，母子同服。

千金消毒散

【来源】《万病回春》卷八。

【组成】连翘、黄连、赤芍（各一钱）、归尾（一两）、金银花（一两）、皂角刺、牡蛎、大黄、天花粉、芒硝（各三钱）。

【用法】锉末，酒、水各半煎服。

【功用】清热解毒，消肿散结。

【主治】一切恶疮、无名肿毒、发背疔疮、便毒初发，脉洪数弦实，肿甚欲作脓者。

二、慢性溃疡

绛珠膏

【来源】《外科大成》卷一。

【组成】麻油（十两）、鸡子黄（十个）、血余（五钱）、天麻子肉（八十一粒）、白蜜蜡（三两）、黄丹（飞，二两），乳香、没药、轻粉、珍珠、血竭、儿茶（各三钱），朱砂（二钱）、冰片（一钱）、麝香（五分）。

【功用】去腐，定痛，生肌。

【主治】痈疽溃疡。

【加减】乳岩加银朱一两掺入。

【用法】以麻油炸血余焦化，入麻子肉炸枯去渣，入蜡，候化离火，少时，入黄丹搅匀，再加细药，和匀收用，摊贴患处。

回阳生肌散

【来源】《赵炳南临床经验集》。

【组成】人参（五钱）、鹿茸（五钱）、雄黄（五分）、乳香（一两）、琥珀（二钱五分）、京红粉（一钱）。

【功用】回阳生肌，止痛收敛。

【主治】结核性溃疡（鼠疮），慢性顽固性溃疡及属于阴疮久不收口者。

【用法】为细末，薄撒于疮面上，或制药捻用。阳证疮疖及汞过敏者禁用。

八宝丹

【来源】《疡医大全》卷九。

【组成】珍珠（布包，入豆腐内煮一伏时，研细，一钱）、牛黄（五分），象皮（切片）、琥珀（灯心同乳）、龙骨（煅）、轻粉（各一钱五分），冰片（三分）、炉甘石（煅红，研细，三钱）。

【功用】生肌敛疮。

【主治】一切溃疡，脓腐已净须收口者。

【用法】共研极细，瓷瓶密贮，每用少许掺疮面，上以膏药或油膏盖贴。

黄芪膏

【来源】《赵炳南临床经验集》。

【组成】黄芪（十斤）。

【功用】补中益气，托里生肌。

【主治】疮面久不愈合，阴疮脓毒未尽，下肢顽固性溃疡，鱼鳞癣（蛇皮症）。

【用法】加净水一百斤，煎煮 6~7 小时后，过滤取汁，再煎煮浓缩成膏五十两，加入等量蜂蜜，混匀贮存备用，每服二钱，日服二次。

三、乳腺炎

冲和散

【组成】紫荆皮、独活、白芷、赤芍、石菖蒲。

【功效主治】活血通络，消肿散结。主治气血痰瘀所致半阴半阳的疮疡，冷热相结之痈疽初起，湿痰流注、瘀血流注及一切无名肿毒。常用于蜂窝织炎、乳腺炎、淋巴结炎之早期、深部痈肿、寒性脓疡、皮下瘀血或血肿早期、化脓性感染局部表现以硬块、疼痛为主、红热不著者。

【用法】散剂，每包 50 克。外用，用时以葱头汤或酒、水各半调敷患处。每日 1 次。

【注意事项】阳证疮疡，成脓期及溃后期者均不宜用。

生肌玉红膏

【组成】甘草、白芷、当归、紫草、芝麻油、白蜡、血竭、轻粉（各120 克）。

【功效主治】活血消肿，定痛生肌。主治火毒内蕴，营卫不足，气血凝结，经络阻滞所致疮疡痈疽、发背。常用于蜂窝织炎、急性乳腺炎、脓疱疮等病。症见患处红肿，溃疡久不收口，疮面紫滞，肉芽不鲜，疼痛较甚者。

【用法】软膏剂，每盒 12 克装。用时敷贴患处，1 日 1 次。

【注意事项】忌辛辣刺激性食物。

小金丹

【组成】制草乌 30 克、木鳖子 30 克、五灵脂 60 克、白胶香 60 克、地龙 120 克、制乳香 90 克、制没药 90 克、当归 90 克、麝香 97.5 克、香墨5 克。

【功效主治】解毒消肿，活血止痛。主治痰瘀阻络所致甲状腺、乳腺良性肿瘤、青春期乳腺炎、乳房小叶增生、淋巴结结核、骨结核、皮脂囊肿等，并可用于乳腺癌、皮肤转移癌等。

【用法】糊丸剂，每粒0.6克，每瓶4粒；或每粒0.06克，每瓶40粒。成人1次0.6克，1日2次，捣碎，温开水或黄酒送服；7岁以上儿童1次0.3克；7岁以下儿童1次0.15~0.2克。

【注意事项】孕妇忌服。丸内有五灵脂，不宜与参剂同服。病重者可酌量增加，但每次不得超过1.2克。

醒消丸

【组成】雄黄30克、麝香7.5克、乳香60克（制）、没药60克（制）。

【功效主治】解毒消肿，活血和络。主治邪毒壅阻，气血凝滞所致疔疮痈疽初起及急性乳腺炎、毛囊炎、蜂窝织炎、颈淋巴结结核、周围神经炎、多发性神经炎、脊髓灰质炎，红斑性肢痛症及肿瘤术后。症见患处红肿硬痛。

【用法】糊丸剂，瓶装每支3克（50粒）。1次3~9克1日1~2次，温开水或温黄酒送服。

【注意事项】孕妇忌服；痈疽成脓已溃者，不宜使用；忌食辛辣腥荤食物。

四逆散

【组成】柴胡、白芍、枳实、甘草（各等份）。

【功效主治】疏肝解郁，理气和中。主治肝胃气滞型慢性肝炎、慢性胆囊炎、慢性胃炎、溃疡病、乳腺炎、乳腺病、肋间神经痛、神经官能症等病。症见脘腹胀痛，走窜不定，或见呕吐，嗳气，或见腹泻肠鸣，发无定时，每与情志不舒有关，舌淡苔薄，脉弦。

【用法】散剂，每包9克。1次4.5~9克，1日2次，温开水调服。

四、坏疽

脉络宁注射液

【组成】金银花、玄参、牛膝等（各等份）。

【功效主治】扩张血管，改善微循环，增加血流量，以及抗凝血、溶血栓等药理作用。可用于血栓闭塞性脉管炎、动脉硬化性闭塞症、脑血栓形成及后遗症、多发性大动脉炎、四肢急性动脉栓塞症、糖尿病坏疽、静脉血栓形成及血栓性静脉炎等。

【用法】针剂：每支 10mL，每盒 10 支。静注，1 次 10~20mL，1 日 1 次，加入 5%或 10%葡萄糖或生理盐水 250~500mL 内点滴。出血性疾病患者忌用。

方一

【组成】鲜常春藤 10 克。

【用法】水煎服。亦可采鲜叶适量，捣烂，外敷伤处。

方二

【组成】鲜连钱草适量。

【用法】将鲜连钱草捣烂，加黄酒少许，炒热敷患处。

五、疔

千金消毒散

【来源】《万病回春》卷八。

【组成】连翘、黄连、赤芍（各一钱），归尾（一两）、金银花（一两），皂角刺、牡蛎、大黄、天花粉、芒硝（各三钱）。

【功用】清热解毒，消肿散结。

【主治】一切恶疮、无名肿毒、发背疔疮、便毒初发，脉洪数弦实，肿甚欲作脓者。

【用法】锉末，酒、水各半煎服。

飞龙丹

【来源】《外科证治全生集》卷四。

【别名】蟾酥丸（《外科证治全生集》卷四）。

【组成】寒水石、蟾酥（酒化）、蜈蚣（去足，各三钱），血竭、乳香、没药、雄黄、胆矾、铜绿、僵蚕、全蝎（酒炒）、穿山甲（各一钱），红砒、枯矾、朱砂、冰片、皂角刺、轻粉（各三分），蜗牛（二十一个）。

【功用】清热解毒，消肿定痛。

【主治】痈疽疔疮。

【用法】共为细末，以酒化蟾酥为丸，金箔为衣，绿豆大，每服一丸，葱白包裹，酒送下，覆盖取汗。

五味消毒饮

【来源】《医宗金鉴》卷七十二。

【组成】金银花（三钱），野菊花、蒲公英、紫花地丁、紫背天葵子（各一钱二分）。

【功用】清热解毒消肿。

【主治】疔疮痈肿初起，红肿热痛，憎寒发热者。

【用法】水二盅，煎至八分，加无灰酒半钟，再煎二三沸时，热服。渣如法再煎服，被盖出汗为度。

六、指头炎

方一

【组成】鲜爵床 50 克，食盐 5 克。

【用法】取鲜草洗净，捣烂，外敷患处，每日换药 1 次。

方二

【组成】鲜乌蔹莓、鲜紫花地丁各等量。

【用法】共洗净，捣烂，外敷患处。

方三

【组成】鲜地胆草、鲜木芙蓉叶（或根皮）适量。

【用法】共捣烂，外敷患处，每日换药 1 次。

方四

【组成】鲜灯笼泡果适量。

【用法】洗净捣烂，外敷患指。

方五

【组成】鲜马蹄草 30 克。

【用法】捣烂敷患处，每日换药 2 次。

方六

【组成】青木香鲜叶、鲜天葵草各 30 克，甜酒槽适量。

【用法】捣烂敷患处。

方七

【组成】鲜半边莲、鲜犁头草等量，白糠少许。

【用法】捣烂敷患处，每日换药 1 次。

七、甲沟炎

方一

【组成】鲜凤仙叶适量，红糖10克。

【用法】共捣烂，外敷患处，每日换2次。

方二

【组成】鲜芦藜叶1片。

【用法】将芦藜叶放火上烘软，刮取其黏液涂患处。每日3次。

方三

【组成】大黄30克（捣碎），栀子30克（捣烂），红花10克，75%酒精1000毫升。

【用法】将药浸泡于酒精中15～30天，滤渣装瓶备用。用时将患指浸泡于酒精中，每次半小时，每日3～5次。

方四

【组成】韭菜10克，火柴2小盒。

【用法】将韭菜捣烂，加入火柴头粉末，拌匀，外敷患处。

八、蜂窝组织炎

六应丸

【组成】珍珠、牛黄、蟾酥、冰片等（各等份）。

【功效主治】清热解毒，消肿止痛。主治热毒壅盛所致急性扁桃体炎、咽喉炎、白喉以及痈、疖、丹毒、蜂窝组织炎、乳痈发背，也治毒蛇咬伤、无名肿毒等。症见咽喉肿痛，甚至糜腐，扁桃体红肿，饮食受阻，呼吸困难；或肌肤局部红肿起核，焮热疼痛等。

【用法】水丸剂，每100粒0.3克。每瓶100粒。1次10粒，小儿5粒，婴儿2粒，1日3次，温开水送服，外用凉开水或米醋调敷患处。

鱼腥草

【别名】臭灵丹、臭菜。

【性能】辛，微寒。清热解毒，利尿消肿。

【主治】用于肺脓疡，痰热咳嗽，尿路感染，痈肿疮疖，带下，湿疹，疥癣。配桔梗：清热解毒除肺痈，宣肺托脓祛溃疡。治肺脓疡及痈肿脓出不畅。配蒲公英：解毒力加倍，清热效益彰。治肺痈、乳痈、尿路感染及蜂窝组织炎。

【用法】内服：15~25克。外用：适量捣烂敷或煎汤熏洗患处。

【注意事项】虚寒症及阴性外疡忌服。

【选方】（1）鱼腥草散：鱼腥草10克连翘10克桑枝30克，共研为散。每服10克，日服3次。用于肺炎、肺脓疡、支气管炎和上呼吸道感染。（2）鱼腥草注射液：每支2mL，肌肉注射，每日2~3次，每次2mL。有清热、解毒、利尿的作用。用于肾盂肾炎、尿道炎、子宫颈炎、乳腺炎和肺炎、上呼吸道感染。(3)治外阴瘙痒，肛裂痔疮。鱼腥草适量，水煎熏洗。

九、睾丸炎

银黄口服液（片）

【组成】金银花12克、黄芩9克。

【功效主治】清热解毒，消肿止痛。主治上呼吸道感染、急性扁桃体炎、咽炎、痢疾、疮疖痈肿、肾盂肾炎、急性淋巴结炎及睾丸炎、附睾炎等属热毒攻窜所致者。

【用法】口服液，每盒6支，每支10mL。口服，1日3次，1次1~2支，小儿酌减。片剂，口服1日3~4次，1次2片，温开水送服。

【注意事项】忌食辛辣、肥甘油腻食物及烟酒。

【附注】本品除口服液、片剂外，还有银黄注射液。作用与此相同，每支2mL，肌注1次1~2支，1日1~2次。

球兰

【别名】雪球花、金雪球、绣球花藤、玉绣球、壁梅、石梅、蜡兰、金丝叶、草鞋板、爬岩板。

【成分】含有春日菊醇。

【性能】苦，平。清热解毒，祛风利湿。

【用法】流行性乙型脑炎，肺炎，支气管炎，睾丸炎，风湿性关节炎，小便不利；外用治痈肿疔疮。用量鲜叶或全草1~2两，绞汁或水煎服，干品减半；外用适量，鲜品捣烂敷患处。

【选方】大叶性肺炎，支气管肺炎：球兰1两，捣烂绞汁，调蜂蜜或水煎服。

苦 口

【别名】灯笼草、天沧子、朴朴草。

【成分】含酸浆果红素，即玉蜀黍黄素二棕榈酸酯。

【性能】苦，寒。清热解毒，消肿利尿。

【主治】用于咽喉肿痛，腮腺炎，急慢性气管炎，肺脓疡，痢疾，睾丸炎，小便不利；外用治脓泡疮。

【用法】15～30克；外用适量，鲜品捣汁敷患处。孕妇忌服。

【注意事项】孕妇忌服。

十、淋巴结炎

冲和散

【组成】紫荆皮、独活、白芷、赤芍、石菖蒲（各等份）。

【功效主治】活血通络，消肿散结。主治气血痰瘀所致半阴半阳的疮疡，冷热相结之痈疽初起，湿痰流注、瘀血流注及一切无名肿毒。常用于蜂窝织炎、乳腺炎、淋巴结炎之早期、深部痈肿、寒性脓疡、皮下瘀血或血肿早期、化脓性感染局部表现以硬块、疼痛为主、红热不著者。

【用法】散剂，每包50克。外用，用时以葱头汤或酒、水各半调敷患处。每日1次。

【注意事项】阳证疮疡，成脓期及溃后期者均不宜用。

三黄膏

【组成】黄柏、黄芩、黄连、栀子（各等份）。

【功效主治】清热解毒，消肿愈疮。主治湿热火毒蕴结肌肤所致疖、疔、痈疽、疮毒、远年臁疮、一切深浅溃疡、水火烫伤。常用于毛囊炎、急性淋巴结炎、急性蜂窝织炎。烫伤继发感染、浅表部脓肿、小腿慢性溃疡等。

【用法】软膏剂，每罐50克。用时敷贴患处，或用生理盐水洗净患处，取药膏摊于纱布上，敷贴患处，1日1次。

【注意事项】忌辛辣刺激性食物。

如意金黄散

【组成】大黄、黄柏、姜黄、白芷、花粉、生南星、生苍术、生厚朴、陈皮、生甘草。

【功效主治】清热解毒，活血消肿。主治阳证实证之痈疽疮疡初起未成脓或欲近成脓者。常用于急性化脓性感染，如疖、痈、急性蜂窝织炎、急性淋巴结炎、急性化脓性骨髓炎、肝脓肿、急性阑尾炎、流行性腮腺炎、化脓性腮腺炎、浅静脉炎、结节性红斑、肛周脓肿等病。症见局部红肿结块，灼热疼痛等。

【用法】散剂，每袋15克。用时以茶汁、鲜草药捣汁（如马齿苋、绿豆芽、萝卜等）调成糊状外敷。亦可以凡士林调成软膏（名金黄膏）外用。1日1~2次。

【注意事项】敷贴后应保持药物湿润状态，干后可用原药汁蘸湿以再敷，中间留孔，让其透气使肿势集中。

犀黄丸

【组成】牛黄0.1克、麝香0.1克、乳香9克、没药9克。

【功效主治】清热解毒，化痰散结，活血消肿。用于乳癖、乳疬、乳岩、瘰疬、疔毒恶疮、痰核流注、走黄陷证。既可用于外科阳证，又可用于外科阴疽。现代多用于乳腺增生症、乳腺纤维瘤、乳癌、颈淋巴结核、淋巴结炎、菌血症、败血症之全身化脓性感染性疾患可用之。

【用法】糊丸：每瓶3克，约10粒，口服，1次3克，1日2次，温开水或黄酒送服。

【注意事项】多用于形气尚实者。气血已虚者慎用。孕妇忌服。

西黄丸（犀黄丸）

【组成】牛黄0.1克（或人工牛黄）、麝香0.1克、乳香9克（醋制）、没药9克（醋制）、黄米粉0.1克（蒸熟）。

【功效主治】清热解毒，化痰散结，活血祛瘀，消肿止痛。主治乳癖乳疬、乳岩、瘰疬、疔毒恶疮、痰核流注、走黄陷证，常用于乳腺增生症、乳腺纤维瘤、乳癌、颈淋巴结核、淋巴结炎、骨髓炎、阑尾炎、化脓性皮肤炎、多发性脓肿、菌血症、急性化脓性感染、恶性肿瘤等病。无论外科阳证还是外科阴疽，均可使用。

【用法】水丸剂，每10粒3克，每瓶3克、9.4克、15克装。1次3克，1日2次，温开水或黄酒送服。

【注意事项】忌食辛辣厚味；孕妇忌服。

紫金锭

【组成】红大戟9克、山慈姑9克、千金子霜9克、麝香0.1克、雄黄0.1克、朱砂1克、五倍子9克。

【功效主治】辟秽解毒，消肿止痛。主治湿温时邪引起的呕恶泄泻、小儿惊风；邪毒壅结所致痈疽疔疮、肿核结毒。常用于食物中毒、急性化脓性感染，如疔、急性淋巴结炎、急性蜂窝织炎；并可用于痄腮及蛇犬咬伤、其它无名肿毒。症见神昏抽搐，吐泻不止，局部红肿热痛等。

【用法】锭剂，每锭0.3克。内服，1次0.6~0.9克。外用，以醋研磨，涂搽患处，1日2~3次。

【注意事项】孕妇、年老体弱者忌用。

黎峒丸

【组成】三七9克、血竭9克、阿魏9克、竹黄9克、制乳香9克、制没药9克、制藤黄9克、大黄9克、儿茶9克、冰片0.1克、雄黄0.1克、牛黄0.1克、麝香0.1克、山羊血9克。

【功效主治】活血散瘀，消肿止痛。主治骨折、脱臼、韧带损伤，以及痈、疖、蜂窝织炎、急性淋巴结炎等急性化脓性感染、虫伤咬伤等瘀热壅结者。

【用法】糊丸剂。成人1次5克，儿童用量酌减，1日2~3次，黄酒或白开水送服；外用，以酒调敷患处。

【注意事项】孕妇忌服；忌食醋及生冷油腻食物；本品有毒，不可过量服用。

控涎丹（子龙丸、妙应丸）

【组成】甘遂9克（醋制）、红大戟9克（醋制）、白芥子9克。

【功效主治】祛痰逐饮。主治胸膈停痰宿饮证。常用于支气管炎、肺炎分泌物过多、慢性淋巴结炎、颈项淋巴结核、骨结核、寒性脓疡、肝硬化腹水等病。症见胸膈满闷，胁肋隐痛，咳嗽喘促，痰不易咯，瘰疬痰核，痰迷癫痫，腹胀停水，四肢浮肿，小便短赤等。

【用法】糊丸剂，每50粒重约3克，每袋3克。1次1~3克，1日1~2次，温开水或枣汤、米汤送服。

大黄清胃丸

【组成】大黄9克、芒硝9克、牵牛子9克、槟榔9克、滑石粉9克、黄芩9克、白芷9克、羌活9克、胆南星9克。

【功效主治】清胃泄下，解毒消肿。主治胃火内炽，热毒上攻所致急性淋巴结炎、口舌生疮等病。症见肿块红热灼痛，口干口苦，齿龈肿痛。脘腹胀满，大便秘结，小便短赤，舌红苔黄燥，脉弦滑等。

【用法】蜜丸剂，每丸重10克。1次1丸，1日2次，温开水送服。

【注意事项】胃无实热或脾胃虚寒者忌服。

十一、痔疮

洗痔黄硝汤

【来源】《疡医大全》卷二十三。

【组成】大黄（二两）、朴硝（一两）。

【功用】清热泻火，消肿止痛。

【主治】痔疮肿痛。

【用法】先用水十二碗煎大黄至八碗，再入朴硝，略滚倾桶内熏洗。

坎宫锭子

【来源】《外科大成》卷一。

【组成】京墨（一两）、熊胆（三钱），胡黄连、儿茶（各二钱），冰片（一钱）、麝香（五分）、牛黄（三分）。

【功用】清热解毒，消肿止痛。

【主治】焮赤红热肿痛诸毒，痔疮。

【用法】为末，用猪胆汁为主，加姜汁，大黄水浸取汁，酽醋各少许相兑，和药成锭，用凉水磨如墨，以笔蘸药涂于患处。

五倍子汤

【来源】《疡科选粹》卷五。

【组成】五倍子、朴硝、桑寄生、莲房、荆芥（各等份）。

【功用】消肿止痛，收敛止血。

【主治】痔疮，脱肛等肛门病。

【用法】水煎，先熏后洗。

三品一条枪

【来源】《外科正宗》卷二。

【组成】明矾（二两）、白矾（一两五钱）、雄黄（二钱四分）、乳香

（一钱二分）。

【功用】祛腐化管，消肿止痛。

【主治】痔疮、漏疮、翻花瘿瘤、气核、瘰疬、疔疮、发背、脑疽等。

【用法】先将明矾、白砒共为极细末，放入小罐内，置炭火上煅至红青烟已尽，旋起白烟，片时约上下红彻，住火，取罐放地上一宿，将罐内砒矾净粉一两取出，再加入雄黄、乳香，共研极细，厚糊调稠，搓成线条状阴干。用时插入疮孔，无孔者先用针刺放孔，早晚插药二次，三日后疮孔增大，每次可插入十余条，插至七日以后疮孔四周自然裂开大缝，一般十四天左右疮管脱落，随用汤洗擦，外上玉红膏，虚者兼服健脾之药。

二子散

【来源】《疡科选粹》卷五。

【组成】木鳖子、五倍子（各等份）。

【功用】清火消肿，收敛止血。

【主治】痔疮，肛门热肿。

【用法】共研细末，调敷患处。

槐花散

【来源】《普济本事方》卷五。

【组成】槐花（炒）、柏叶（烂杵，焙）、荆芥穗、枳壳（去瓤，细切，麸炒黄）。

【功用】清肠止血，疏风下气。

【主治】肠风，脏毒，痔疮便血，血色鲜红或紫黯，证属湿热内蕴者。

【用法】经炮制后，各秤等份，研为细末，用清米饮调下二钱，空心食前服。

十二、肠梗阻

理气宽肠汤

【来源】《常见急腹症诊治手册》。

【组成】当归（五钱）、壳仁（二钱）、青皮（二钱）、陈皮（二钱）、乌药（三钱）。

【功用】理气宽肠。

【主治】轻型肠梗阻，体弱或年老不宜急下者。

【用法】加水二碗，煎成一碗。成人每日服 2~3 剂，或由胃管注入。

复方大承气汤

【来源】《中西医结合治疗急腹症》。

【组成】川朴（一两）、炒莱菔子（五钱至一两）、枳壳（五钱）、桃仁（三钱）、赤芍（五钱）、大黄（五钱，后下）、芒硝（三至五钱，冲服）。

【功用】通里攻下，行气活血。

【主治】一般性肠梗阻，症见大便不通，脘腹胀痛，呕吐不能食而气胀较重者。

【用法】水煎二次，分服。如在中药或一般灌肠 2~3 小时后配合应用，则有助于梗阻之解除。

甘遂通结汤

【来源】《中西医结合治疗急腹症》。

【组成】甘遂末（二至三分，冲）、桃仁（三钱）、赤芍（五钱）、生牛膝（三钱）、川朴（五钱至一两）、大黄（三钱至八钱，后下）、木香（三钱）。

【功用】攻水逐饮，活血化瘀。

【主治】重型肠梗阻，肠腔积液较多者。

【用法】水煎服，最好经胃管注入。

十三、腕管综合征

【组成】鲜酢浆草 60 克。

【用法】洗净，捣烂，绞汁炖开服，1 日 2 次。

十四、血栓性浅静脉炎

【组成】生大黄粉 120 克，蜂蜜 200 克，葱白 100 壳。

【用法】将葱白洗净，切碎，捣烂，加入大黄粉和蜂蜜，拌匀备用，用时将患处以 75% 酒精消毒，敷上一层较厚药糊，外用纱布固定，每日上药 2 次，3 天为 1 疗程。休息 2 天，再进行第二疗程。

十五、血栓闭塞性脉管炎

方一

【组成】 毛冬青 90 克，猪脚 1 只。

【用法】 共炖 2 小时，去药渣，食肉喝汤分次于 1 日内服完。脚趾溃烂时用毛冬青 90 克，煎水浸泡患处。

方二

【组成】 金银花 20 克，当归 15 克，毛冬青 30 克，牛膝 10 克，甘草 3 克。

【用法】 水煎，分 2 次空腹服，每日 1 剂。

【主治】 血栓闭塞性脉管炎初期，患趾紫黑，疼痛日甚，尚未溃烂。

方三

【组成】 赤小豆 120 克。

【用法】 煮烂，连汤服之，每日 1 剂，连服 15~30 天。

方四

【组成】 鲜瓜子金 30 克。

【用法】 洗净，捣烂，加入冷开水搓之，取汁服。

方五

【组成】 露蜂房数个，陈米醋适量。

【用法】 研细末，和米醋调涂患趾，每日数次。

十六、褥疮

双料喉风散

【组成】 牛黄、珍珠、冰片（各等份）。

【功效主治】 清热解毒，消肿止痛。主治热毒蕴结所致白喉、急性咽喉炎、鼻窦炎、中耳炎、褥疮等。症见咽喉肿痛，口腔糜烂，牙龈肿痛，鼻流脓涕，耳内流脓，皮肤溃烂等。

【用法】 散剂，每瓶 1.25 克。喷瓶每瓶 2.2 克，吹敷。口腔咽喉症：每瓶分 6 次吹敷患处，每日 3 次。鼻窦炎：每次取少许吸入鼻内，每日 4~5

次。中耳化脓：先用3%双氧水洗净耳道，再将药粉吹入，每次少许，每日1次。皮肤溃烂：先用浓茶洗净患处后再敷药，每日1次。

【注意事项】忌辛辣食物。

十七、毒虫螫咬伤

蟾酥锭

【组成】蟾酥、雄黄、麝香、朱砂、蜗牛、冰片（各等份）。

【功效主治】败毒消肿，敛疮定痛。主治热毒蕴结而致诸毒恶疮，或毒虫咬伤等所致红肿疼痛，坚硬僵麻者。常用于体表急性化脓性感染。

【用法】锭剂，每锭3克。同时研粉、醋调敷于患处。

【注意事项】切忌入口、眼；汞过敏者慎用。

珍黄丸

【组成】珍珠粉、三七粉、猪胆汁、人工牛黄、黄芩素粉、薄荷油（各等份）。

【功效主治】清热解毒，消炎止痛。主治热毒上壅所致咽喉炎、扁桃腺炎、牙周炎、口舌溃疡及疮汤痈疖、蜂虫咬伤。症见咽喉红肿疼痛，牙龈肿痛，口舌红肿溃破等。

【用法】丸剂。内服，1次2粒，1日3次，温开水送服。外用，取药研末用米醋或冷开水调成糊状，敷于患处。

季德胜蛇药片

【组成】蜈蚣、半边莲、七叶一枝花等（各等份）。

【功效主治】解毒，消肿止痛。专治毒蛇、毒虫咬伤。在咬伤后及时用药，疗效尤著。

【用法】片剂：每片0.3克，每支20片。口服。首服取本品20片，研碎，以温开水（加少量酒更好）服，以后每隔6小时续服10片。同时，以本品和水外搽。

丁香蓼

【别名】水丁香。

【性能】苦，凉。清热解毒，利湿消肿。

【主治】用于肠炎，痢疾，传染性肝炎，肾炎水肿，膀胱炎，白带，痔疮；外用治痈疖疔疮，蛇虫咬伤。

【用法】15～30克，治痢疾，鲜品可用150～200克；外用适量，鲜品捣烂敷患处。

九里香

【组成】石辣椒9克、千里香9克、黄金桂9克、山黄皮3克。

【性能】辛、微苦，温。有小毒。行气止痛，活血散瘀。

【主治】用于胃痛，风湿痹痛，跌打肿痛，牙痛，蛇、虫咬伤。

【用法】6～12克；外用适量，鲜品捣烂敷患处。

【注意事项】阴虚火亢者忌用。

竹节蓼

【组成】百足草3克、蜈蚣竹3克、飞天蜈蚣3克。

【性能】酸、微甘，平。清热解毒，化痰止咳，消肿止痛。

【主治】用于肺热咳嗽，喉痛，肺痈，痈疮肿毒，百日咳，小儿惊风，跌打损伤，蛇虫咬伤。

【用法】15～30克；外用适量。

季德胜蛇药片

【组成】蜈蚣9克、半边莲6克、七叶一枝花6克等。

【功效主治】解毒，消肿止痛。专治毒蛇、毒虫咬伤。在咬伤后及时用药，疗效尤著。

【用法】片剂：每片0.3克，每支20片。口服。首服取本品20片，研碎，以温开水（加少量酒更好）服，以后每隔6小时续服10片。同时，以本品和水外搽。

十八、跌打损伤

紫荆皮散

【来源】明·《证治准绳》。

【组成】紫荆皮、天南星、半夏、黄柏、炮草乌、当归、川芎、乌药、补骨脂、白芷、刘寄奴、川牛膝、桑白皮（各等份）。

【功用】活血消肿止痛。

【主治】跌打损伤，瘀肿疼痛。

【用法】上药各等分，共为细末。每用适量，以生姜、薄荷汁加水调敷患处，或饴糖调敷。

淮安狗皮膏

【来源】《疡科选粹》卷八。

【组成】川芎、白芷、生地黄、熟地黄、当归、白术、陈皮、香附、枳壳、乌药、半夏、青皮、细辛、知母、杏仁、桑白皮、黄连、黄芩、黄柏、栀子、苍术、大黄、柴胡、薄荷、木通、桃仁、玄参、猪苓、泽泻、桔梗、前胡、赤芍药、升麻、麻黄、牛膝、杜仲、山药、远志、续断、高良姜、甘草、连翘、藁本、茵陈、地榆、防风、荆芥、何首乌、羌活、独活、苦参、僵蚕、天麻、天南星、川乌、金银花、白蒺藜、威灵仙、白藓皮、五加皮、青风藤、益母草、两头尖、五倍子、大枫子、巴豆、穿山甲、芫花、蜈蚣、苍耳头（各五钱），桃、柳、榆、桑、栋、楮、枝（各三十条）。

【功用】散寒除湿，活血消肿，排脓生肌。

【主治】痈疽发背，诸疮肿毒；跌打损伤，筋骨疼痛；风寒湿痹，手足拘急，关节疼痛。

【用法】为粗末，用麻油十二斤浸，夏浸三日，冬浸半月，继则煎至黑枯色，麻布滤去粗，将油再秤，如油十二斤下黄丹五斤，如八斤下黄丹四斤，将油再下锅熬，依此比例下黄丹，徐徐投下，以槐柳棍不住手搅，火先文后武，熬至滴水成珠为度，去火毒，贴患处；另将乳香、没药、龙骨、轻粉各三两，研极细末，贮磁器内，临用时加入少许。

通关散

【来源】《伤科补要》卷三。

【组成】牙皂（五钱）、白芷（三钱）、细辛（三钱）、冰片（二分）、麝香（二分）、蟾酥（五分）。

【功用】通关开窍。

【主治】跌打损伤，牙关紧闭者。

【用法】共为细末，吹入鼻中取嚏。

风湿气膏

【来源】《疡科选粹》卷八。

【组成】川乌、草乌（各一两），红花、官桂、白芷、桃仁、防风、赤芍药、补骨脂、穿山甲、羌活（各一两），松香（十斤），葱汁、生姜汁（各一碗），白酒（一斤）、乳香、没药、阿魏（各一两）、麝香（一钱）。

【功用】追风逐湿散寒，活血通络止痛。

【主治】风寒湿痹，跌打损伤，筋骨疼痛。

【用法】前十一味锉碎，用麻油二斤煎枯，以布绞去渣，取油熬至滴水成珠听用；又取松香煎化，以夏布滤于水内，又沸去水，取出松香，入葱汁、生姜汁、白酒和匀，略煎，兑入上药油，慢火熬成膏，住火后加乳香、没药、阿魏、麝香、搅匀，摊贴患处。

十九、骨折

接骨续筋药膏

【来源】《中医伤科学讲义》。

【组成】自然铜、荆芥、防风、五加皮、皂角、茜草根、续断、羌活（各3份），乳香、没药、骨碎补、接骨木、红花、赤芍、地鳖虫（各2份），白及、血竭、硼砂、螃蟹末（各4份），饴糖或蜂蜜（适量）。

【功用】接骨续筋。

【主治】骨折，筋伤。

【用法】共为细末，蜂蜜或饴糖调煮外敷。

接骨丹

【来源】《证治准绳·疡医》卷六。

【组成】南星（生，四两）、木鳖子（三两），紫金皮、芙蓉叶、独活、白芷、官桂、松香、枫香（各一两），小麦面（二两），乳香、没药（各五钱）。

【功用】活血散结，消肿止痛。

【主治】骨折，脱臼。

【用法】为末，米醋生姜汁各少许，入酒调匀，摊油纸上，夹敷，冬月热敷，夏月温敷。

新伤续断汤

【来源】《外伤科学》。

【组成】当归尾（四钱）、地鳖虫（二钱），乳香、没药（各一钱），丹参（二钱），自然铜（醋煅）、骨碎补（各四钱），泽兰叶、元胡索、桃仁（各二钱），苏木、续断（各三钱），桑枝（四钱）。

【功用】活血祛瘀，止痛接骨。

【主治】骨折损伤初、中期，瘀肿疼痛。

【用法】水煎温服。

跌打丸

【来源】《中华人民共和国药典》一部。

【组成】三七（一两二钱八分）、当归（六钱四分）、白芍（九钱六分）、赤芍（一两二钱八分）、桃仁（六钱四分）、红花（九钱六分）、血竭（九钱六分）、北刘寄奴（六钱四分）、骨碎补（烫六钱四分）、续断（六两四钱）、苏木（九钱六分）、牡丹皮（六钱四分）、乳香（制九钱六分）、没药（制九钱六分）、姜黄（四钱八分）、三棱（醋制九钱六分）、防风（六钱四分）、甜瓜子（六钱四分）、枳实（炒六钱四分）、桔梗（六钱四分）、甘草（九钱六分）、自然铜（煅六钱四分）、土鳖虫（六钱四分）。

【功用】活血散瘀，消肿止痛。

【主治】跌打损伤，筋断骨折，瘀血肿痛，闪腰岔气。

【用法】粉碎成细粉，过筛，混匀，每二两粉末加炼蜜二两~二两四钱制成大蜜丸，口服，一次1丸，1日2次。孕妇禁用。

接骨散

【来源】《丹溪心法》卷四。

【组成】没药、乳香（各半两），自然铜（一两煅淬）、滑石（二两）、龙骨（三钱）、赤石脂（三钱）、麝香（一字另研）。

【功用】接骨止痛。

【主治】跌打损伤骨折。

【用法】为细末，好醋浸没，煮干炒燥，临睡服时入麝香少许，抄以茶匙留舌上，温酒送下，分上下食前后服。

第三章　妇产科

一、外阴溃疡

外阴溃疡多由于外阴炎症引起，可见于非特异性外阴炎、单纯疱疹病毒感染、白塞氏病（眼-口-生殖器综合征）、外阴结核、梅毒等。此外，约有三分之一的外阴癌早期表现为外阴溃疡。溃疡可见于外阴各部，以小阴唇和大阴唇内侧为多，其次为前庭黏膜及阴道口周围。

本病常分为急性和慢性两种。急性外阴溃疡多见于非特异性外阴炎、白塞氏病（根据临床表现又分坏疽型、下疳型、粟粒型）、疱疹病毒感染、性病（如梅毒、软下疳）等；慢性外阴溃疡可见于结核和癌症。治疗要求保持外阴清洁、干燥；非特异性外阴炎局部选用抗生素；白塞氏病急性期可给皮质类固醇激素以缓解症状。

本病一般属中医"阴蚀"范畴，湿热下注是基本病机，故治疗总以清热利湿为大法。

祖传水火丹

【组成】生右膏、熟石膏各500g，冰片25g，黄连100g，黄丹适量。

【用法】先将黄连用开水3000mL泡3天，再将生、熟石膏共研末混匀后，用黄连水飞后阴干。再将黄丹加入至桃红色为度，最后加入冰片粉共研细末，装入瓶中密闭备用。同时，局部常规消毒或用清热解毒的中草药外洗，再将药粉直接洒于溃疡面。内服药以龙胆泻肝汤加减。

【功效主治】本方外用功能解毒利湿，祛腐生肌。主治外阴溃疡。

【注意事项】本方系祖传验方，具有清热解毒利湿，祛腐生肌的功能，故能治疗本病。治疗期间须配合龙胆泻肝汤内服。已婚妇女要禁止性生活。

当归芦荟汤

【组成】当归60g，芦荟面1g（另包冲服），青黛2g（另包冲服），川连

8g，黄柏、栀子、大黄、萆薢、猪苓、红花、泽兰、地锦草各 10g，龙胆草、白花蛇舌草各 20g，元参 30g。

【用法】水煎服，每日 1 剂。一般用 10~15 剂。

【功效主治】清热利湿，解毒杀虫，凉血养阴。主治急性外阴溃疡。

【注意事项】本病的病因主要是湿热浸淫。经临床实践中采取清热解毒，除湿杀虫的当归芦荟丸改为汤剂为基本方，根据不同病情灵活加减治疗。使用该方要注意各药的剂量。当归甘温有活血补血生肌之功，为治疗本病的主药，用量宜大，可用至 60g。芦荟为解毒杀虫之品，用量 1g，不能入药同煎，要单包冲服。另外，龙胆草不能少于 15g。临症中，用本汤剂治疗急性女阴溃疡可收到较好的效果。

清热祛湿汤

【组成】①口服方：肾阴虚湿热内蕴型：南北沙参各 20g，元参、苦参、山萸肉、石斛、杞果、丹参各 12g，花粉、泽泻、杭芍药各 10g，姜山药 15g，佛手片 10g。肝胆湿热气滞血瘀型：龙胆草、当归、生地、野菊花、栀子、茯苓、黄芩各 12g，板蓝根、山药、薏苡仁各 15g，车前、柴胡、生甘草各 6g。

②外用方：黄连、黄柏、青黛、樟丹、蛇床子、乳香、没药、松香各 10g，煅蛤粉、血竭各 15g，冰片、硇砂、硼砂各 8g。

【用法】①口服方：水煎服，每日 1 剂，连服 10 剂为 1 疗程。②外用方：上方研细粉贮于瓶内，每日取少许药粉喷撒，每日 2~3 次。

【功效主治】本方养阴清热解毒，健脾理气活血。主治外阴溃疡。

【注意事项】用上方口服药配合局部用药治疗 43 例外阴溃疡，可化腐生肌，渗湿收敛，活血化瘀，促进血液循环，改善皮肤新陈代谢和营养状况，使创面得以修复，用于炎性溃疡即能收到较好的效果。

儿茶宫颈散

【组成】儿茶、海螵蛸、樟丹各等份，混合研成散剂备用。

【用法】先用 1/1000 新洁尔灭消毒患处，然后在刨面均匀撒上散剂。每日用药 1~2 次。连用 3 次以上。

【功效主治】本方功可清热解毒，防腐除湿。主治外阴溃疡。

【注意事项】外阴溃疡，中医称之为"阴蚀"等，多因湿热蕴结下焦所致，故治宜清热解毒祛湿为主。本方不仅对外阴溃疡效果显著，对子宫颈糜烂、阴道炎等妇科疾病亦有较好疗效。由于此药价廉，制作简单，故有临床使用价值。

经临床观察，本方睡觉前上药效果最好。

白塞氏病方

【组成】①内服药：太子参、壮沙参、玄参、知母各15g，土茯苓、首乌、生芪各30g，黄柏10g，银花20g，丹皮、栀子各9g。

加减变化：若口舌溃疡，心中烦热，夜寐不安，口渴思饮属心经郁热于小肠，可加生地、竹叶、木通、甘草稍；若发热、便秘、多食易饥者属胃火积热加生地、生石膏、大黄；若低热、手足心热、盗汗、头晕、耳鸣、皮肤斑块属肝肾阴虚者加熟地、山萸肉、山药；若口内溃疡或生殖器溃疡，经久不愈或饮食不香，精神不振属脾肾阴虚者加熟地、山药、山萸肉、菟丝子、枸杞子。

②外用药有二：一是青吹口散（口腔）：煅石膏、煅人中白各9g，青黛3g，薄荷0.9g，黄柏2.1g，川黄连15g，煅月石18g，冰片3g。二是青黛散（阴部）：青黛60g，石膏、滑石各120g，黄柏60g。

【用法】①内服药水煎服日1剂，2次分服。②外用药青吹口散先用盐水漱口后，口腔内吹入青吹口散；青黛散先用温开水清洗外阴后自撒入该药，每晚1次。

【功效主治】益气养阴清热，利湿通络。主治白塞氏综合征。

【注意事项】"白塞氏综合征"相当于祖国医学《金匮要略》中狐惑之病。所谓"蚀于喉为惑，蚀于阴为狐"。本文所见10例，以气阴两虚，湿热内蕴为之多见。故自拟本方治疗，每每取效。方中玄参、丹皮清热凉血；银花、知母、黄柏、栀子助清热解毒、开泄三焦，使热从下泄，土茯苓以助除湿解毒之功；更益生芪、太子参益气健脾；首乌、沙参为滋补肺肾，升上源而启下源之水。

二、非特异性阴道炎

除外特异的病原体（如滴虫、霉菌）引起的阴道炎症统称为非特异性阴道炎。常因阴道损伤、异物（如子宫托、阴道塞等）、腐蚀性药物、避孕用具或刺激性的阴道冲洗等因素所引起。临床上主要表现为阴道坠胀、灼热、阴道分泌物增多（呈脓性或浆液性），常伴尿频、尿痛等。本病的诊断，应依据病史、临床特征，再结合阴道分泌物的悬滴液检查，能找到病原菌（但无滴虫、霉菌）；妇检可发现阴道黏膜充血，有触痛，分泌物呈脓性或浆液性等。

西医主要针对病因治疗，用1%乳酸或醋酸做低压阴道冲洗，以纠正阴道酸碱度，并应用磺胺粉或抗生素粉涂撒于阴道壁以抑菌。

本病主要属中医"带下""阴痒"等病范畴。其发病机理，主要由于湿热之邪下注于阴部；或素体脾虚气弱而生湿，湿浊下注所致。治疗重在清利湿热；或加用补气健脾之品，使脾气渐复，以利水湿消散。清利湿热，前人每用龙胆泻肝汤之类；健脾祛湿，则常选完带汤之属，均具有较好疗效。若内服方药的同时，并用外洗方，可使药物直达病所，以期提高临床疗效。

阴道冲洗剂

【组成】苍术、百部、蛇床子、黄柏、苦参、连翘各15g，荆芥10g，枯矾5g，土槿皮15g。

【用法】上药浓煎成250mL药液，对已婚妇女作阴道冲洗，每日1剂，每6次为1个疗程。患者采取截石位，用窥阴器暴露宫颈，先用浸泡药液的棉球或干棉球擦洗阴道，后进行冲洗，冲洗后用消毒棉球擦干阴部即可。严重者，除冲洗外，还嘱患者自行浸洗以增强疗效。有条件者可1天冲洗2次，效果更佳。

【功效主治】清热利湿，解毒止带。主治非特异性阴道炎，霉菌性阴道炎、宫颈炎，滴虫性阴道炎（包括外阴炎）。

【注意事项】各种阴道炎、宫颈炎，表现均为带下量多及阴部瘙痒。从现代医学观点来看，相当部分是感染滴虫、霉菌以及宫颈炎症所引起。所以治疗时，除辨证施治内服中药以外，必须采取局部用药，直达病所，收效显著。且方法简便，经济易行，疗程亦短，故易于临床推广运用。

苦参熏洗剂

【组成】①熏洗方：苦参40g，薏苡仁、白藓皮、土茯苓各30g，黄柏、银花、鹤虱、甘草梢各15g，苍术、萆薢、白芷各10g，蝉蜕4g。

加减变化：阴部干涩、灼热瘙痒者去萆薢、银花，加当归、制首乌、生地。

②冲洗方：蛇床子30g，五倍子、枯矾各10g，雄黄3g。

【用法】①熏洗方：每日1剂，水煎至500～1000mL，先熏后洗，留汤备用，每日2～3次。②冲洗方：每日1剂，水煎至150～200mL，用注射器或冲洗器冲洗阴道，然后仰卧10～30分钟，每晚1次。

以上两法必须配合应用，1周为1疗程，月经期暂停用药。

【功效主治】清热利湿，解毒杀虫，祛风止痒。主治各种阴道炎。

【注意事项】治疗本病须以"湿热下注"为前提。对肝肾阴虚、阴部干涩者宜加用养血滋阴、润燥生津之品，并配合知柏地黄汤内服，不宜用冲洗方冲洗阴道。若配偶亦罹病者，双方应同时治疗。治疗期间避免性生活，须每天更换内裤，用开水泡洗后晒干，也可不辅用其它药物。因该病易复发，故症状、体症消失后还应用药，以巩固疗效。

三、滴虫性阴道炎

滴虫性阴道炎是感染阴道毛滴虫所引起的阴道炎症。临床上以阴部瘙痒、带下增多（呈灰黄色，污浊，带泡沫，有臭味）为其基本特征，常伴有阴部灼热疼痛、性交痛等，严重者可影响夜间睡眠。个别患者可引起不孕，如有尿路感染，常有尿频、尿痛、血尿等。妇科检查阴道壁可见有散在性出血点，或草莓状的红色突起。阴道分泌物检查能找到阴道毛滴虫即可确诊。

西药治疗常用滴维净、卡巴砷或曲古霉素塞入阴道，用酸类药物如乳酸溶液等冲洗阴道；久治不愈者，可口服灭滴灵（亦可用于阴道外塞），疗效较好。

本病一般属中医"阴痒""带下"等病范畴。常因脾虚生湿下注，或湿郁蕴热生虫，或外感虫毒所致。治疗主要采用清热利湿、杀虫止痒之法，尤其注重于外治。现经临床观察证实，运用中医药治疗本病有较好疗效。若中西医结合，并采用其他综合措施，则临床治愈率更高。

猪胆汁栓剂

【组成】取无病猪胆汁1000g，加热浓缩至粘稠状。将此浓缩胆汁25g，加入95%乙醇300mL，回流4小时，过滤，滤液回收乙醇至原体积的四分之一，后用丙酮沉淀，得淡黄色絮状固体，即为猪胆汁提取物。制成栓剂，每支50mg。

【用法】患者取截石位，用窥器扩张阴道，将药栓放入后穹窿处，仰卧半小时。隔日上药1次，5次为1疗程。连续治疗1~2个疗程。

【功效主治】解毒，祛湿，杀虫，止痒。主治滴虫性阴道炎。

【注意事项】猪胆汁提取物阴道栓剂治疗滴虫性阴道炎的显著特点是见效快，疗程短，这是由其具有杀灭滴虫良好效果所决定的。本品体外实验与滴虫接触，虫体迅速碎解消溶；电镜观察可见虫体碎解，残缺不全，鞭毛断裂消失。

在治疗期间应禁止同房，并加强个人卫生，对其丈夫应同时口服灭滴灵治疗。此外，本品一般无副反应，但炎症严重、甚至有小溃疡的患者，最初几次使用时，会出现灼热、刺痛及分泌物增多等现象，这都是炎症病灶对药物作用的反应，随着滴虫的杀灭，这些副反应会逐渐消失。

驱滴虫合剂

【组成】 大黄150g，百部、蛇床子、鹤虱各50g，枯矾15g，冰片5g。

【用法】 ①将上药加水500mL，文火煎至200mL后去渣过滤，凉后再入冰片，装入无菌瓶中备用。②临用时将上药液倒入另一无菌瓶内，再加入畜用敌百虫粉100mg摇匀，即成本合剂。③每晚睡前先用蛇床子、椰片、侧柏叶各30g，水煎熏洗外阴15分钟。④将预先消毒好的纱球（用纱布包好棉球每个2g，纱球角系一根15cm细线）浸泡在驱滴虫消炎合剂液内浸透为止。用特制竹镊子塞入阴道深部，线头留在外面，以便早晨取出，每次塞入1个，隔日1次，连用2次，改为每日1次，共5次为1疗程。⑤月经期及妊娠期停用，用药时严禁同房。

【功效主治】 驱虫消炎，主治滴虫性阴道炎。

【注意事项】 滴虫性阴道炎是妇科门诊中最常见而又比较恼人棘手的疾病。在女性生殖器炎症中占首位，国内统计发病率约为38%。它是由病原性阴道毛滴虫所引起的。临床证明，滴虫有吞噬精子的作用，从而影响妊娠，往往还引起泌尿生殖系统其它疾病，严重危害着妇女身体健康。驱滴虫合剂用之临床，取得满意疗效。

灭滴止痒汤

【组成】 苦参、生百部、蛇床子、地肤子、白藓皮各20g，石榴皮、川黄柏、紫槿皮、枯矾各15g。

【用法】 上药加水2000~2500mL，煮沸10分钟，用干净的布滤去渣药，将药液放入干净的盆内，熏洗阴道和坐浴，最好同时用棉垫蘸盆中药液，轻轻擦洗阴道壁。每日熏洗10~15分钟，每日2次，连用7天为1个疗程。

【功效主治】 清热利湿，收敛杀虫。主治滴虫性阴道炎。

【注意事项】 药理实验表明，苦参有抗滴虫作用；百部外用能杀滴虫；地肤子能清湿热，主治阴部湿疹；白藓皮能清热、祛风、燥湿、解毒，主治女子阴中肿痛，亦治阴部湿热；石榴皮抗菌消炎、杀虫；紫槿皮清热、利湿、解毒、止痒；黄柏能清下焦湿热，对阴道滴虫也有一定的抑制作用；枯矾外用收敛燥湿止痒。诸药配伍，具有清热利湿，收敛杀虫之作用，故对滴虫性阴道炎疗效显著。

白黄冰片方

【组成】 白花蛇舌草 60~90g，冰片（烊化）3g，黄柏、苦参、木槿皮、蛇床子各 15g，花椒 9g。

【用法】 取上药水煎，过滤去渣，用盆取汁，冲入冰片溶化，先熏阴部，待水温适度后坐浴，每次 30 分钟，每日 2 次，每剂用 2 天。若阴部有破损者去花椒。

【功效主治】 清热解毒，祛湿止带，杀虫止痒。主治阴痒（如滴虫性阴道炎、霉菌性阴道炎等）。

【注意事项】 本方为湿热毒盛者设。用药期间禁房事，忌辛辣。被服、内裤要勤换洗，并煮沸消毒。

苦参蛇床方

【组成】 ①阴道冲洗液：苦参、蛇床子各 50g。

②阴道药用粉剂：苦参、蛇床子各 50g。

【用法】 ①冲洗液加水 500mL，文火煎煮浓缩至 250mL，冷却后加入食醋 10mL，混匀备用。②粉剂加工成粉，混匀备用。每天上午用冲洗液，冲洗阴道，然后将 2g 粉剂均匀撒入阴道壁上即可。每日 1 次，7 次为 1 疗程。

【功效主治】 清热，燥湿，祛风，杀虫。主治滴虫性阴道炎。

【注意事项】 滴虫在阴道内生长繁殖最适宜的环境的 pH 为 5.5~6，而 pH 在 5 以下或 7 以上则可阻止滴虫生长繁殖。苦参、蛇床子冲洗液中加入适量的食醋改变了阴道酸碱度，阻止了滴虫生长繁殖。疗效非常明显。

苦参百蛇煎

【组成】 蛇床子、百部、苦参、白藓皮、鹤虱、公英、地丁、黄柏各 30g，枯矾 10g，川椒 15g。

【用法】 将上方浓煎成 500mL 药液作阴道冲液，每日 1 次，每 6 次为 1 疗程。患者采取截石位，用窥器暴露宫颈，先用盐水棉球擦洗阴道，然后用煎好的药液冲洗。如重度滴虫性阴道炎患者，同时可配合使用阴道塞入灭滴灵药片，效果更佳。

【功效主治】 清热解毒，燥湿、杀虫。主治滴虫性、霉菌性、老年性阴道炎。

【注意事项】 上方治疗 295 例阴道炎患者，其中部分病例是经西药治疗无效者，用中药冲洗后。一般多数患者在 1~2 个疗程即可获效，并且体征和显微镜检查均为阴性。尤其以滴虫性阴道炎与霉菌性阴道炎近期疗效更佳。

远志栓

【组成】 远志粉。

【用法】 将远志研成粉末，以医用甘油、明胶为赋形剂，制成远志栓，每栓含生药0.75g。用药前先以妇科外用Ⅰ号方（艾叶、蛇床子、苦参、枳壳各15g，白芷9g），每晚煎水熏洗外阴，然后将远志栓塞入阴道后穹窿深处，每次1枚。一般用至自觉症状消失，化验白带滴虫转阴为止。治疗期间，遇月经期停药，月经干净后未愈者继续治疗，对患者配偶除同时用外用Ⅱ号熏洗外阴外，并按常规用量服用灭滴灵1周。

【功效主治】 本方功可清热杀虫、除湿止痒。主治滴虫性阴道炎。

【注意事项】 远志用以治疗滴虫性阴道炎，近年各地均有报道。同时配用外洗方，使药物直达病所。若能坚持治疗，一般疗效均比较好。

灭滴栓

【组成】 苦参70g，鲜桃树叶、鲜柳树叶、贯众各150g，蛇床子100g。

【用法】 将上药加水500mL煎煮2次，过滤去渣，再浓缩至80mL。作14个大棉球，以线扎紧，并留线头10~15cm（以便置入阴道后取出），经高压消毒后浸入浓缩液中泡吸即成灭滴栓。每晚睡前阴道内上药，次日晨取出，连上14天为1疗程。上药前以0.1%的高锰酸钾溶液清洗外阴道。

【功效主治】 清热利湿，杀虫止痒。主治滴虫性阴道炎。

【注意事项】 本方制作简便，便于在农村推广。治愈后虽然有一定的复发率，主要是由于卫生条件差所致。本方对单纯性阴道炎、宫颈炎、宫颈糜烂等病亦有效果。使用本方时月经期禁用，未婚者禁用。用药期间避免性生活。

滴虫丸

【组成】 蛇床子0.4g，枯矾、硼酸、糖粉各0.1g，苦参0.5g，冰硼散0.05g（净粉）。

【用法】 将蛇床子、苦参烘干。明矾用文火煅起泡沫状成乳白色即成枯矾。上药共研细粉，过80目筛，去粗存细，于"0"号胶囊分装。晚上洗浴后，取1粒胶丸塞入阴道深处，每日1次，7天为1疗程。

【功效主治】 本方清热解毒，杀虫止痒，化湿去腐，敛疮生肌，主治滴虫性阴道炎。

【注意事项】 滴虫性阴道炎，大多数白带增多。由于白带刺激，常造成外阴炎症，加之忽视卫生，感染病虫，虫蚀则痒。滴虫丸具清热解毒，杀虫止痒，化湿去腐，敛疮生肌的作用，故有较好疗效。根据子宫颈的解剖特点，炎症感染后侵入深部腺体，虫随着炎症进展。在治疗过程中，要将药塞入阴道深处。要取得病人的合作并注意卫生。本方药物无副作用，自觉症状消失快，并有远期疗效。

食醋方

【组成】 食醋适量。

【用法】 以食醋和冷开水配制成 25%~50% 食醋稀释液与 70% 食醋棉球，以前者冲洗阴道，后者随即塞入阴道，每日 1 次，连续 3 次为 1 疗程。此后，取阴道分泌物涂片镜检复查，如无成活滴虫，阴痒消失为痊愈。一般需巩固治疗 2 次。

【功效主治】 杀虫止痒。主治滴虫性阴道炎。

【注意事项】 本法简便经济、疗效高、无副作用，值得推广使用。

狼牙汤

【组成】 狼牙适量。

【用法】 将狼牙洗净，晒干，剪碎，用 6 倍量的水煎煮 2 次，每次 2 小时，合并煎液减压浓缩至 1：1 的浓度，加 95% 乙醇至含醇量达 70%，冷藏 24 小时，滤过，滤液减压回收乙醇至无醇味，加蒸馏水调成 1mL 相当 1g 生药的棕色透明液，再加 1% 苯甲酸钠，调 pH 为 6.0 装入 5mL 小瓶中即成。治疗组用狼牙汤，先用消毒干棉球将白带擦干净，然后把狼牙汤灌入阴道，再用特制带线消毒干棉球塞入阴道，保留 8 小时，每日 1 次，每次 5mL；对照组用灭滴灵，每次 2 片 (0.4g)，每日 1 次，两组均用药 7 天。

【功效主治】 杀虫止痒。外用主治滴虫性阴道炎。

【注意事项】 目前治疗滴虫性阴道炎，多采用外治法，西药首选灭滴灵，中药多以清热燥湿杀虫止痒药物熏洗为主，丽选用狼牙治疗则较为罕见。《神经本草经》谓其主"疥瘙恶疡疮痔，去白虫"，故试用于治疗滴虫性阴道炎。临床观察表明，狼牙汤具有用药时间短，灭滴性强，见效快而无副作用的特点，而灭滴灵在临床应用中有引起过敏者。从临床中还观察到，对于滴虫、细菌合并感染者，狼牙汤疗效尤佳，为灭滴灵所不及。

四、霉菌性阴道炎

霉菌性阴道炎是感染白色念珠菌所引起的阴道炎症。临床比较常见，发病率仅次于滴虫性阴道炎。本病在身体抵抗力下降、阴道抵抗力减弱后易感染。多见于幼女、孕妇、糖尿病患者和绝经后曾用过大剂量雌激素的妇女。基本特征为阴道分泌物增多，呈白色凝乳状，或稀薄白色呈膜样或片状物，外阴及阴道瘙痒、灼痛；妇检可见阴道黏膜充血，表面可有易剥离之白色片状薄膜，擦去薄膜可见黏膜红肿；阴道分泌物悬滴液检查找到白色念珠菌可以确诊。常伴有霉菌性外阴炎。

西药常用肥皂水或 2~4% 碳酸氢钠溶液冲洗阴道外阴，以改变阴道酸碱度，不利于霉菌的生长；用制霉菌素片剂或栓剂、曲古霉素片等塞入阴道，或用 1% 龙胆紫涂擦阴道及外阴，以抑杀霉菌。

本病一般属中医"阴痒""带下"等病范畴。其发病机理常因脾虚不运，湿浊内生，下注会阴，郁久化热生虫；或外感湿热之邪，循经下注，侵蚀阴中。治疗总以清热祛湿、解毒杀虫、祛风止痒等为基本法则。常以外治法为主，或内外合治，具有较好疗效。

黄青流浸膏

【组成】黄柏、苦参、白藓皮、蛇床子、青椒各 150g。

【用法】将上药加适量水煎煮 2 次，每次半小时，合并两次煎煮液，滤过，药物浓缩至 1∶1。然后分装于 50mL/瓶。压盖、灭菌（105℃/30′）备用。每次 10mL，加热水（60~80℃）稀释成 300mL，外用熏洗阴部，每日 2 次。

【功效主治】燥湿、止痛、止痒、杀虫。主治霉菌性阴道炎。

【注意事项】霉菌性阴道炎，外阴部奇痒症状明显，伴局部灼痛，给患者带来很大痛苦，运用本方对本组 154 例患者进行观察治疗，收到满意效果，总有效率为 92%。且通过体外抑菌试验，证实了黄青流浸膏对白色念珠菌有较强的抑制作用，因而对白色念珠菌引起的阴道炎有较好的治疗效果。主要是对白色念珠菌有直接抑制作用，同时本品具有燥湿、止痛、止痒、杀虫等作用，加速了阴道炎的治愈效果。

阴道治疗栓

【组成】蛇床子、百部、黄连、苦参、枯矾各 15g。经适当提取后，以甘油明胶为基质制为阴道栓剂。

【用法】患者于每晚临睡前洗净双手，再取栓剂 1 枚，除去包装，放入阴道。使用 10 天为 1 疗程，1 疗程后阴道分泌物化验检查 1 次，7 天后再复查 1 次。滴虫性阴道炎患者，应在用药后连续 2 次月经后第 2~3 天，分别再用药 5 天。治疗期间勤换内裤，禁房事。

【功效主治】清热止痛、杀虫止痒。主治霉菌性阴道炎，滴虫性阴道炎、细菌性阴道炎。

【注意事项】临床观察结果表明，阴道治疗栓不仅疗效高，疗程短，且不良反应小，使用方便，又能减少中药浪费。因此，该栓剂是一种值得推广使用的制剂。

治霉杀虫方

【组成】①阴塞剂：乌梅粉、槟榔各 30g，大蒜头、石榴皮各 15g，川椒 10g。上药研末装入 0 号胶囊内，每日阴塞 1 粒，7 天为 1 疗程。

②阴痒洗剂：蛇床子、苦参、百部、地肤子各 15g，明矾 10g。上药加水 2000mL，煮沸后 10~15 分钟，去渣取汁热熏，待药汁温和时坐浴，引药入阴道内，每日 1 剂，洗 1~2 次。

③局部用药：锡类散。适用于外阴溃疡流水者。

【用法】见上。

【功效主治】解毒杀虫止痛。主治霉菌性阴道炎。

【注意事项】霉菌性阴道炎是感染霉菌后引起的阴道发炎，刺激黏膜充血，白带增多而发痒。本方具有杀虫止痒作用，而且价格便宜，来源方便，无副作用，配用外用方清热利湿解毒收敛效果更佳。若外阴感染溃疡化脓，加用清热解毒剂口服，再外涂锡类散，通过临床运用效果比较满意。除上述用药治疗外，病人自己注意保持外阴卫生亦非常重要，要勤换下衣，保持清洁，以免反复交替感染。

参百蛇洗剂

【组成】苦参、蛇床子各 30g，生百部、木槿皮、黄柏、花椒、地肤子各 15g，龙胆草 20g。

【用法】将上药加水 2000~3000mL，水煎 30~45 分钟左右，后取用消毒纱布，将上药过滤去渣，熏洗坐浴，每日 1~2 次，每次 20~30 分钟，10 天为 1 疗程。另将带线消毒纱球重约 1.5g，药液浸透，嘱患者每晚坐浴后自塞 1 个纱球于阴道后穹窿部，线头留在外面，以便次日取出，10 天为 1 疗程。一般用药 1~2 个疗程，即可治愈。

【功效主治】本方功可清热燥湿、祛风杀虫、止痒。主治霉菌性阴道炎、滴虫性阴道炎。

【注意事项】经临床观察，本方以外洗熏浴与药物纱球局部治疗相结合，具有清热利湿、杀虫止痒等良好效果。其外用无副作用，自觉症状消失快，并有一定远期疗效。

用药期间禁止性生活，忌食辛辣厚味及有刺激性的食物。

阴道熏洗方

【组成】蛇床子、五倍子、黄柏、川椒、苦参、白藓皮、木槿皮、百部、地肤子、胡麻各 15g，雄黄 20g，土茯苓 12g，白矾、冰片各 10g（均溶化后兑入药汁）。

加减变化：外阴溃破者去川椒、雄黄，加紫花地丁 15g，白带多加滑石 15g。

【用法】将上药包煎后，先以热气熏，待温度适宜时坐浴 15～20 分钟，并用冲洗器取药液冲洗阴道后用棉签蘸药液抹洗阴道两圈，早晚各洗 1 次，2 日 1 剂，每次熏洗前煮沸，6 日为 1 疗程。

【功效主治】清热燥湿杀虫，主治霉菌性和滴虫性阴道炎。

【注意事项】本法经济、简便，疗效满意，值得推广。

苦参散

【组成】苦参、蛇床子、黄连、黄柏各 30g，川椒、枯矾各 10g，冰片 3g。共为细末消毒备用。

【用法】每次上药前先用 3% 小苏打液或 1：1000 新洁尔灭液洗净外阴及阴道，上药后换干净内裤，每日 1～2 次，5 次为 1 疗程。

【注意事项】苦参散治疗霉菌性阴道炎是经临床探索的有效验方。方中苦参、蛇床子以清热燥湿，杀虫止痒为主；佐以黄连、黄柏、川椒，既能加强解毒燥湿的效能，又可促进阴道黏膜水肿迅速吸收；而枯矾、冰片敛疮燥湿，消肿止痛功能尤捷。上述诸药具有广泛抗菌及抑制真菌等作用，因此，对霉菌性阴道炎确有奇效。

五、老年性阴道炎

老年性阴道炎是指由于绝经后卵巢功能衰退，雌激素水平降低，阴道壁萎缩，阴道上皮变薄，局部抵抗力减弱，从而招致细菌感染所引起的阴道炎症。身体虚弱，抵抗能力下降后常为本病的发病诱因。临床上常表现为：绝经后（或未到绝经年龄而行双侧卵巢切除术后）阴道分泌物增多，水样或脓样，偶带血，外阴瘙痒或有灼热感，或伴尿频、尿痛等；妇检可见阴道黏膜平滑充血，有散在小出血点或浅表溃疡，宫颈可萎缩光滑；阴道分泌物检查无滴虫及霉菌；宫颈刮片及阴道后穹窿涂片以底层上皮细胞居多，清洁度较差，查不到瘤细胞。

局部治疗常用0.5%醋酸或1%乳酸溶液冲洗阴道，然后阴道内置呋己胶囊（内含呋喃西林粉、己烯雌酚、葡萄糖粉），或己烯雌酚口服等。

结合临床表现，本病属中医"带下""阴痒"等病范畴。常因年老肾中精气亏虚，气血不足，阴血亏虚而化燥生风，故见阴痒诸候；或因脾虚生湿，湿浊下注阴部；亦有因肝经湿热循经下注所致。治疗当针对病因病机，或滋阴养血，祛风止痒；或益气健脾，除湿止带；或清肝泻热，解毒祛湿。临床上除应注意攻补兼施外，还应内外合治，以利疗效的提高；若中西结合，则疗效更好。

滋阴消炎方

【组成】①内服方：熟地、山萸肉、丹皮、泽泻各15g，知母、黄柏各10g，鸡冠花30g，椿根白皮、茯苓各20g。

②外用药：灭滴灵栓。

【用法】①内服方日1剂，2次分服。②灭滴灵栓1枚，每晚阴道上药。连续用药10天为1疗程。治疗期间禁食辛辣等刺激性食品，每日温开水清洗外阴，避免房事。

【功效主治】滋阴补肾，清热利湿。主治老年性阴道炎。

【注意事项】老年性阴道炎的治疗原则为增加阴道抵抗力及抑制细菌生长。临床常用己烯雌酚片0.25～0.5mg口服，或0.1%己烯雌酚软膏局部治疗，但使用雌激素类药物只能在短时期内补充绝经期后内源性雌激素的不足，停药后病情易复发，雌激素有无致癌作用，至今中外学者尚无定论，即局部给予雌激素治疗，亦有三分之一剂量被机体吸收进入血循环，且对患乳腺及子宫恶性肿瘤或可疑恶性肿瘤病人均应禁用。本组采用中西医结合治疗老年性阴道炎，旨在取中西医之长。中药滋阴补肾之品，有类雌激素样作用，故能调整绝经期后机体阴阳平衡，增强自身的抵抗力；局部用灭滴灵栓以杀灭和抑制细菌的生长。中西医合用"标本同治"，经临床观察使用，无诱发癌肿而后顾之忧，实为临床治疗老年性阴道炎的一种安全有效的方法。

补肾清热汤

【组成】女贞子、旱莲草、蒲公英、首乌、枸杞子各30g，巴戟天、知母各20g，黄柏、麦冬、当归、川牛膝、椿根皮各10g。

加减变化：赤带加山栀炭；便溏加砂仁、白术；阴痒严重加百部；下肢浮肿加泽泻、苡仁。

【用法】水煎服，日1剂，分2次服。

【功效主治】补益肝肾，清热止带。主治老年性阴道炎。

【注意事项】目前西医对老年性阴道炎的治疗原则是增加阴道黏膜的抵抗力和抗感染抑制局部细菌生长相结合，常用药物是小剂量乙烯雌酚口服或局部用药。但过久使用雌激素药物可引起撤退性阴道出血，过久应用抗生素亦可造成阴道的双重感染，反应较多。中医规格用法上采用补益肝肾，佐以清热止带，临床实践证明，是为满意的规格用法。

中药薰洗方

【组成】苦参、生百部、蛇床子、木槿皮、土茯苓、鹤虱、白藓皮、虎杖根各 30g，川黄柏、川花椒、地肤子、龙胆草、明矾、五倍子各 20g。

【用法】上药加水 2500～3000mL，煮沸后 10～15 分钟，用干净纱布滤出药渣，将药液放在干净的盆内，趁热坐于盆上熏蒸阴道和坐浴外洗，最好同时用干纱布蘸盆中药液轻轻擦外阴及阴道壁。每日 1 剂，早晚各熏洗 1 次，每次约 20～30 分钟，10 天为 1 疗程，治疗期禁房事，勤换内裤，男方也应随女方同时熏泡外阴。

【功效主治】清热解毒，止痒祛湿，收敛杀虫。主治老年性、滴虫性、细菌性、霉菌性阴道炎。

【注意事项】采用本方熏洗治疗 4 种阴道炎 700 例，收效相当满意。方中苦参、地肤子具有祛风化湿、杀虫止痒的作用；龙胆草、川黄柏、生百部、土茯苓、鹤虱、蛇床子具有清热燥湿止痒之功；土槿皮、花椒功能清热利湿，解毒止痒，对部分真菌有抑制作用；明矾、五倍子酸涩止带；白藓皮能祛风燥湿、清热解毒，主治女子阴中作痒。诸药配伍具有清热解毒，止痒利湿，收敛杀虫等功效。故用其熏洗阴道治疗本病疗效显著，且副作用小，本品具有简、便、廉等优越性，尤其适宜偏僻农村及基层医院推广使用。

紫金锭片

【组成】山慈姑、红大戟、雄黄、朱砂、千金子霜、五倍子、麝香等（由广州敬修堂药厂生产的片剂）。

【用法】每次 5 片（共 15g），研为细末，用窥阴器扩开阴道上药。每日 1 次，5 天为 1 疗程。症状和体症未完全消除者，继用 1～2 个疗程。

【功效主治】清热解毒，除湿止带，辟秽化浊。主治老年性阴道炎。

【注意事项】老年性阴道炎是由于妇女绝经后，卵巢功能衰退，阴道黏膜萎缩变薄，上皮细胞糖原缺乏，使阴道酸性减低，抵抗力减弱，致使病菌侵入感染繁殖而致，为绝经后妇女常见病之一。因冲任亏损，天癸已绝，肝肾阴虚，脾虚湿热内蕴所致。紫金锭具有清热解毒，活血消肿，辟秽化浊之功效，采用阴道给药，使药物直达病所，故疗效明显。在局部用药的基础上，还应根据病情需要采用口服药物以滋养肝肾，健脾固本，以提高人体全身的抵抗能力，减少复发。

六、急性子宫颈炎

急性子宫颈炎可由于化脓性细菌直接感染于宫颈，也可继发于子宫内膜或阴道的感染，多见于产褥感染及感染性流产。阴道的滴虫、霉菌感染、淋病及非特异性感染常同时伴有急性子宫颈炎。其基本特征是白带量多（多呈脓性），可伴有下腹部及腰骶部坠痛及膀胱刺激征。妇科检查可见宫颈充血、水肿，颈管内膜外翻，阴道内有多量脓性分泌物，并有脓性黏液自颈管排出。宫颈扪诊可有触痛。

临床主要按病因治疗，选用有效抗生素。局部可撒呋喃西林或磺胺粉剂。

本病一般属中医"带下""腹痛"等病范畴。湿热之邪下注胞宫为基本病因病机，故临证治疗总以清热解毒、利湿杀虫为最基本之治法。

雄黄洗剂

【组成】雄黄30g，苦参、苡仁各25g，蛇床子、薄荷各20g，黄柏、生苍术、当归各15g。

加减变化：外阴部水肿严重者加土茯苓20g；宫颈糜烂者加蒲公英25g，减雄黄量25g。

【用法】上药用纱布包煎，加水至2500mL煮沸后趁热熏，待温度适宜时坐浴。每日1剂，早晚各熏洗1次，7剂为1疗程。宜连续用药1~2个疗程。

【功效主治】清热燥湿，杀虫解毒。主治孕妇阴痒症（包括急性宫颈炎、滴虫性阴道炎、霉菌性阴道炎、慢性宫颈炎等）。

【注意事项】本症乃内、外湿毒侵蚀为患，故治当以清热解毒、祛湿杀虫为基本治疗法则。湿毒一去，则湿浊征象及阴痒等症自可渐除。本方应用，具有使用方便、疗效可靠等特点。

阴道浸润方

【组成】红藤、生地、乌梅、石榴皮各30g，蒲公英、忍冬藤各20g，仙鹤草、赤芍各 15g，生地榆、黄柏各 10g。

加减变化：用药后觉阴道干涩者去乌梅、石榴皮，加枸杞、菟丝子各 12g。

【用法】 共煎诸药，滤出药液 200~300mL，置盆中徐徐浸入阴道，每次浸 20~30 分钟。每日用药 1 剂浸润。5 次为 1 疗程。

【功效主治】 本方功可清热解毒，收敛止血，祛腐生新。主治急、慢性宫颈炎、宫颈糜烂。

【注意事项】 本方用法为外治法之一，其主要借助药物煎液对局部渗透及热蒸气熏蒸，以达到消炎、清热、祛腐、止血等治疗作用。由于本方规格用法简单，且该药对宫颈组织无刺激性，减少宫颈上药而运用阴道窥镜的刺激，患者乐于接受。

萆薢渗湿汤

【组成】 萆薢、黄柏、泽泻、车前子各 15g，土茯苓、苡米、茵陈、败酱草、蒲公英各 20g。

加减变化：热象偏重者加丹皮 9g，黄芩 10g；湿浊偏重者加苍术、白术各 12g，通草 10g；小便频急灼热者加瞿麦、萹蓄各 12g；伴头晕乏力者加黄芪、党参、山药各 15g。有阴痒者可配合蛇床子、苦参等煎水外洗。

【用法】 水煎服，每日 1 剂。

【功效主治】 清热解毒，除湿止带，主治黄带症（常用于子宫颈炎、阴道炎等病）。

【注意事项】 带下病临床以白带、赤白带、黄带三种为常见，其中以黄带就诊者居多。皆由湿邪内侵，损伤任带二脉，湿浊内蕴而生热，秽浊下注病黄带。方中主药黄柏、茵陈清热祛湿解毒，败酱草、蒲公英协助其解毒，萆薢、土茯苓、泽泻、车前子协助其清热祛湿，苡米健脾化湿，诸药合用，清热、解毒、利湿之功尤著。

七、慢性子宫颈炎

慢性子宫颈炎简称慢性宫颈炎，是妇科最常见的疾病。病原体多于分娩、流产或阴道手术后，侵入宫颈引起炎症，但大多无急性发病过程。临床特征为白带量多，粘稠或脓性，有时带血，或腰痛、下腹坠胀、痛经、不孕、月经不调等；宫颈糜烂，宫颈外口周围红色区与正常黏膜间有清楚的界线，表面光滑或呈颗粒型或乳头型，按糜烂面大小分为Ⅰ度（糜烂面小于宫颈的 1/3）、Ⅱ度（糜烂面占宫颈的 1/3～2/3）、Ⅲ度（糜烂面大于宫颈的 1/2）；宫颈息肉、宫颈肥大等。涂片或活检除外恶性变。

本病的治疗以局部治疗外主，如物理疗法（电灼、电熨、冷冻、激光治疗等）、药物腐蚀法（重铬酸钾结晶、硝酸银溶液等涂于糜烂面），对严重、久治不愈者，宫颈息肉，宫颈撕裂及外翻，应采用相应手术治疗。

结合临床表现，本病应属中医"带下""腹痛"等病范畴。其病因病机，或因脾虚生湿，郁久化热，湿热下注胞宫；或外感热毒湿浊之邪；发病经久不愈，正气渐伤，气血往往不足，以至形成正虚邪实之候。治疗当以清热解毒、祛腐生新、利湿为大法，或兼顾补益正气。方法上一般以外治为主，或内外合治，并注意攻补兼施，可望提高临床疗效。

中药三品方

【组成】①三品一条枪：白砒 45g，明矾 60g，雄黄 7.2g，没药 3.6g，经高温煅烧后，制成片、杆剂型，经紫外线消毒后，供宫颈局部外用。

②鹤酱粉：鹤酱粉、败酱草、黄柏、苦参各 30g，冰片 3g，共研细末，高压消毒后，供局部外用。

【用法】先用呋喃西林棉球清洗宫颈、阴道，再用双氧水、酒精分别擦洗宫颈、宫颈管、阴道部，敷贴三品片于宫颈部或插置三品杆于宫颈管，用凡士林纱布保护阴道穹窿，再用鹤酱粉棉球压紧，以利固定和消炎，48小时后换凡士林纱布，以后每天换鹤酱粉 1 次，9 天上"三品药" 1 次。根据宫颈局部情况，一般治疗 2～3 个月。在上"三品药" 2～3 天内要卧床休息，少活动，以免药物移动位置。避免在月经前 3～4 天及月经净后 1～2 天内插置杆型制剂，以防感染。

【功效主治】活血化瘀、散血消肿、去腐生新、止痛生肌。适用于慢性宫颈疾患（包括慢性肥大性宫颈炎、宫颈赘生物等）。

【注意事项】慢性宫颈疾患，属中医带下，多因湿热蕴结，影响任带二脉失固所致。现代医学常用电熨、冷冻、激光等治疗。但对肥大性宫颈炎和宫颈赘生物尚难取得满意效果。本报道用三品方治疗效果较好。研究证实，三品方对局部病灶具有较强的凝固、坏死、自溶、脱落药物圆锥的作用，上药时既着眼于宫颈管，又注意宫颈阴道部病灶的治疗，因而摧毁病灶的深度和广度可达 25ram 和 5mm，远较手术锥切、激光、冷冻疗法为彻底。鹤酱粉具有清热解毒、抗菌消炎、制腐生肌、促上皮新生作用。本方按常规用药，可保临床用药安全。本疗法简单、经济、安全、高效，可在城乡各级医疗单位推广使用。

烙铁外用方

【组成】①紫草油膏：将紫草、白藓皮、白及、儿茶、乌梅分别研成细面，过 100 目筛后，依次按 2∶2∶2∶1∶0.5 的比例混匀，经紫外线消毒，用香油调匀后，加少量冰片备用。

②小烙铁：将制成各种形状的紫铜块铆接在长 28～30cm 的自行车辐条一端。

【用法】患者月经干净 1 周内，妇检无宫颈充血、脓性分泌物、阴道炎者，可施用本法治疗。方法是：用窥器撑开阴道暴露宫颈后，用干棉球拭净阴道及宫颈分泌物，确定糜烂面积及病变程度；将小烙铁在酒精灯上烧红，自宫颈下唇开始灼烙，逐渐向外移动，直至糜烂边缘，然后再灼烙上唇。糜烂面一般宫颈外口处较严重，故在该处烙的时间要长一些，压力要大些；渐向外周，则压力渐轻，时间渐短。单纯型糜烂柱状上皮增生较轻，故灼烙要浅，压力要轻，时间要短，灼烙后局部呈黄色焦痂为宜；乳突型、混合型糜烂柱状上皮增生较重，伴有肥大和囊泡，故灼烙要深，压力要大，时间要长，将囊泡彻底破坏，灼烙后局部呈黑褐色焦痂。无论哪一型，灼烙术后，宫颈局部应呈喇叭筒状。然后将带线棉球一端涂以紫草油膏，用长镊子送入阴道，使药膏紧贴在宫颈灼烙表面。棉球线头留在阴道外，24 小时后自行抽出，每隔 5 天换药 1 次。治疗期间禁止性交及盆浴。

一般灼烙 1 次即可治愈。

【功效主治】祛腐消疮。主治子宫颈糜烂。

【注意事项】用小烙铁配合紫草油膏治疗宫颈糜烂，经临床观察，治愈时间短于国内其他疗法，具有疗效好，复发率低（随访 107 例，其中复发 2 例，复发率为 1.87%，复发时间均在 1 年以内）等特点。经小烙铁灼烙病变局部，具有祛腐生新之作用，然后用紫草油膏预防感染，以促进灼烙局部上皮生长。

黄柏蜈蚣散

【组成】① I 号方：黄柏 64%，轻粉 13%，蜈蚣 7%，冰片 3%，麝香 0.7%，雄黄 12.3%。

② II 号方：I 号方中去麝香。

③ III 号方：I 号方中去轻粉。

④ IV 号方：硼砂 19.74%，硇砂 6.58%，朱砂 19.74%，炉甘石 19.74%，冰片 32.89%，麝香 0.66%，珍珠粉 0.66%。

将以上各方药去杂质，黄柏、蜈蚣焙干，分别研成细末，过100目筛后，按处方中规定的剂量混合备用。在研磨冰片时，应将该药与其他药粉一起研磨，以免冰片粘于器皿上难于取下。药物研好后密闭存藏。研磨用的乳钵，用前应用酒精消毒。

【用法】用窥器撑开阴道暴露宫颈后，用于棉球拭净阴道及宫颈分泌物，在预先制成的专用棉球上（扁形，较宫颈稍大，中央贯穿长棉线，无菌，干燥），撒药粉1g左右（根据糜烂面积大小可稍增减），用长柄镊子送入阴道，使药粉紧贴于宫颈上，棉球的线头留于阴道外，待24小时后，患者自行拉出棉球。轻者1周上药1次，重者1周上药2~3次。

1号方因含麝香，价格昂贵，故仅对有核异质细胞的宫颈糜烂患者使用；一般用Ⅱ号方；对轻粉过敏者用Ⅲ号方；对少数颗粒和乳头较大者以及糜烂面与周围境界清晰者，加用Ⅳ号方；对重度糜烂及乳头型和颗粒型患者治愈后继续上药3~5次以巩固疗效；有慢性盆腔炎症者加服宫外孕Ⅱ号方（丹参、赤芍各15g，桃仁9g，三棱、莪术各3~6g，水煎服）。

治疗期间应尽量避免性生活，遇月经来潮和怀孕期间停止用药。

【功效主治】上方功可祛腐生肌、清热解毒。主治宫颈糜烂。

【注意事项】本组病例共随访720例，随访资料表明，复发率与年龄、糜烂面积、糜烂类型和治愈时间长短等都无明显关系，表明本方的疗效基本上是稳定好。

用药后绝大部分病人无副反应，970例中仅有13例出现过敏现象（占1.3%），这主要与轻粉有关，而且患者大多有过敏史。此时可改用Ⅵ号方，局部红肿者外用红花、透骨草、蒲公英各90g，煎液熏洗1~2次即愈。

本方具有操作简便、疗效较高、复发率较低、副作用小、无禁忌证等特点，有临床推广价值。

消炎生肌散

【组成】枯矾、五倍子、银花、儿茶、甘草各等份。将上药干燥后，粉碎过100号细筛，制成粉剂，置消毒瓶内备用。

【用法】上药前用干棉球清擦阴道及宫颈，再用带线棉球蘸上消炎生肌散，放在糜烂刨面上，24小时后将棉球取出。每隔2天上药1次，5次为1疗程。宜连续用药4~5个疗程。

【功效主治】本方功可清热祛湿，防腐生肌。主治子宫颈糜烂。

【注意事项】经临床观察，本方外用，疗效显著，副作用小，价格低廉，配药简单，治疗方便，适用于基层医疗单位运用。同时治疗过程中应注意：①除经期外，应连续上药，不得间断；②避免性生活（指治疗期间）；③上药时间2日1次为宜；④上药量视情而定，但必须对准糜烂创面上，防止涂在健康黏膜上造成损伤。

消炎拔毒散

【组成】①消炎散：硼砂、青黛、玄明粉各500g，樟脑200g，冰片100g，黄柏250g，象皮50g。上药分别研碎过筛后混合，经紫外线照射后，作常规细菌培养，以无细菌生长者为合格，装瓶内备用。

②二味拔毒散：生白矾、雄黄各等份，研为细末备用。

③宫颈糜烂片（丸）：珍珠、轻粉、三七粉、象皮、赤石脂、猪胆、乳香、没药、梅片、炉甘石、儿茶、石膏、鹿茸等各适量，研碎，制成片剂。

④止带方：猪苓、茯苓、泽泻、车前子、茵陈、赤芍、丹皮、黄柏、栀子、牛膝各10~20g。水煎服，每日1剂。

⑤易黄汤：山药、芡实、黄柏、车前子、白果各10~20g。水煎服，每日1剂。

【用法】①慢性宫颈炎：常规妇科检查，以排除宫颈癌，定出糜烂程度后上药治疗。上药前先用1‰新洁尔灭棉球擦净阴道分泌物，用竹板将消炎散1g散布于宫颈及阴道后穹窿，后以带线棉球塞住阴道，以防药粉撒出，嘱患者第2天将棉球自行取出。一般慢性宫颈炎隔日上药1次，如合并急性阴道炎分泌物增多者，每日上药1次，5次为1疗程。对宫颈表面呈乳头或颗粒状的Ⅰ°糜烂患者，第1次上药时加用二味拔毒散撒布于糜烂面，并撒布消炎散1g于阴道后穹窿，以防药粉腐蚀阴道壁。上二味拔毒散1~2次后，此时糜烂面变浅，局部分泌物减少，可改用单纯消炎散治疗。对于宫颈Ⅲ°糜烂者，采用宫颈糜烂片治疗，方法是用新洁尔灭棉球擦净阴道分泌物后，将宫颈糜烂片贴于糜烂处，以带线棉球塞住阴道，嘱患者第2天自行取出棉球，每隔5~7天上药1次，5次为1疗程，宫颈糜烂好转后，可改用消炎散治疗。

②阴道炎：对滴虫性阴道炎，用消炎散1g加灭滴灵2片（研碎）散布于阴道表面，隔日1次，5次为1疗程；霉菌性阴道炎，用消炎散1g加制霉菌素2片（研碎）散布于患部，方法、疗程同上；对老年性阴道炎，用消炎散1g加己烯雌酚2mg（研碎）散布于患部，方法、疗程亦同滴虫性阴道炎。

③加用内服方：对症状严重、白带多者，根据辨证内服汤方。如湿热下注，带下黄臭如脓者，加服止带方；脾虚兼有湿热下注者，用易黄汤清

热健脾，利湿止带。

【功效主治】清热解毒，利湿止带，祛腐生新。主治慢性宫颈炎、阴道炎（包括滴虫性阴道炎、霉菌性阴道炎、老年性阴道炎）。

【注意事项】中医认为，慢性宫颈炎及阴道炎属湿热瘀毒带下范畴。故治疗当清热解毒，祛腐生肌，燥湿止带。以局部用药为主，可使药力直达病所，以解毒祛湿；对于病情较重者配合内服汤方，又可增强药力，提高疗效。经临床观察，消炎散对慢性宫颈炎及各类阴道炎均有较好疗效，配制过程中虽未曾高压灭菌消毒，但细菌培养未发现细菌生长。

复方愈糜散

【组成】川黄连、五倍子各500g，青黛、枯矾、月石各250g。

【用法】上药分别研成极细粉末，经紫外线照射后常规作细菌培养，如无细菌生长即可装瓶密封备用。常规消毒外阴，用窥阴器撑开阴道，暴露子宫颈。然后用1‰的新洁尔灭棉球擦净宫颈及阴道后穹窿分泌物。如伴有滴虫性阴道炎，用0.1%的高锰酸甲溶液洗净阴道；伴有霉菌性阴道炎，用2.5%的碳酸氢钠溶液洗净阴道。再用喷药囊在宫颈糜烂面及后穹窿部位喷药约2g。若伴有阴道炎者，再于整个阴道壁上呈弥漫喷药约4g。隔日上药1次，连续治疗10次为1疗程。治疗期间，忌食辛辣之品，勤换内裤，保持外阴清洁，避免性生活。

【功效主治】清热燥湿、解毒祛腐、收涩止带。主治宫颈糜烂。

【注意事项】宫颈糜烂多发生于生育期妇女，发病多因分娩、流产、难产术后等宫颈损伤，或产褥期、月经期以及性交不注意性器官卫生，致病菌及其毒素则乘机侵袭，造成局部感染发病。该病属中医湿毒带下范畴。治当清热燥湿、祛腐止带。方中黄连、青黛清热燥湿，月石解毒祛腐，五倍子、枯矾收涩止带。该药直接外用，对宫颈糜烂面具有很好的修复愈合作用。

虎柏青黄散

【组成】虎柏、土黄柏、川黄连、青黛、锻龙牡各等量。

【用法】以上诸药晒干，去杂质．共为细末，装瓶备用。根据糜烂的大小取药粉1g左右阴道上药。隔日1次，10天为1个疗程。对糜烂程度重者，3~4次给药之后给予针刺糜烂至出血。月经前后3天禁用。

【功效主治】清热解毒，除湿止带，祛腐生肌。主治宫颈糜烂。

【注意事项】本方对黏膜糜烂有抗菌消炎，收敛凝固的作用，能改善阴道的酸碱度，改善血液循环，促进上皮组织的再生修复，减少阴道分泌物。针刺出血可以改善局部充血，祛腐生新。用药期间禁止性生活。

系列治糜散

【组成】①治糜Ⅰ号散：冰片6g，银珠4g，煅石膏20g，乳香、没药、硼砂各10g，共为细末，混匀外用。

②治糜Ⅱ号散：硇砂4g，乳香、没药各10g，冰片5g。

③治糜Ⅲ号散：樟丹、冰片各4g，象皮、蛤粉、白芨、炉甘石、血竭、紫草各10g，以上3方分别研碎过筛混匀装入大口瓶中用紫外线照射45分钟，用1周后再照射1次。

【用法】患者用药前做常规妇科检查消毒，确诊为宫颈糜烂（严重者需做阴道涂片排除癌变），将治糜散适量上于病变部位，先隔日上药1次。炎症好转后3日上药1次，10次为1个疗程。对Ⅰ°、Ⅱ°糜烂先用Ⅰ号散至炎症好转再用Ⅲ号散。对Ⅲ°乳头型糜烂，外用Ⅰ号散至炎症好转加Ⅱ号散，再用Ⅲ号散。

【功效主治】本方解毒利湿，祛腐敛疮。主治宫颈糜烂。

【注意事项】Ⅰ号散有清热解毒、消肿利湿止带的功用，Ⅱ号散具有清热解毒、祛腐生新之功，Ⅲ号散有清热解毒、消肿敛疮收口、促进创面愈合之功。根据病情，3药配合直接外用，有使用方便、疗效快的特点。

复方人参膏

【组成】人参膏干粉、蛤蚧粉、黄连素、乳香、没药、儿茶、冰片、铅丹，依次按5∶2∶0.2∶0.2∶0.2∶0.3∶0.1∶2的比例，分别研成细末并过筛，取各药混匀，装入胶囊，每粒重0.5g。

【用法】用药前先以1∶1000新洁尔灭冲洗阴道，然后将药放入阴道后穹窿部，每次2粒，隔日1次，每4次为1疗程。此药为外用药，严禁口服，孕妇忌用，用药期间禁止性生活。

【功效主治】本方外用，功可清热解毒、去腐生肌、活血止痛。主治子宫颈糜烂（或合并急性、慢性阴道炎）。

【注意事项】人参膏由参场蒸制加工人参后的蒸液浓缩而得。本方经临床验证，应用安全可靠，细菌学药敏试验证明对枯草杆菌、短小杆菌、金黄色葡萄球菌等均有明显的抑制作用，对组织渗出物亦有明显的抑制作用，可促进伤口的愈合。临床观察证明，本方具有保护皮肤、滋养细胞、促进子宫颈鳞状上皮的修复作用，对阴道急、慢性炎症亦有良好的抗炎作用，为治疗宫颈糜烂较为理想的外用药物。

宫颈消炎散

【组成】Ⅰ号：青黛、蛇床子、血竭各15g，黄柏、儿茶各20g，硇砂

1g，雄黄 2g，冰片 3g。

Ⅱ号：青黛、蛇床子、血竭、丹参、苦参各 15g，黄柏、儿茶各 20g，雄黄、硇砂、冰片各 3g。

加减变化：对症状严重，白带多者，随辨证加服中药。如带下色黄绿如脓，阴部痛，口苦咽干，舌红脉滑数者用止带方（猪苓、前仁、泽泄、茵陈、赤芍、丹皮、黄柏、栀子、牛膝）加减；阴部肿痛重，下腹痛者加蒲公英、连翘以加强清热解毒散结作用；色黄而稀且多，小腹下坠，舌淡苔薄白者用易黄汤（山药、芡实、黄柏、前仁、白果）加减以调补经脉、清热利湿。

【用法】上药分别研碎，过筛后混合，经高压消毒后，作常规细菌培养，以无菌生长为合格，放置瓶内备用。用前对患者做盆腔检查、阴道分泌物涂片及宫颈刮片检查，以排除宫颈癌，定出糜烂程度后上药。上药前先用 1‰高锰酸钾冲洗，然后用棉球擦净阴道分泌物，用竹板将消炎散Ⅰ号 1g 散布于宫颈及后穹窿，然后用带线棉球塞住阴道，免致药物撒出，一般隔日上药 1 次，如合并急性阴道炎分泌物多者，每日上药 1 次，5 次为 1 疗程。对宫颈表面呈颗粒状或乳头状的Ⅱ度糜烂者，用消炎Ⅱ号，首次 1~1.2g，用带线棉球塞住阴道，第 2 天取出，以后每次 1g，隔日 1 次，5~7 次为 1 疗程。重度糜烂者每次 2g，方法同上，宫颈糜烂明显好转后，可改用Ⅰ号。

【功效主治】清热解毒，祛腐生肌，燥湿止带。主治慢性宫颈炎。

【注意事项】中医认为，宫颈炎属湿毒带下范畴，其病因为湿毒内侵，损伤冲任二脉，以致蕴而生热化浊。故治疗宫颈炎，主要是清热解毒，祛腐生肌，燥湿止带，以局部用药为主。方中青黛清热解毒，吸湿敛疮；黄柏清热燥湿；雄黄解毒杀虫；硇砂消积软坚；血竭行瘀止痛，敛疮生肌；冰片清热止痛防腐。Ⅱ号方加苦参以清热解湿，祛风杀虫；丹参养血活血。本方治疗宫颈炎效果良好，但需要病人定期到医院上药，较为麻烦，有待改革剂型，以方便患者。

猪胆明矾散

【组成】明矾 100g，猪胆汁 100mL。新鲜猪胆以酒精消毒外囊，取出胆汁备用；取明矾 100g 煅烧（置铁锅上），去其结晶水，研碎，用鲜猪胆汁 100mL 调和成糊状，置 60℃烘干，研碎过筛，即可应用。制作过程防止污染。

【用法】以窥器暴露宫颈，用 1/1000 新洁尔灭溶液抹洗宫颈分泌物，用喷粉器撒胆矾散于宫颈病变部位。3 天喷药 1 次，或 7 天喷药 1 次；或 3 周喷药 1 次。

【功效主治】本方具有腐蚀、收敛及消炎作用。主治宫颈炎。

【注意事项】①胆矾散药源广，经济，配制简单，应用方便，适合农村、厂矿使用。②喷药后3~5天，多数病例有薄白膜状坏死组织从宫颈表面脱落，以后健康上皮逐渐生长愈复。喷药不宜过密，以免影响上皮的愈复。根据临床观察对比，以3周上药1次为宜。

紫草油浸剂

【组成】紫草200g，香油750g。取紫草筛土除杂质，入香油炸枯过滤，呈油浸剂，密封装瓶备用。

【用法】用窥阴器暴露宫颈，干棉球轻擦宫口分泌物，将紫草油棉球涂擦宫颈及阴道上端，间日1次，10次为1疗程，治疗期间，禁性生活，行经期停药。

【功效主治】凉血解毒，主治宫颈糜烂。

【注意事项】紫草味咸甘性寒，能凉血解毒，熬膏外敷可治湿疮溃疡。现代药理研究证实有清热解毒作用，对金黄色葡萄球菌、流感病毒、小芽胞癣菌均有抑制作用。此剂型用药方便，简便易得，用药后阴道残留药液较少，药物疗效可直接充分发挥，且无甚多余液排出，容易被患者所接受，便于推广使用。

宫颈消糜栓

【组成】硼砂、蛇床子、川椒、枯矾、血竭各等量，制为栓剂，每粒重1.5g。

【用法】上药前先行清洗外阴，临睡前将栓剂放入阴道深处，隔日1次，每次1粒，5~8次为1疗程。注意事项：①月经前后3~4日和经期、妊期停止用药；②治疗期间要注意外阴卫生，禁止性生活；③如患有外阴阴道炎症，宫颈息肉，月经过频，月经量过多，先行治疗后再上药。治疗期间常有膜样碎片状物脱出，为正常现象，不影响继续治疗。

【功效主治】消炎、活血、燥湿、止血，去腐生肌。主治宫颈糜烂。

【注意事项】宫颈糜烂是妇女最常见的疾患之一，在妇女普查中高达50%左右。两年来采用宫颈消糜栓治疗宫颈糜烂542例，治愈率达60.1%，总有效率达94%。在长期的临床应用中，未发现患者对该药产生明显抗药性或药物引起的毒性反应；有些复发患者，再用消糜栓治疗明显有效。因此，消糜栓作为妇科治疗子宫颈糜烂的外用中药剂型，效果是肯定的，使用是安全的。

宫糜灵

【组成】青黛、黄柏、山栀各 20g，硼砂、炉甘石各 60g，人中黄 50g，冰片 10g，生石膏 100g。

【用法】上药共研细末，过 80 目筛。装"0"号胶囊，每粒约 0.4g。每晚临睡前将阴道清洗干净，置药物 2 粒，10 天为 1 疗程。月经期停用，治疗期间禁房事。

【功效主治】清热解毒、祛腐生肌。主治宫颈炎。

【注意事项】宫颈炎属中医带下病范畴，病因不外湿、热、毒。本方以清热解毒，祛腐生肌为法，用黄柏、山栀、人中黄等以清热解毒燥湿；用硼砂、炉甘石、青黛，冰片等以清热去腐；配石膏以增强清热之功。全方共奏去邪毒，消腐败，生肌肉之效。临床外用可直达病所，尤对病程短、糜烂面小且较浅者疗效较佳，且有疗效可靠，副作用小等优点。

八、急性盆腔炎

女性内生殖器官（子宫体部、输卵管、卵巢）及其周围的结缔组织（又称蜂窝组织）、盆腔腹膜发生急性炎症时，称急性盆腔炎。炎症可局限于一个部位，也可以几个部位同时发生炎症。病原体主要为葡萄球菌、链球菌、大肠杆菌等。分娩、流产时所造成的裂伤及胎盘的剥离面，经期子宫内膜的脱落面，及生殖器手术的创面，都是病原体进入内生殖器官的途径。少数病人系由邻近器官的炎症直接蔓延而来。

急性盆腔炎结合病理又分为：①急性子宫内膜炎及急性子宫肌炎；②急性输卵管卵巢炎（又称急性附体炎）；③急性盆腔结缔组织炎；④急性盆腔腹膜炎；⑤盆腔脓肿等。患者常表现为高热、寒战、头痛、精神不振、食欲减退、下腹疼痛等；有腹膜炎时可伴有消化道症状如恶心呕吐、腹胀、腹肌紧张、压痛及反跳痛；内诊检查子宫增大、压痛，阴道内有大量脓性分泌物；后穹窿穿刺有脓性分泌物或脓液；血象增高，宫颈口分泌物培养阳性等。一般采用对症处理、控制感染（选用抗生素），盆腔脓肿形成时，可考虑手术切开引流或切除病灶。

本病一般属中医"带下""腹痛""外感高热症"等病范畴。其发病机理，多因湿热邪毒蕴结下焦，腐败气血而成。治疗总以清热解毒、利湿止带，或解毒排脓为大法。若采用中西医结合方法治疗，常可明显提高临床疗效。

加减地鳖汤

【组成】蚤休、地丁、虎杖各 15g，川芎 5g，当归、川楝子、玄胡各 10g。

加减变化：热毒偏重者加银花、连翘、蒲公英；偏血热者加丹皮；偏湿热者加川柏；湿重者加车前子、草薢；瘀滞明显者加山楂肉、桃仁、败酱草；触及包块者选加鸡内金、昆布、枳实、三棱、莪术；疼痛明显者，胀痛甚加枳壳、香附，刺痛加乳香、没药、失笑散，痛在少腹加橘核，痛在腰部加川断、桑寄生。

【用法】水煎服，每日 1 剂，口服 2~3 次。

【功效主治】疏肝泄热，行气止痛，活血祛瘀。主治各种原因引起的急性盆腔炎。

【注意事项】盆腔炎的病因主要是经行、产后、小产及各种计划生育术后感染所致。根据本病病理特点以及属热者多见的临床特点，治以疏肝理气、活血化瘀、清热利湿。方中地丁、蚤休、虎杖，苦能燥湿，寒可疗热，且虎杖还有活血通经之功；川楝子、玄胡索相配，"一泄气分之热，一行血分之滞"，具有疏肝泄热、行气止痛之功；当归配川芎，有活血化瘀之效。诸药合用共奏疏肝泄热、活血祛瘀之功，达到消炎之目的。

盆腔清解汤

【组成】红藤 30g，败酱草、蒲公英各 20g，丹参、赤芍、薏苡仁、土茯苓各 15g，丹皮、黄柏、川楝子、甘草各 10g。

加减变化：口苦胁痛，带下黄赤相兼，兼肝火内郁者，加龙胆草 6g；湿浊偏重者，去丹皮、赤芍，加苍术、白术各 12g；血瘀癥结者，去黄柏、薏苡仁、土茯苓，加桃仁、红花、莪术各 10g；大便秘结者，加生大黄 10g；下腹胀痛较甚者，加广木香、制乳香、制没药各 10g；发热较甚者，加银花 20g，连翘 15g；热毒极盛，正气衰败，阴阳欲绝（中毒性休克）者，则以救脱为急务，先以中西医结合进行抢救，中药可予参附龙牡汤扶正救脱，俟症情缓解后，继予上方随症增减治之。

【用法】上药水煎 2 次服，每日 1 剂，严重者 6 小时服 1 煎。并将药渣以文火炒热，加食醋 1 两拌匀，布包温熨下腹胀痛处。一般服 3~5 剂见效。临床症状消失后，进行善后治疗。如脾气虚者，以参苓白术散加减；肝郁者，处以逍遥丸；气血两虚者，予归脾汤或八珍汤；阴虚内热者，仿知柏地黄丸化裁。

【功效主治】本方清热解毒，活血散瘀，理气渗湿，主治急性盆腔炎。

【注意事项】①热毒湿邪是导致本病之因，气血瘀阻是形成本病之果。热毒愈盛，则血瘀愈甚，热毒不除，则血瘀难消。故本病的性质属实、属热、属瘀，因而遵循"实者泻之""热者寒之"和"结者散之"之旨，从"苦以胜湿""寒以清热"，和"气行则血行""瘀消则结散"之意，方中红藤、蒲公英、败酱草清热解毒，散瘀消肿；薏苡仁、土茯苓清热解毒，健脾利湿；丹参、丹皮、赤芍清下焦湿热；甘草泻火解毒，调和诸药，全方共奏清热解毒，活血散瘀，理气渗湿之功。药渣以醋炒热，布包温熨痛处，促使患部炎症的吸收。②诊治本病时，尚需忌食辛温之品，禁房事，讲究清洁卫生；安静休养。

灌肠系列方

【组成】①Ⅰ号方：丹参20g，赤芍、桃仁、乳香各10g，官桂6g，败酱草30g，金银花、公英各15g，黄柏8g。

②Ⅱ号方：丹参20g，赤芍、桃仁、乳香、三棱、莪术、党参各10g，官桂6g，败酱草30g。

③Ⅲ号方：丹参20g，赤芍、桃仁、乳香各10g，官桂6g，败酱草30g，三棱、莪术各12g，党参、当归各15g。

【用法】急性盆腔炎或慢性盆腔炎急性发作用Ⅰ号方；慢性盆腔炎用Ⅱ号方；盆腔炎性包块用Ⅲ号方。每晚睡前大小便后，取左侧卧位（臀部略垫高），用5号橡皮导管（上连灌肠筒或自制简便密闭的灌肠瓶）插入肛门16cm以上（相当于乙状结肠部位），用5~10分钟灌入中医煎剂150mL。慢性者30次为1疗程。

【功效主治】清热解毒，活血化瘀，通经止痛。主治急、慢性盆腔炎。

【注意事项】急、慢性盆腔炎采用中药灌肠是一种新颖规格用法。直接将药液送入直肠以上的病变部位，很快发挥药效。同时药液灌肠有如局部热敷，利于炎症迅速消退，且可减少胃肠刺激。本组112例经治疗后妇科检查，盆腔炎体征全部转阴者占76%，明显改善者占24%，说明本方治疗效果可靠，值得推广。

红藤灌肠方

【组成】红藤、紫花地丁、败酱草、蒲公英、土茯苓各30g，枳实、枳壳、三棱、莪术、地鳖虫各15g。

【用法】上药用冷水500~600mL浸泡30分钟，然后煎成150~200mL，药液温度冷却至30℃左右。灌肠前先让病人排空大、小便，避开经期，用14号导尿管插入肛门15cm，用注射器抽吸药液从导尿管缓慢灌入，保留4

小时以上。每日 1 次，以晚上临睡前为宜。10 次为 1 疗程。如 1 个疗程效果不明显，可连续进行 2~3 个疗程。

【功效主治】本方清热利湿，化瘀散结。主治急、慢性盆腔炎。

【注意事项】①盆腔炎多由湿热内阻，或气血凝滞胞宫所致，故治疗上以红藤、地丁、蒲公英、败酱草、土茯苓等清热利湿，用枳壳、枳实、三棱、莪术、地鳖虫化瘀散结。②盆腔炎病情顽固，缠绵难愈；长期服药患者难以坚持，采取煎剂保留灌肠，药液可渗入盆腔而直接作用于炎症组织，故疗效好，且方法简便。③通过观察发现，急性盆腔炎较慢性盆腔炎疗效高，取效快；症状消失比体征快，而体征中包块消失更慢，故对本病应及早治疗，坚持治疗。

内服外溻方

【组成】①急性炎症方：金银花、连翘、板蓝根各 15g，公英、当归尾、车前子各 12g，黄柏、川芎、甘草各 10g。

加减变化：食欲不振者加山楂、神曲各 10g；体虚加党参、黄芪各 10g。

②慢性炎症方：当归尾、公英各 12g，黄柏、丹参各 10g，黄连、丹皮各 9g，赤芍 6g。

加减变化：腹痛加玄胡 10g，食欲不振加焦三仙各 10g，腰痛加川断、狗脊各 12g，体虚加党参、黄芪各 9g。

③外溻方：透骨草、寻骨风各 16g，防风、芥穗、艾叶、白芷、当归各 10g，花椒 6g，苏木、鹤虱各 9g。

【用法】前两方分别用于急、慢性炎症期。水煎内服，1 日 1 剂。外溻方用于慢性炎症期。诸药共为粗末，装入布袋中，扎紧袋口置水中煮沸 10~15 分钟，稍冷却后挤净袋内药汁，趁药袋热时溻敷于下腹部。每次溻敷 20 分钟左右。反复使用 4 天更换 1 次。

【用法】清热解毒、活血利湿。主治急、慢性盆腔炎。

【注意事项】本病急性期病情较为急重，机体正气未衰，故用清热解毒利湿之法。慢性期病邪反复感染，机体正气多有衰减，经脉气血淤阻，以致形成了粘连和包块，故以活血化瘀为主，佐以清热利湿。

归芍盆炎灵

【组成】当归 20g，赤芍 12g，丹参、玄胡各 15g，三棱、香附、台乌各 10g，红藤、败酱草各 30g，甘草 6g。

【用法】每日 1 剂，煎水 200~250mL 分 2~3 次服。如制成丸剂则每日 3 次，每次 10~15g，温开水送下，月经干净后开始服药（子宫内膜炎患者经期可以服药）。12 天为 1 疗程，本组患者最短不到 1 个疗程，最长 1 例治疗达 8 个疗程，一般只需 1~2 个疗程。

【功效主治】 本方理气调经，活血化瘀，清热解毒，主治急慢性盆腔炎。

【注意事项】 方中丹参、玄胡、当归、赤芍、三棱、香附、台乌理气调经，活血化瘀。能加速血流，改善微循环，使血液能履行其供给器官和组织的营养，维持肌肉、神经的正常兴奋性以及免疫和体液调节的生理功能。促进炎症组织的修复与再生，从而抑制多种病菌的生长繁殖，使盆腔内的炎症吸收和消除。红藤、败酱草具有清热解毒，化瘀止痛作用，对多种病菌有杀灭和抑制作用，并有一定抗病毒作用，协同活血化瘀药，进一步达到消除盆腔内炎症，恢复生殖器官功能的目的。

清化消炎汤

【组成】 ①中药：血竭 6g，苎麻根 20g，茜根、海螵蛸、蒲公英、败酱草各 15g，桃仁、山楂、泽泻各 10g。

加减变化：腹痛加银花 15g，延胡索 10g；赤白带下腥臭加马鞭草 20g，生苡仁 10g；腰酸加川断 15g，桑寄生 10g；血虚加当归、阿胶各 10g。

②西药：A 组：以抗生素加宫缩剂，加止血剂或加中药，或加红汞甘油宫腔注射，综合治疗。B 组：以抗生素为主或加止血剂，或加红汞甘油宫腔注射。C 组：诊刮后加红汞甘油宫腔注射。

【用法】 中药：水煎服，每日 1 剂，日服 2 次；西药：按上述方法治疗。

【功效主治】 活血化瘀，清热解毒，佐以利湿、消炎止血。主治子宫内膜炎。

【注意事项】 中医认为子宫内膜炎系胞脉胞络受损，损伤必有瘀，久瘀必化热，血热则妄行而致淋漓不休所致。临床治疗必须紧扣血瘀这个主因，由于瘀所致瘀热互结，与外邪之湿热搏结于胞宫胞脉，故用活血化瘀、清热化湿之法治疗而取得了满意的效果。通过临床观察，运用中医药治疗本病较抗生素为主的综合治疗效果好。

九、慢性盆腔炎

慢性盆腔炎常因急性盆腔炎未能彻底治疗，或患者体质较差、病程迁延所致；亦有无急性盆腔炎病史者。病情比较顽固。当机体抗病能力低下时，可有急性发作。

结合病理变化，本病又可分为：①慢性子宫内膜炎（少见）；②慢性子宫肌炎；③慢性输卵管卵巢炎（又称慢性附件炎）；④慢性盆腔结缔组织炎等。临床常表现为下腹坠痛、腰骶酸痛、痛经，于劳累、性交、经期前后、排便时加重，盆腔瘀血，月经和白带增多。卵巢功能受损时可有月经不调，长期发病可致不孕。检查宫颈多肥大或有炎症，子宫体多后位，活动受限或粘连固定；如为输卵管炎，可在子宫一侧或双侧触及增厚的输卵管，多呈条索状，有轻压痛。如有输卵管积水或输卵管卵巢囊肿，则可触及到形如腊肠或不规则圆形肿物，活动受限。若为盆骶结缔组织炎时，宫旁一侧或两侧有片状增厚及压痛等。治疗一般采用物理疗法（热敷或理疗等）、组织疗法（胎盘组织液肌注）、抗生素局部用药等；对于反复急性发作或非手术疗法效果不明显，尤其是有输卵管积水或输卵管卵巢囊肿又不能排除肿瘤者，应施行全子宫双侧附件切除。

本病一般属于中医"腹痛""带下""瘕瘕""不孕"等病证范畴。其病理特点多为虚实夹杂之证。"虚"，多因久病气血耗伤，抗病能力低下（多为脾气不足，肾精亏乏，肝血亏少，阴阳失调）；"实"，则因久病瘀血内阻，痰湿内蕴，气机阻滞，不通则痛，甚则渐成瘕瘕。治疗当攻补兼施，内外合治，或中西结合。补，多用益气补肾养血之法；攻，则选活血化瘀、软坚散结、理气消痰、散寒或清热解毒等方法以治。

（一）慢性盆腔炎通治方（内服方）

它是对慢性盆腔炎中的慢性输卵管卵巢炎（即慢性附件炎）、慢性子宫内膜炎和子宫肌炎、慢性盆腔结缔组织炎均具有一定功效的方剂。

加减清盆汤

【组成】炒川柏6g，蒲公英、忍冬藤、红藤各30g，椿根白皮、车前子（包煎）、六一散（包煎）各15g，柴胡5g，延胡索10g。

加减变化：脾虚者加太子参15g，焦白术12g；气滞者加橘叶、青皮各6g，枳壳10g；月经量多加仙鹤草15g，苎麻根20g；挟瘀加茜根草15g，失笑散（包煎）12g；不孕者加路路通、桃仁各10g，三棱6g；瘕瘕加牛膝12g，红花8g，莪术10g。

【用法】日1剂，水煎分2次服，50剂为1疗程。

【功效主治】清热解毒，行气利湿。主治慢性盆腔炎。

【注意事项】 慢性盆腔炎多由急性盆腔炎未彻底治愈，迁延而成。祖国医学认为本病的主要病因，乃为适值经行，血室正升，胞宫空虚，秽浊、热邪乘虚内侵，而致湿热内蕴，气滞不畅，冲任受阻，凝聚于下焦。方中炒川柏清热燥湿；蒲公英、红藤、忍冬藤、椿根白皮清热解毒；柴胡疏肝解郁；延胡索利气止痛，二药合用舒筋止痛，对肝经气机阻滞所致的小腹痛有佳效；车前子、六一散清热利湿；路路通、桃仁、三棱活血通络，尤其是对慢性附件炎引起的输卵管不通或通而不畅者有良效。全方共奏解毒利湿，行气活血，以通为用之功，对治疗慢性盆腔炎疗效显著。

复方消炎丸

【组成】 元胡、川楝子、三棱、莪术、赤芍各15g，土茯苓、丹参、芡实各25g，当归20g，香附10g，山药30g。

加减变化：偏热型加苦参、黄柏各15g（即消炎Ⅰ号）；偏寒型加炮姜、茴香各10g（即消炎Ⅱ号）。

【用法】 上各药洗净，烘干，粉碎，炼蜜为丸，每丸重10g。每次服1~2丸，每日2~3次。1个月为1疗程。疗程结束后，行妇检判定疗效。3个疗程无效者为无效。

【功效主治】 本方功可活血化瘀止痛，软坚散结。主治慢性盆腔炎。

【注意事项】 慢性盆腔炎病变范围广，病程长，严重影响患者身心健康。结合临床表现，运用复方消炎丸活血化瘀、止痛，软坚散结，具有较好的疗效。实验结果提示，本方治疗慢性盆腔炎的作用机理，可能与其抑制毛细血管通透性增强，抗渗出和抑制结缔组织增生的作用有密切关系。此与临床疗效观察相一致。

棱莪七味散

【组成】 三棱、莪术、知母各15g，山药30g，花粉20g，鸡内金（捣碎冲服）5g，鸡血藤50g。

加减变化：血瘀兼湿热者，主方加黄柏、连翘各20g，金银花40g；血瘀兼寒者，以主方加党参、黄芪各25g，肉桂15g，白术20g。

【用法】 每日水煎服1剂。

【功效主治】 消瘀化积，活血止痛。主治慢性盆腔炎。

【注意事项】 慢性盆腔炎多属正衰邪盛，经脉凝涩，血行不利，气结于中，痰、血、气相结而为癥瘕。本方选用三棱、莪术活血化瘀散结；鸡血藤养血活血、通经止痛；鸡内金健脾化瘀消积；花粉、知母化痰清热；山药补肾健脾，匡扶正气，使邪去正不伤。诸药合用，共奏消瘀化积、活血止痛之功。

妇科七号片

【组成】败酱草50g，黄芩、苡仁、赤芍各30g，柴胡、川楝子、陈皮各15~20g。

【用法】按上比例，制成糖衣片，每片含生药0.35g（由锦州中药厂生产）。每次服药5片，每日3次，20天为1疗程。7~10天复诊1次，每月内诊1次。连续观察治疗1~3个月。

【功效主治】清热利湿，活血化瘀。主治慢性盆腔炎。

【注意事项】本方系从《金匮要略》"薏苡附子败酱散"治疗肠痈中得到启示，经反复筛选而后研制成功的。全方将清热利湿、化瘀止痛、健脾疏肝之法融于一炉，具有祛邪而不伤正之效，而热清、湿去、毒解、瘀化，则本病三大症状自可得以减轻或消除。经研究证实，本方有较好的抗炎、镇痛作用，对于减少炎症局部渗出及组织增生有明显作用，并有一定抑菌作用，且能提高机体免疫功能，增强巨噬细胞吞噬功能的作用。对炎性包块有较好的消除作用。

抗炎Ⅰ号方

【组成】败酱草6000g，红藤、蒲公英、紫花地丁各5000g，制乳香500g，炒延胡索2000g。

【用法】将上药浓煎2次，取澄清液浓缩至4000mL，过滤后加入砂糖6000g，苯甲酸钠适量，搅拌和匀，分装168mL1瓶，100℃蒸汽灭菌1小时。对照组使用本院协定处方"抗炎Ⅰ号"。全部病例按随机双盲法分为治疗组和对照组，均每日服药3次，每次25mL，10天为1疗程，连续观察治疗1~3个疗程，服药期间停用其他中西药物。

【功效主治】清热化湿，祛瘀止痛。主治慢性盆腔炎。

【注意事项】妇科抗炎Ⅰ号既能清热化湿，祛瘀止痛，又能改善盆腔血液循环，有利于对增生及粘连部分结缔组织的软化和吸收。方中败酱、红藤善治内痈，长于清热利湿、活血祛瘀。制乳香、炒延胡索活血行气止痛。蒲公英、地丁草清热解毒利湿。全方配伍严谨，恰中湿热为主兼瘀之病机，融清热利湿，化瘀止痛于一炉，起到了祛邪而又不伤正之功效。

益气化瘀汤

【组成】生黄芪15~30g，失笑散15g（包），红藤30g，桃仁、红花、丹皮、枳实、制大黄各10g，生苡仁30g。

【用法】上药水煎分2次服，每日1剂。一般服10~20剂即可取效。

【功效主治】本方益气扶正为主,佐以化瘀清热。主治慢性盆腔炎。

【注意事项】①正气不足,瘀热互结是本病关键,故治应益气扶正为主,佐以化瘀清热。以往未见益气扶正报道者,恐被妇人贵于"血盛气衰,是谓之从"之陈言所固。认为今之妇人,血常不足,气非有余,概言妇人血虚气盛,与临床现状不尽相符。对慢性盆腔炎尤当抓住正虚之本。②黄芪有增加疗效的作用。有人将慢性盆腔炎视为痛疾,以消痛药治之有效。本病特点多为瘀、热、湿三邪内陷冲任胞宫。因正气无力驱邪外出,导致进不能起发,退不能溃破,形成缠绵难愈之肿疡。黄芪除益气以驱邪外出外,且可治痈疽。从本文两组分析,对慢性盆腔炎的治疗,在清化瘀热为主的辨证治标基础上,加益气扶正托毒之黄芪,确能增强疗效。

妇炎汤

【组成】薏苡仁、败酱草、附子、土茯苓、蚤休、全虫、琥珀、白芷、丹参各适量。

加减变化:气虚加太子参、黄芪;炎性包块加山甲、鳖甲、皂刺;肾虚加山茱萸;子宫肌瘤加山甲、鳖甲、皂刺、山慈菇。

【用法】每日1剂,水煎服。

【功效主治】温经化湿、行瘀通络,主治慢性盆腔炎。

【注意事项】盆腔炎是女性内生殖器官炎症的总称。从临床上看,慢性盆腔炎的主要症状是少腹或小腹疼痛,白带量多或黄色,腥臭,终日绵绵,久之可导致月经不调、癥瘕、不孕等,对妇女健康危害极大。由于慢性炎症,患者服用抗生素及其他药物后效果不佳。从中医辨证来看,慢性盆腔炎以寒湿血瘀型多见,故以本方治疗,每获良效。

理冲汤

【组成】黄芪、党参、三棱、莪术、鸡内金各15g,白术、山药、知母各10g,花粉20g。

加减变化:腹痛畏寒者加干姜、桂枝各10g;胸胁少腹痛者加元胡15g,郁金20g;腹泻者减知母,加白芍20g;发热、带下量多色黄气臭者,加白蔹、败酱草各50g;病程长,包块坚硬者加蟅虫15g,水蛭10g,或以蟅虫、水蛭各2.5g,共为细末,汤剂冲服;服药后觉口干内热者,加生地25g,天冬20g。

【用法】上药水煎2次空腹服,每日1剂。

【功效主治】本方益气化瘀。主治慢性盆腔炎。

【注意事项】①理冲汤中参、芪、术等益气健脾,增强抗病能力;三棱、莪术、内金行气活血化瘀，使滞气得行，瘀血得化；知母、花粉，既防参芪过热，又能养阴散结。方中参芪之扶正，使攻邪而不伤正气，且能增强攻邪之力。全方共奏益气化瘀之功。②一般认为棱、莪多用久用可破气破血，但本组量虽大，亦未见明显副作用，这可能与参芪并用有关。③据观察，月经量多者，用药后经量减少，而经量少者，用药后经量增多，渐趋正常，本方是否有双向性调节经量的作用，值得进一步观察。

（二）慢性盆腔炎通治方（外治方）

它是通过外治（包括药物外敷、中药保留灌肠、离子导入等），对慢性输卵管卵巢炎、慢性子宫内膜炎和子宫肌炎、慢性盆腔结缔组织炎均具有一定功效的方剂（或方法）。

外敷消化膏

【组成】炒干姜 30g，草红花 24g，肉桂 15g，白芥子、胆南星各 18g，麻黄、生半夏、生附子各 21g，红娘子、红芽大戟各 3g，香油 5 斤。将上药用香油炸枯去渣，然后按每斤兑入章丹 240g，即成膏油，再按每一斤半油兑入麝香 4g，藤黄面 30g 摊成膏药，大膏药每张重 6g，小膏药每张重 3g。

【用法】下腹部痛为主者，用小膏药微火温化后贴归来穴、水道穴，两侧穴位交替使用；以腰痛为主者，贴命门、肾俞、气海俞、阳关；以腰骶坠痛为主者，贴关元俞、膀胱俞、上髎、次髎穴；有炎性包块者，用大膏药贴敷于局部皮肤上。一般夏季每 12 小时换药 1 次，冬季 2 天换药 1 次，12 次为 1 疗程。逢月经停用。

【功效主治】温肾助阳，散寒祛湿，活血化瘀。主治慢性盆腔炎症。

【注意事项】经明确诊断的 301 例慢性盆腔炎运用外敷消化膏穴位外贴治疗，追访 1 年，各病症的临床症状与体征均有不同程度的消失和好转，甚至怀孕。在实验室观察方面，治疗后血液流变学指标红细胞电泳时间、血浆粘度值与治疗前比较有明显差异；机体吞噬细胞的功能与治疗前比较，有显著差别；在 B 超观察和对微循环的影响方面，与治疗前比较，也有不同程度的改善。说明本方具有调动和提高机体免疫功能，改善机体局部组织代谢和营养，从而加快局部组织的修复与自生，起到消炎散肿、止痛的作用。

离子导入方

【组成】①湿热瘀结型方：银花、连翘、蒲公英各 30g，当归 20g，白芍、川芎、紫花地丁、黄柏、丹皮、白芷、黄芪各 10g。

②寒凝气滞型方：黄芪 30g，丹参 20g，党参、赤芍、红花、香附、桂枝各 10g，益母草、川续断、玄胡各 15g。

【用法】 上两方分别加水 1000mL，煎取 500mL，放入冰箱中备用。选用 KF-Ⅰ型电离子导入治疗机。电极衬垫为 14 层纱布厚，$10 \times 14cm^2$，煮沸消毒后浸泡于 50℃中药煎剂中，将药垫拧挤至干湿适度，以不流水为宜。分别放置于右下腹、左下腹和腰骶部。左、右下腹部连接电离子导入治疗机阳极，腰骶部则连接阴极。治疗电量为 10~20 毫安。每日 1 次，每次 30 分钟，12 次为 1 疗程。两疗程之间间隔 4 天。

【功效主治】 主治慢性盆腔炎。其中湿热瘀结型方功可清热祛湿、活血化瘀、软坚散结，主治湿热型慢性盆腔炎；寒凝气滞型方功可益气温阳、活血化瘀、行气软坚，主治阳虚寒邪凝滞型慢性盆腔炎。

【注意事项】 中药离子导入治疗慢性盆腔炎，能使附件病灶局部形成药物离子库，保持较高的药效浓度，疗效确切。并且规格用法简单、安全，病人无痛苦。

赤蒲败酱汤

【组成】 赤芍 10g，蒲公英 15g，败酱草 20g。

加减变化：肝郁气滞加柴胡或郁金；下腹冷痛加乌药及肉桂；有硬条块加乳香、没药、莪术、三棱。

【用法】 水煎两次，共煎取汁 100~150mL，为 1 次灌肠用。每日 1 次，15 次为 1 疗程。最多治疗 2 个疗程。月经期停用。灌肠时药液加温到舒适感为宜，用注射器、小漏斗或眼药瓶通过导尿管插入肛门约 18cm，将药液徐徐灌入，约 3 分钟灌毕，将管拔出，侧卧 5~10 分钟即可起床活动。一般便后灌肠最好，可保留近 24 小时。有腹泻习惯或灌后不能保留 4 小时以上者，不宜采用此方法。

【功效主治】 活血化瘀，清热解毒。主治慢性盆腔炎。

【注意事项】 中药灌肠治疗慢性盆腔炎，除吸收发挥全身作用外，并因骨盆内诸静脉与痔静脉丛互相交通，在局部盆腔也起作用。且又避免苦寒药物对胃的刺激，故灌肠效果较口服为好。并且，本方活血解毒，颇合慢性盆腔炎以"热瘀互结"为主的病因病机特点，此亦是取效的主要原因。

红藤败酱汤

【组成】 红藤、败酱草、蒲公英各 30g，紫花地丁、野菊花、金银花各 20g。

【用法】 将上药水煎 2 次去渣，浓缩至 100mL，药温保持 30℃左右，保留灌肠 3 小时。每天 1 次，每 10 次为 1 疗程。月经期间停药。在慢性盆腔炎急性发作期加用抗生素，急性期控制后改用本法。

【功效主治】清热解毒，消肿排脓，活血化瘀。主治慢性盆腔炎。

【注意事项】盆腔静脉丰富，且与相应器官及其周围形成静脉丛又互相吻合，并与痔静脉丛交通，药物直接进入直肠后经痔静脉丛吸收，使盆腔内迅速达到有效浓度，又经长时间保留，药物可充分吸收而发挥其作用，从而较快地取得疗效。实践证明，连续治疗较间断治疗效果要佳，故应坚持一段时间治疗，并最好选在经净后 2~3 天开始，以免再次行经而中断治疗。

复方红藤汤

【组成】红藤、败酱草、蒲公英、丹参各 30g，金银花、连翘、鸭趾草各 20g，紫花地丁 25g。

加减变化：若有炎性包块或附件增厚者加三棱、莪术、桃仁。有腹痛者加延胡索、香附。下腹冷痛者加附子。

【用法】将上方水煎浓缩至 100mL 左右，用中号导尿管插入直肠内约 14cm 处，30 分钟内灌完，卧床休息 30 分钟，每日 1 次，以晚上入睡前使用为佳。月经干净后 3~5 日开始治疗，每 10 日为 1 疗程，一般持续 2~3 个疗程。

【功效主治】活血祛瘀，清热解毒。主治慢性盆腔炎。

【注意事项】经临床疗效证实，本方效果好，方法简单易行，无毒副作用，患者易于接受，有推广价值。

加味三黄汤

【组成】黄芩、黄柏、黄连各 15g，虎杖 30g。

【用法】上药水煎至 100mL，温度调至 38℃左右行保留灌肠。灌肠前须令患者排空大小便。用玻璃灌肠器通过导尿管插入肛门约 18cm 左右，将药液徐徐灌入，4~5 分钟灌毕。将管拔出，令左侧卧位 15 分钟，即可起床走动。每日 1 次，10 次为 1 疗程，经期暂停。

【功效主治】本方清热燥湿，主治慢性盆腔炎。

【注意事项】①盆腔内诸静脉与痔静脉丛相互交通，药物经痔静脉丛进入盆腔静脉，可使盆腔内迅速达到有效浓度，从而取得治疗效果。②部分病例，虽临床治愈，但不久复发，可在盆腔扪及包块，多有触痛。根据中医理论属血瘀痰阻，加用丹参 10g，可收良好效果。③灌肠治疗，药液在直肠内保留时间越长效果越好，能保留 18~24 小时更佳，连续每日治疗较间断治疗效果好。故宜在经净后 2~3 日开始治疗，以免因再次行经而中断。

（三）慢性子宫肌炎方

下述方剂以治疗慢性子宫肌炎为主，同时对慢性输卵管卵巢炎、慢性盆腔结缔炎亦可视情用之，亦有较好疗效。

1. 败酱草合剂

【组成】败酱草、夏枯草、苡米各 30g，丹参 20g，赤芍、元胡各 12g，木香 10g。

【用法】以上药按比例配方，水煎 500mL，每次口服 50mL，日 2 次。连用 15 次为 1 疗程，未愈者继续用药，用药 3 个疗程不见好转者判定无效。治疗中不用与本病有关的其它任何中西药，行经期间停用该药，改用生化汤 3~5 天。

【功效主治】行气活血化瘀，清热利湿解毒。主治慢性盆腔炎（包括慢性子宫肌炎、慢性附件炎、慢性盆腔结缔组织炎）。

【注意事项】慢性盆腔炎是由于外邪侵入，淤积于胞中，以致冲任、脏腑失调，气机不利，经络受阻，而导致腰腹痛、带下及痛经等症状。根据临床观察，本症各型大多有不同程度的瘀血及湿热，并以气滞血瘀症候为明显。目前现代医学尚无理想的医疗措施。败酱草合剂选用具有行气活血化瘀、清热利湿解毒功效的中药，旨在减少毛细血管的通透性，减少炎性渗出，加速炎性包块的软化和吸收，同时预防结缔组织进一步增生，故能消除慢性盆腔炎的症状和阳性体征。通过对慢性盆腔炎血瘀型和湿热型疗效对比，提示现代医学已明确诊断的疾病，若组方合理，是否仍需辨证分型，似值得进一步探讨。

清宫解毒饮

【组成】土茯苓 30g，鸡血藤、忍冬藤、苡仁各 20g，丹参 15g，车前草、益母草各 10g，甘草 6g。

加减变化：腹痛拒按，带下量多，色黄质稠加桃仁、黄柏各 10g，鱼腥草 20g；阴痒者加白藓皮 10g，苦参 20g；发热口渴者加野菊花、连翘各 15g；带下量多味臭，赤白相兼，盆腔有包块者加川楝子、荔枝核、郁金、路路通各 10g；带下夹血丝加海螵蛸、茜草根各 15g；月经后期量少，带下量多色白，不孕者去忍冬藤、车前草，加王不留行、苍术、香附、皂角刺、胆南星各 10g；腰骶酸痛、腹痛隐隐，带下量少，质粘稠似血非血，心烦少寐，阴道干涩者去忍冬藤、车前草、益母草，加山茱萸、何首乌、黄精各

15g，炙龟板 12g；腰脊酸痛、小腹坠胀而痛者加桑寄生、杜仲、骨碎补各 15g；带下量多，质稀白者加补骨脂、白术、桑螵蛸各 15g；带下无痒无臭者加蛇床子、槟榔各 15g。

【用法】 1 日 1 剂，水煎后 2 次服完。另用药渣加白酒炒热外敷腹部患处，1 日 1 次，1 次 30 分钟。月经第 5 天开始，敷药 10 天停药，连敷 3 个月。

【功效主治】 清热利湿、解毒化瘀。主治慢性盆腔炎（包括慢性子宫肌炎、慢性附件炎、慢性盆腔结缔组织炎）。

【注意事项】 本病由于正虚外患而致，其中"湿"与"瘀"为致病关键。阴痒患者可将药渣煎水熏洗。

二丹败酱汤

【组成】 丹参、败酱草、赤芍、玄胡、云苓各 15g，桃仁、丹皮各 12g，香附 6g。

加减变化：带下量多，加芡实、苡米、前仁；月经量多加茜草、益母草、贯众炭；腰酸痛加川断、狗脊；闭经加川芎、牛膝；妇检触及包块者加三棱、莪术；下腹冷痛加小茴、桂枝；腹胀痛加台乌片、川楝子；阴痒加苦参、蛇床子；便干加大黄、芒硝；气虚者加黄芪、党参和白术。

【用法】 上药加水 1000mL，浸泡 30 分钟，武火急煎后用文火煎至 300mL，每日 1 剂，分 2 次服，12 天为 1 疗程。本组患者治疗最短 1 周，一般只需 2~3 个疗程。

【功效主治】 本方清热利湿，化瘀止痛，主治慢性盆腔炎（包括慢性子宫肌炎、慢性附件炎、慢性盆腔结缔组织炎）。

【注意事项】 慢性盆腔炎按中医辨证，多为湿热内阻或气血凝滞胞宫，影响冲任所致。治当清热利湿，化瘀止痛为法。二丹败酱汤中丹参、丹皮、败酱草清热解毒，祛瘀止痛；香附、桃仁、赤芍、玄胡活血祛瘀，行气止痛；茯苓利水渗湿。诸药合用，可使湿去热清，瘕瘕消而诸症除。据现代药理研究，丹参能改善微循环，促进血肿包块的吸收，镇痛并防止组织粘连，对金黄色葡萄球菌、链球菌、大肠杆菌均有抑制作用；香附、赤芍、玄胡有镇痛、镇静、抗炎、解热作用；云苓可提高机体的免疫力。

（四）慢性输卵管卵巢炎方

下述所选介之方剂，以治疗慢性输卵管卵巢炎（即慢性附件炎）为主，同时对慢性子宫肌炎、慢性盆腔结缔组织炎等亦可用之。

解毒化瘀汤

【组成】土茯苓、败酱草各 30g，蒲公英 20~30g，制乳香、没药各 6~10g，丹参 20g，当归 12g，桔核 9g。

加减变化：腹痛较甚者去丹参，加三棱、莪术各 6g；肾虚者加川断 15g，寄生 20g，菟丝子 12g；脾虚者加白术 12g，山药 15g；白带量多者加芡实 12g，白果 6g；阳虚者加附子 6~9g，肉桂 3g；月经期间去乳香、没药、丹参，加枸杞子 15g，杜仲 12g。

【用法】水煎服，日 1 剂，日 2 次。

【功效主治】解毒化瘀，调补肝肾。主治慢性附件炎。

【注意事项】慢性附件炎，病机多以邪毒浸渍，久恋不去，湿热内蕴，气滞血瘀为主。故在治疗上选用大剂量土茯苓、败酱草、蒲公英以清热解毒利湿；丹参、当归、乳香、没药活血消瘕散结；桔核行气调血，引药入经。诸药相合，共奏解毒利湿，化瘀散结之功。慢性附件炎，病势缠绵，邪毒稽留，最易耗伤正气，临床往往伴有腰膝酸软，体倦乏力等脾肾气虚之象，且以肾虚最为常见。故本方在应用时，常需配以补肾健脾之品，以扶正祛邪。又因乳香、没药等为破血峻品，故行经期间应去之，防其伤络动血。

乌鸡樗皮汤

【组成】乌贼骨 15g，樗白皮、白鸡冠花各 15~20g。

加减变化：脾虚寒湿下注者加傅青主完带汤；心脾气血两虚，偏营虚者加归脾汤；偏气虚者加补中益气汤；肾虚失约加内补丸；心气不足的加炙甘草汤；湿热下注者加二妙汤或龙胆泻肝汤；肝胃失和或月经不调者加四逆散或逍遥散；兼有外感则随症加减。

【用法】水煎服，日 1 剂，分 2 次服。

【功效主治】清热化湿，温肾止带。主治附件炎、宫颈炎、子宫糜烂、阴道炎所致的白带增多。

【注意事项】本组 100 例白带症采用暖肝温肾涩带的乌贼骨；燥湿止带的樗白皮；清热补虚止带的白鸡冠花，三药组成基本方。并根据不同的证型及兼症，配以适当的方药，协助基本方发挥疗效。本组病例中大多数患者，服药 1~2 剂白带即明显减少，3~6 剂症状痊愈。笔者体验到，抓住疾病的主因主证，又结合辨证论治；既有基本方，又有适当的配伍；既有针对性，又有灵活性，确可提高疗效，缩短疗程。

丹参消瘿饮

【组成】当归、丹参、桔核、炮甲珠各 12g，薏苡仁 30g，海藻 15g，茯苓、银花、连翘、青皮、玄胡各 9g，川芎 6g。

加减变化：囊液吸收，囊壁未消，附件局部仍有增厚感者，加三棱、莪术、昆布、牡蛎；气虚者加党参、黄芪；血虚者加鸡血藤、紫河车；脾胃虚弱者加白术、大枣、炙甘草；脾肾阴虚者加枸杞、山药、熟地；寒凝气滞者加小茴、干姜。

【用法】上药水煎 2 次，空腹服，每日 1 剂，一般 20~30 剂可愈。

【功效主治】本方行气活血，散结利湿。主治慢性附件炎。

加味逍遥散

【组成】炒柴胡 10g，炒白芍、炒桔核、茯苓、炒荔枝各 15g，当归、白术、香附、玄胡各 12g，丹参 30g，甘草 3g。

加减变化：疼痛剧烈者加炙乳没各 6g；腰痛甚者，加寄生 30g，川断 12g，菟丝子 15g；有包块者加三棱、莪术、桃仁、甲珠各 10g，红花 6g，昆布、海藻各 12g，交替使用；带下色黄者加草薢 12g，鸡冠花、煅海蛸各 15g；有热者加丹皮、栀子各 10g。

【用法】中药每日 1 剂，水煎服。WS-模拟气功治疗仪（云南省生物学工程研究所生产）：每日照射少腹 20 分钟，经期停用。

【功效主治】本方疏肝健脾，养血活血，软坚散结。主治慢性附件炎。

【注意事项】附件炎可归属腹痛、痛经、癥瘕和带下等病范畴。气机不畅为本病的关键所在，而调理气机重在疏肝、理气解郁。逍遥散能疏肝解郁，养血健脾，用之颇为合拍。加香附、延胡、桔核、荔枝核以增强疏肝理气止痛之功；配丹参、桃仁、三棱、莪术等活血化瘀，软坚散结。据现代研究上药具有减轻炎症反应，镇痛、抑菌、改善微循环，抑制结缔组织增生，加快炎症产物的消除等作用，故用之能收良效。

加减当归芍药散

【组成】当归 95g，芍药 500g，泽泻、川芎各 250g，茯苓、白术各 125g。

【用法】上药制成胶囊，每粒含生药 0.4g，每服 5 粒，1 日 3 次，15 天为 1 疗程，连续观察 3 个疗程。

【功效主治】本方调和肝脾，化瘀利水止痛。主治附件炎。

【注意事项】方中重用芍药，柔肝木而安脾土，疏肝缓急以解腹痛；当归、川芎养血调肝，且能活血止痛，疏利气机；白术、茯苓健脾益气，化湿利水；泽泻利水泄浊，共奏调和肝脾，化瘀利水止痛之功。附件炎是肝脾失调瘀水阻滞所致，正是本方之适应证，故用之有效。

（五）慢性盆腔结缔组织炎方

下述所选介之方剂，以治疗慢性盆腔结缔组织炎为主，对慢性子宫肌炎、慢性输卵管卵巢炎等亦可视情选用之，同样具有较好疗效。

妇炎康蜜丸

【组成】①基本方：当归、丹参、芡实、土茯苓各 25g，赤芍、玄胡、川楝子、三棱、莪术各 15g，香附 10g，山药 30g。

②妇炎康 I 号：基本方加黄柏、苦参各 15g。

③妇炎康 I 号：基本方加茴香、炮姜各 10g。

【用法】以上各药按比例配方制成蜜丸，每丸 10g，每日 3 次口服，每次 1 丸，1 个月为 1 个疗程。每疗程结束后进行妇科检查判定疗效。对湿热郁结型用妇炎康 I 号；对寒凝气滞型用妇炎康 I 号。

【功效主治】妇炎康能活血化瘀，消坚散结，祛瘀止痛，清热解毒。主治慢性盆腔结缔组织炎、慢性附件炎等。

【注意事项】验方妇炎康经实验研究，结果提示：妇炎康能抑制毛细血管通透性的增强，抗渗出和抑制结缔组织增生，增强纤维蛋白溶解酶活性等作用。本方选用具有多种功能的中药复方制剂，故能缓解慢性盆腔炎患者的腰痛、腹痛、白带增多等症状。

加减少腹逐瘀汤

【组成】小茴香（炒）、干姜（炒）、元胡、肉桂各 3g，没药（炒）、川芎、赤芍、五灵脂（炒）各 6g，当归、蒲黄（生）各 9g。

加减变化：胸痛、乳房胀痛者加郁金、川楝；少腹胀甚或冷痛者加香附、乌药；腰酸、腰软乏力者加川断、寄生；身倦乏力，短气者去灵脂、川芎，加党参、黄芪；带下量多，色白质稀，或四肢不温，便溏，面目虚浮者去灵脂，当归少用或不用，重用干姜、肉桂，加苍术、白术、茯苓、苡仁等；少腹胀满硬痛，按之有块者，可酌加三棱、莪术等，若见崩漏量多有块，或淋漓不畅，腹胀甚者，可加用三七。

【用法】水煎服，日 1 剂，2 次分服。15 天为 1 疗程，治疗期间逢月经期停用。

【功效主治】本方功可温经活血，主治慢性盆腔结缔组织炎、慢性附件炎及子宫肌炎等。

【注意事项】慢性盆腔炎以宫寒血瘀型为多见，服用少腹逐瘀汤后，大部分病例除临床症状改善外，部分病例血白细胞数，肝功能异常者恢复正常，说明本方药物具有调动和提高机体免疫功能的作用。宫寒血瘀型慢性盆腔炎患者的全血比粘度，血浆比粘度，以及血浆纤维蛋白原值均较正常人增大，说明这类病人血液中红细胞和血小板聚集程度、红细胞内粘度与刚性的升高，可能是造成病变局部缺血，结缔组织增生，使患者附件增厚，压痛，以及子宫骶韧带增粗，变硬，压痛的因素之一。服用少腹逐瘀汤后，能使临床症状及体征消失或改善，说明本方具有抑制红细胞和血小板聚集功能，从而降低血液粘度，改善血液循环及血液的理化性质，增强吞噬细胞的吞噬功能，促进炎性病灶的消退及增生性病变的软化和吸收。

加减桂枝茯苓方

【组成】①桂枝茯苓汤：茯苓、白芍各 12g，桃仁 7.5g，丹皮、当归、制香附各 9g，玄胡、桂枝各 6g。

②桂枝茯苓丸：桂枝、茯苓、丹皮、桃仁、白芍各等量。上药共为细末，炼蜜为丸，每丸重 6g。

【用法】汤剂，以水两碗半煎成大半碗，空腹温服，渣再煎服。服药后休息半小时。丸剂每日服 2 次，每次 1 丸，开水送服。

【功效主治】本方敛阴镇痛，逐瘀生新，活血理气止痛。主治慢性盆腔炎（结缔组织炎、慢性附件炎、子宫肌炎等）。

【注意事项】①本方所治 50 例盆腔炎中慢性 35 例，治愈 27 例，痊愈率 77.1％；急性 5 例，痊愈 4 例，占 80％；亚急性 10 例，痊愈 8 例，占 80％。相比较而言，似以急性疗效较好。②本方治疗盆腔炎确有一定疗效，但其机理尚待研究。

（六）慢性炎性包块方

桂枝赭石汤

【组成】桂枝、赤芍各 10g，茯苓 15g，丹皮、桃仁各 9g，赭石 45g。

加减变化：气虚者加党参、北芪各 15g；血虚者加熟地 12g，当归 10g；寒盛者加附子 8g；血热者加生地、旱莲各 12g。

【用法】日服 1 剂，10 剂为 1 疗程。

【功效主治】化瘀消瘕。主治妇女盆腔炎性肿块、卵巢囊肿等良性肿块。

【注意事项】妇女盆腔良性肿块，包括现代医学所指的炎症渗出性积液包块、卵巢、黄体囊肿及子宫肌瘤等。临床采用活血化瘀，理气消坚的中药保守治疗，很受患者欢迎。桂枝赭石汤由桂枝茯苓丸加赭石组成。方中桂枝入血理气温通血脉；茯苓健脾淡渗；丹皮、桃仁化瘀活血；赤芍凉血和营；赭石功能祛瘀养血，《本草再新》谓其"治血分，去瘀生新"，寓于桂枝茯苓丸方中，既引诸药下降以达病所，又增祛瘀养血之功。全方诸药协和共奏化瘀消瘕之功。用本方据证加减治疗妇人盆腔良性肿块均有程度不同的效果。尽管良性肿块临床证型复杂，辨证治疗中仅掌握肿块的性质非恶性而肿块的大小不超过鸭蛋大者，均可用本方投治。

清热软坚汤

【组成】①盆腔炎清热汤：银花、连翘、败酱草各24g，苡仁、玄胡各15g，冬瓜仁、赤芍、桃仁、栀子、川楝子各12g，丹皮10g，制乳没9g。腹胀气滞者加广木香、香附；热毒过盛者加蒲公英、紫花地丁；白带多者加黄柏、椿根皮、白鸡冠花；包块大而硬者加三棱、莪术、昆布、海藻。

②盆腔炎包块方：蒲公英24g，紫花地丁20g，苡仁15g，鸡血藤、茯苓、花粉各12g，赤芍、天葵子、桃仁、丹皮各9g，桂枝6g。包块大者加三棱、莪术、乳香、没药；腹痛甚者加灵脂、蒲黄、桔核；腹胀明显加广香、香附、川楝子；自带多者加黄柏、乌贼骨；气虚加党参、白术、黄芪；血虚加当归、熟地。

【用法】发热期以热毒壅盛为主，用盆腔炎清热汤；包块形成期以气滞血瘀为主，用盆腔炎包块方。上药水煎2次，每日1剂。

【功效主治】盆腔炎清热汤清利湿热，活血祛瘀；盆腔炎包块方清热解毒，活血化瘀。两方分期使用，主治盆腔炎性包块。

【注意事项】本病热毒壅盛、气血瘀阻是主要病机，因而治疗上着重解决这两方面的矛盾，采用清热解毒、行气活血化瘀的治法，获得了较好疗效。在治疗过程中，有些病例单用西药抗炎治疗效果不够理想，当加用中药以后，疗效显著，病程缩短，提示中西结合治疗本病的长处。

十、外阴白色病变

外阴白色病变包括由于各种因素影响所致之外阴部皮肤及黏膜的不同程度变白及（或）粗糙、萎缩的状态。1975年国际外阴病研究会改称"外阴白斑"为"慢性外阴营养不良"，并根据其组织病理变化的不同而分为增生型营养不良（包括无非典型增生、非典型增生两类）、硬化苔藓型营养不良、混合型营养不良（亦包括无非典型增生、非典型增生两类）三种类型。

外阴瘙痒为本病主要症状，搔抓可造成局部破溃与感染而出现烧灼感、疼痛、流液。增生型皮肤增厚似皮革，粗糙，或有鳞屑、湿疹样改变，表面颜色多暗红或粉红，夹杂有界限清晰的白色斑块；硬化苔藓型皮肤或黏膜变白变薄，甚至裂开，阴道口萎缩者可致性交痛；混合型是在外阴萎缩的基础上又有增厚的斑块或疣状增生灶。各型均以病检为主要诊断依据。

西医治疗可内服维生素 A、B$_2$、B$_6$、鱼甘油等；局部用药以止痒、消炎、润肤和改善局部营养为目的，用药应依据病理类型。如增生型可用肤轻松、氢化可的松等软膏涂擦；硬化苔藓型给予 1~2% 丙酸睾丸酮鱼甘油软膏；混合型则用丙酸睾素软膏与可的松软膏合用或先后使用。氦氖激光照射对外阴硬萎有一定疗效。

本病一般属中医"阴痒""阴蚀"等病证范畴。其发病机理，常因肝肾阴血不足，不能滋养阴器，血虚生风化燥，而致阴部奇痒难忍；或因脾气亏虚，一则气虚血少，不能滋养阴部，脾虚又可生湿，流注于下，形成气血不足而湿浊停滞的虚实夹杂局面；或因湿热内盛，热蕴阴部肌肤而致阴痒阴肿；久病入络，气血运行不畅而成瘀滞，与湿浊相互胶结，而见苔癣、奇痒、干裂诸候，且经久难愈。治疗当结合病因病机，或滋养肝肾，养血熄风止痒；或清热利湿，祛风止痒；或活血化瘀软坚；或健脾祛湿杀虫等。

本节选介消斑膏丸方、蛇桑坐浴方等治疗外阴白色病变验方共 13 首。

消斑膏丸方

【组成】①外用消斑膏：A、消斑膏 1 号：补骨脂、仙灵脾各 9g，生狼毒、白藓皮各 6g，蛇床子、徐长卿各 15g，薄荷 1g。用其酒精渗出液，回收浓缩后，制成霜剂；B、消斑膏 2 号：即 1 号去薄荷，加 0.1% 强的松粉拌匀而成（制法同上）；C、消斑膏 3 号：即 1 号去狼毒、薄荷，加白花蛇舌草、一枝黄花各 30g（制法同上）；D、消斑膏 4 号：即 1 号去薄荷加丙酸睾丸酮做成 0.2% 的霜剂（制法同上）。

②内服消斑丸：黄芪、丹参、当归、菟丝子、仙灵脾、白蒺藜各 3g，白藓皮 4g，木香 0.2g。共研细末，做成蜜丸或煎成汤剂（以上为 1 日量）。

【用法】①外用消斑膏：1 号适用于外阴无破溃或皲裂者；2 号适用于对 1 号有过敏反应但无癌变可能者；3 号适用于局部有感染、破溃或皲裂，或有霉菌，滴虫感染者；4 号适用于外阴萎缩或有粘连者。

以上软膏均每日外涂阴部 1~2 次。

②内服消斑丸：每日 2 次，每次 10g。所有病例均服此丸。

膏剂外用和丸剂内服，均以 3 个月为 1 疗程。一般用药 1~3 个疗程。

【功效主治】 外用消斑膏重在清热解毒、杀虫止痒、补肾温阳；内服消斑丸功可益气养血、活血化瘀、补肾、杀虫、祛湿。两方内外合治，主治外阴白色病变（包括外阴硬化性萎缩性苔藓，外阴皮炎、外阴非典型增生等）。

【注意事项】 本组方药内外合治，既能补气养血、补肾以治本，又能清热祛风、除湿杀虫止痒以治标，总有效率达 93.9%。但治愈率还不够高，且停药后容易复发（如治愈的 18 例中，有 6 例于停药 2 个月到 1 年有反复）。因此，如何进一步选择方药、改进剂型、缩短疗程，尚需观察研究，以期不断提高治愈率。

蛇桑坐浴方

【组成】 蛇床子、桑叶各 30g，红花、紫草各 20g，石菖蒲 15g。

加减变化：湿热下注型：主方加黄柏 15g，白头翁 25g；肝肾不足型：主方加肉苁蓉 30g，艾叶 20g；肝肾不足兼湿热下注型：主方加防风、乳香、没药各 20g，皂刺 15g。

【用法】 ①中药坐浴：以上方水煎每日坐浴 15 分钟，15 日为 1 个疗程。

②电热针治疗：采用本院自制 DR2-1 型电热针仪。以 2% 碘酒及 75% 酒精消毒针具 15 分针备用，用半导体点温计测治疗前后温度，针刺病变处（也可从健康皮肤进针直达病变区）。电流量为 55~110mA，行针 30 分钟。同时配合针会阴、曲骨、中极穴位治疗。每日或隔日 1 次。15 次为 1 个疗程。个别患者针刺前用 0.2% 利多卡因表面麻醉。针法：对增生型以浅刺为宜，萎缩型以深刺为宜。

③外用药：病变局部涂紫草油，能保护皮肤，预防皲裂。制法：紫草 10g 洗净晾干，放入香油或胡麻油 100mL，浸泡 7 天，取出消毒后使用。

④内服中药：对非典型增生型用山慈姑、山豆根各 30g，半枝莲 25g，鹿角霜、蜂房各 15g，每日 1 次。水煎服。15 日为 1 个疗程。

【功效主治】 以电热针疏通经络，调整气血。用中药清热利湿止痒。主治外阴白色病变。

【注意事项】 根据电热针具有疏通经络，调整气血，将热效应直接引入病灶，其散热途径由深部到浅表的优点，采用局部针刺并配合其他穴位进行治疗，收到良好效果。主要配穴会阴为冲任督脉交会，可调理冲任、调和阴阳，曲骨、中极均属任脉，刺之可通调冲任气血，改善微循环及局部营养状态。同时加用中药,自可提高疗效。本组非典型增生一级患者,经过治疗后严密观察,无1例癌变。说明非典型增生是可逆的。

中西结合方

【组成】①中药:丹参注射液。②西药:维生素 AD 胶丸、维生素 E。

【用法】①取穴横骨、曲骨、阴阜、阿是穴消毒后,用 5 号注射针头于穴位处斜刺进针约 1~2cm,刺后病人感酸胀沉重时,在穴位两侧分别缓慢注入丹参注射液 1~2mL,每 4 天注射 1 次,10 次为 1 疗程。不愈者可继续穴注,直至痊愈。

②维生素 AD 胶丸每次 1 丸,每日 3 次;维生素 E100mg,每日 3 次。均口服。

【功效主治】活血化瘀,抗菌消炎。主治外阴白色病变。

【注意事项】针对外阴白色病变的致病特点,选用丹参注射液,能活血化瘀,抗菌消炎,促进局部血液循环和改善局部营养状况。加用西药,又可增强疗效。经临床观察,本方效果较好,但对活检证实为不典型增生或重度不典型增生患者,应作单纯性外阴切除术,而施用本法不能获效。

辨证系列方

【组成】①内服方:A、肝经湿热型:龙胆草、当归、淫羊藿、补骨脂各20g、柴胡、黄芩、生地、车前子(包)各30g,栀子、川芎、泽泻各15g,甘草9g。每周服 2 剂,每剂用 2 日。B、肾阳虚衰型:熟地、山药各30g,当归、菟丝子、补骨脂、淫羊藿各20g,山茱萸、杜仲各15g,制附子、甘草各9g,肉桂6g。用法同前。C、肝肾阴虚型:枸杞子、菊花、泽泻各95g,熟地、菟丝子、山药各30g,川芎、黄柏各12g,山茱萸、当归、补骨脂、茯苓、丹皮各20g。用法同前。

②外阴湿敷方:当归、苦参、蛇床子、菟丝子、地肤子、苍耳子、百蒺藜各 30g,补骨脂、紫荆皮各 20g,淫羊藿、皂角各 15g。煎 3 次合为1500mL,为 3 天用量。局封的第 2 天开始湿敷。每日用 500mL 分 2 次于病损区热敷,保温 30 分钟。

③局部封闭:当归注射液 2mL,维生素 B122mL,2%普鲁卡因 4mL,地塞米松注射液 4mg,混匀,分别在阴蒂注入药液 1/4 量。然后将针头转向两侧小阴唇各注药 1/4 量。将余 1/4 药液注入阴道后联合或肛门周围病损区。如病变范围较大。可酌情增加药量 1~2 倍,缓慢注入病损皮下。每周封闭 1次。如皮肤黏膜有破溃者,上述药中加入庆大霉素 4 万单位。外阴萎缩者,皮下加注丙酸睾丸酮25~50mg。

【用法】 全部病例同时采用以上三种方法治疗。4 周为 1 个疗程，经期停止治疗。

【功效主治】 外用方功能清热解毒，活血通络，消肿止痒。内服方则根据证型具有清利湿热，补肾壮阳，调养肝肾等不同作用。主治外阴白色病变、外阴慢性皮炎，神经性皮炎等。

【注意事项】 内服辨证方的同时，局部封闭选用地塞米松软化组织，松解粘连。维生素 B_{12} 改善神经功能。丙酸睾丸酮扩张血管，促进蛋白合成。外阴湿敷剂中选用有性激素样作用的菟丝子、补骨脂、蛇床子和淫羊藿。白蒺藜有抗癌和祛白斑之作用，补骨脂可加深皮肤色泽。紫荆皮、苦参、蛇床子有止痒、消肿、清热解毒作用。当归、皂角活血通络。中西药协同作用，药物直达病所，能改善病损区的微循环，增加细胞营养，促进组织修复和再生。

外阴消斑方

【组成】 ①内服方：白藓皮、薏苡仁、赤芍、丹皮、黄柏、丹参、土茯苓、蝉蜕、白花蛇舌草、贯众（包煎）、夏枯草、生地各 12g。维生素 E、维生素 B_1、维生素 B_{12}、己烯雌酚。

②外洗方：雄黄 15g，苦参、蛇床子、鹤虱各 50g。

③外涂药：炉甘石洗剂。

【用法】 内服方日 1 剂。维生素 E50mg，维生素 $B_1$20mg，每日 3 次。维生素 B_{12}500~1000mg，隔日 1 次，10 次为 1 疗程。也可口服少量己烯雌酚。外洗方水煎取滤汁，入盆内坐浴，先熏后洗，每日 2 次，每次 20 分钟。中药坐浴后，外涂药擦于患处，每日 2 次。

【功效主治】 主治外阴白色病变。

【注意事项】 外阴白斑究其病源与肝脾肾三脏关系密切。肝肾阴亏，或郁化热，可使热邪内蕴；外感湿邪，或脾虚失运，可使湿邪内留。湿与热结，下注于阴部，故发此病。所以从整体看，本病是以肝脾肾三脏功能失调为本，外阴部局部病变为标。故内服药侧重调理肝脾肾三脏功能以治其本，使湿热清除，风熄毒解，气血平和，以澄清病源。用熏洗药和外敷药，直接作用患处而治其标，使肿消、斑化、痒止，如此标本兼治，故每获良好。

解毒消斑方

【组成】 ①内服方：杭白芍、北黄芪、鸡血藤各 20g，苍术、黄柏各 6g，地肤子、川楝子、凌霄花各 9g，何首乌、土茯苓各 15g。

②外洗方：土茯苓 60g，槟榔、忍冬藤各 30g，泽兰叶 20g。

③外敷方：鲜旱莲草、鲜首乌叶各适量。

【用法】内服方每日 1 剂，水煎服；外洗方每日 1 剂，水煎，趁热熏洗阴部，每天 2~3 次；外敷方每日 1 剂，将药物捣烂外敷患处。

【功效主治】以清热解毒、燥湿杀虫为主，佐以活血通络，双补气血。主治外阴白色病变。

【注意事项】斑老认为本病的发生与湿热秽毒侵袭，阻遏经脉，气血输布失常，外阴失养而变白；湿浊秽毒壅遏于阴部而致瘙痒等密切相关。过去仅从阴痒论治较为局限，当佐以活血通络，调理气血以消除白斑为是。方中用外洗药和外敷药重在清除秽毒，杀虫止痒；内服药则以清热燥湿，活血通络，调补气血之品为主。诸方合用，外治、内治，共奏祛邪消毒，通络散瘀，益气养血而消斑止痒之效。

消斑羊藿膏

【组成】淫羊藿 100g，鱼肝油软膏适量（将淫羊藿研成极细粉末，然后用鱼肝油软膏调匀即可）。

【用法】先排空尿液，用生理盐水将外阴洗净，再用棉签将药膏涂于患处，1 日 2 次，7 天为 1 疗程，痊愈为止。治疗期间禁房事，忌食辛辣刺激性食物。

【功效主治】主治外阴白色病变。适用于阴部红肿、胀痛、黏膜及皮肤变白变厚，失去弹性，干燥或有瘙痒、灼热感，皮肤表面发生裂纹和溃疡者。

【注意事项】本病属中医"阴痒"范畴，症状为带下量多，皮肤变白变厚。淫羊藿性味温、辛、甘，有祛风除湿之功，故用此药调合鱼肝油软膏治之，疗效颇佳。

银蛇参浴剂

【组成】①中药浴剂：蛇床子、苦参、连翘各 30g，当归、银花各 20g，冰片 6g（后下）。②0.1% 求偶素软膏。

【用法】中药浴剂每日 1 剂，水煎后取药液坐浴，每日 2 次，每次 20~30 分钟，坐浴后患处涂擦 0.1% 求偶素软膏。2 周为 1 疗程。治疗期间，保持外阴清洁，忌用肥皂擦洗，避免抓伤，勿食辛辣食物，衣着勤换洗。

【功效主治】本方功能清热除湿，止痛、止痒。主治外阴白色·病变。

【注意事项】本病属脾虚湿盛，郁久化热，湿热蕴结，夹湿下注，当以清热化湿为主。方中蛇床子燥湿止痒，苦参清热解毒，除湿。当归能走能散，力刚可攻，活血力大，并有抗维生素 E 缺乏症的功能。连翘清热解毒，散风热，治疮毒，配银花可增强杀菌能力。冰片辛香走窜，性凉而能散热化腐，止痒，止痛。现代医学认为本病系女阴皮肤、黏膜营养障碍而致的组织变性及色素改变的疾病。其病因可能与卵巢功能低下或某种未知因素使外阴组织失去对雌激素的反应有关，故选用求偶素软膏外涂患处。

清肝引经汤

【组成】①内治方：生地、当归、丹皮、黄芩各 12g，白芍、川牛膝、鸡血藤、威灵仙各 15g，玄参 7g，栀子、甘草各 6g。

加减变化：心烦失眠加龙骨 20g，麦冬 15g；头晕加枸杞子 15g，菊花 12g；腰痛加巴戟天 12g，川断 15g。

②外治方：苦参、蛇床子、仙灵脾、威灵仙、白藓皮各 30g。

【用法】内治方日 1 剂，水煎服。外治方配合内服药同时治疗，加水 2000mL，煮沸 15 分钟后，熏洗患处，每日 1~2 次，月经期停用。

【功效主治】清热泻火，养血滋阴。主治外阴白色病变。

【注意事项】外阴白色病变，究其病因病机，主要原因与肝气不疏，郁久化热有关。肝经循行外阴部位，肝郁化热，灼血伤津，血虚化燥，筋脉肌腠失去濡养，以致皮肤变白，奇痒、灼痛，甚至萎缩。故方中用当归、白芍养血柔肝；生地、玄参清热凉血，养阴生津；丹皮、栀子、黄芩、甘草清泄肝火；川牛膝活血通脉，引血下行；配鸡血藤、威灵仙助当归养血活血通络，以增强局部病灶的血液循环。全方配伍得当，内外并用，故获效显著。

加减左归汤

【组成】熟地 24g，山萸、淮山药、枸杞、怀牛膝、龟胶、菟丝子各 12g，丹参、何首乌各 15g。

加减变化：外阴皮肤干燥严重，阴道分泌物极少者加玄参 15g，知母 10g，天冬 12g；外阴瘙痒加白藓皮 15g；大便干结者去菟丝子加肉苁蓉；失眠多梦加枣仁 10g，柏子仁 12g。

【用法】水煎，每日 1 剂。第 1、2 煎混合于早晨空腹服，第 3 煎晚临睡前服。

【功效主治】本方补肝肾，填精血，主治外阴白色病变。

【注意事项】根据本组病例观察，因早婚多孕，或房事过度，或失血过多，或绝经期妇女而发病，故以肝肾亏损，精亏血少为病变特点。厥阴之脉络阴器，前阴为肾之窍，肝肾精亏血少，阴器失养以致外阴干枯、萎缩变色；精亏血少，冲任空虚则经行量少甚或经闭。针对病机，治疗应以补肝肾、填精血为主要规格用法，故选用左归丸化裁而获效。

温阳解毒组方

【组成】①内服方：丹参 30g，当归、赤芍、紫苏、白芷、巴戟天、淫羊藿各 15g，鸡血藤 30~45g，丹皮 20g，桂枝 10~15g。凡少气无力、头晕自汗，或局部萎缩明显者加用黄花 10~30g，陈皮 5~10g；口干舌燥、手足心热加用女贞子、旱莲草、枸杞子各 15g；局部肥厚，角化较甚者加用三棱、莪术各 10g；阴痒甚，带下者，加用土茯苓、苡仁各 15g。

②熏洗方：马齿苋 30g，艾叶、川椒、硼砂各 10g。痒甚加生蒲黄、当归各 15g。

③外涂药：包括治白膏Ⅰ号（血竭 40%，马齿苋 20%，生蒲黄 20%，章丹 10%，元胡 5%，枯矾 5%，制成软膏）；治白膏Ⅱ号（血竭 20%，生蒲黄 50%，章丹 10%，蛤粉 10%，白芷 5%，铜绿 5%，制成软膏）；20%富新钠水溶糊剂；醋酸去炎松软膏或肤轻松软膏。

【用法】①内服方水煎服，每日 1 剂，每周服 4~6 剂；②熏洗方每日煎汤熏洗局部各 1 次；③外涂药一般每日局部外涂 1 次。

临床上应根据患者局部病变的不同而分三组，选用不同药物治疗。

第一组：患处局部肥厚，角化或萎缩者，用内服方、熏洗方和外涂治白膏Ⅰ号治疗。如涂治白膏Ⅰ号后，局部病变显著好转，或对治白膏Ⅰ号有反应，局部痛痒及皲裂破溃者，改涂治白膏Ⅱ号。

第二组：局部角化不甚、肿痛、皲裂、溃疡、阴痒严重者，或为非特异性女阴炎患者，除用内服方、熏洗方外，外涂药用 20%富新钠水溶糊剂治疗。

第三组：视情以上两组药物交叉使用，或有时加用扑尔敏、强的松、利血平、安络血内服，局部红肿及痛痒明显时用醋酸去炎松或肤轻松间断外涂。

【功效主治】内服方功可温肾壮阳、活血化瘀、祛风止痒、温经通络；熏洗方及外涂药重在清热解毒、活血止痒。主治外阴白色病损（包括萎缩性硬化性苔癣、非特异性女阴炎、非典型性增生、女阴神经性皮炎及湿疹等）。

【注意事项】本病一般可归类于中医"阴痒""阴蚀""阴肿"等病范畴。拟用以中药内服为主，辅以熏洗及外涂药外治，临证表明具有一定的疗效。个别患者，坚持中药内服而不用外治方药，同样有较好疗效。外涂药物中，治白膏Ⅰ号对于角化层较厚者脱落快、恢复色泽作用较明显，有一定止痒作用，但对儿童及局部皮肤黏膜菲薄者宜慎用。治白膏Ⅱ号药性较温和，反应少，可较长时间连续运用于病情至好转或用于对Ⅰ号有反应者。

十一、外阴瘙痒症

外阴瘙痒是多种原因所引起的一种症状。常因阴道分泌物刺激、尿失禁、尿道瘘、肛裂或肛瘘时外阴皮肤受尿粪浸渍，对药物或穿化学纤维内裤以及橡皮月经带等过敏所致。全身原因有糖尿病、维生素缺乏、黄疸、精神因素以及辛辣食物的刺激等。临床上常表现为阴蒂肿大、小阴唇瘙痒不适，有的波及到整个外阴及肛门周围，甚者奇痒难忍，坐卧不宁。常在月经期或食用辛辣刺激之物后加剧。检查外阴除有抓痕或红肿外，一般无皮损；长期瘙痒可引起溃破、红肿或继发性感染，转为慢性时可呈苔癣样硬化。

本病西医主要采用对症治疗。除要求保持外阴清洁干燥、严禁搔抓、热水烫洗等外，常用3%硼酸溶液或0.02%呋喃西林溶液湿敷，外涂肤轻松软膏、地塞米松软膏等，内服多种维生素、镇静剂或抗过敏药物。

本病一般属中医"阴痒""阴门瘙痒"范畴。常因肝经湿热下注，郁久生风化燥，湿毒互结；或因肝肾不足，阴血亏虚，化燥生风所致。治疗当结合病机，或清热解毒、祛湿止痒为主；或滋养肝肾，养血熄风止痒为先；久病入络，还应兼顾活血化瘀。一般以外治为主，内、外合治，可提高临床疗效。

蛇白汤

【组成】蛇床子、白藓皮、黄柏各50g，荆芥、防风、苦参、龙胆草各15g，薄荷1g（后下）。

【用法】带下多而黄者黄柏加倍，有滴虫者苦参加倍，霉菌感染者龙胆草加倍。对各种有原发病因素引起的并发症应加用其他药物治疗。上方水煎，外用熏洗，每日2次。如阴道内瘙痒可熏洗阴道。10~15天为1疗程，一般1个疗程后即可明显好转或治愈。

【功效主治】杀菌止痒，主治外阴瘙痒症。

【注意事项】女阴瘙痒症，无论老幼均可染患，本组400例中年龄10~

62 岁。其病因除单纯性女阴瘙痒症外，其他尚有因滴虫性阴道炎、霉菌性阴道炎、老年性阴道炎、妊娠、宫颈炎、妇科出血性疾病、女阴湿疹等引起的外阴瘙痒症。其表现症状为外阴、阴道瘙痒，白带过多，外阴湿疹，阴道炎性充血或萎缩，外阴、阴道枯干等。经治疗，疗效显著。

蜀椒汤

【组成】蜀椒、蒲公英、艾叶各 15g。

【用法】上药加水 1500mL 左右，放置火上煮沸后，用文火继煎 2~3 分钟，将水倒入盆中，待水温适宜（60℃）方可洗浴局部 10~25 分钟，1 日 2~3 次，1 帖洗剂可供 2 次煎煮使用。

【功效主治】杀虫止痒，清热止带。主治外阴瘙痒症（湿热型）。

【注意事项】经临床观察，蜀椒杀虫力很强，若用量在 10g 以上水煎洗浴局部，可较迅速地杀灭阴道内霉菌等，对湿热型阴痒疗效尤佳；蒲公英有较好的清热解毒、消肿止痒的效能，对消除阴部的肿痛起重要作用；艾叶有一定的杀虫作用及良好的柔和、润泽外阴及黏膜的作用，对局部溃烂面起愈合作用。三者合用，起杀虫止痒、清热止带作用。

苦参外洗方

【组成】苦参、白藓皮、蛇床子各 30g，冰片 3g，防风 15g，荆芥 10g，花椒 20g，透骨草 35g。

加减变化：外阴溃烂者加明矾 30g；带下多者加黄柏 20g，乌贼骨 30g；伴外阴部痛者加白芷 15g。

【用法】上述药物除冰片外，煎取药液，再入冰片。趁热外熏外阴 10~20 分钟。待药液稍凉后，徐徐洗涤患处。每日 1 剂，早晚各 1 次。

【功效主治】清热燥湿，解毒止痒。主治外阴瘙痒证。

【注意事项】本病的主要致病因素为湿热蕴结，风邪侵淫，湿热下注。方由清热燥湿、杀虫止痒之苦参、蛇床子、白藓皮、冰片、花椒，以及祛风除湿、解毒止痒之透骨草、荆芥、防风组成。诸药伍用，共奏祛风清热，胜湿止痒之功。

蛇床子洗方

【组成】蛇床子、地肤子各 12g，蒲公英、苦参、生大黄、川柏各 8g，威灵仙、白藓皮、枯矾各 6g，薄荷 3g。

【用法】上药共研粗末，为 1 日剂量，装入布袋内水煎 2 次，薰洗坐浴，每日 2 次，每次 10~15 分钟，停服其它药物，忌鱼腥辛辣之物，遇月经停药。

【功效主治】清利湿热，兼以杀虫。主治外阴瘙痒症。

【注意事项】此病以湿热下注为主，治法则当清利湿热，兼以杀虫，故重用蛇床子利湿杀虫。试图以"煮散"熏洗外治法以观其效，结果发现研末煎洗较之饮片煎洗效果更显，且用量少，值得进一步研究。

银蛇止痒方

【组成】银花、蛇床子各20g，黄柏15g，苦参、蜀椒、白藓皮、明矾各10g，食盐3g。

【用法】上药共煎水外洗外阴，每日1剂，煎洗2次，5剂为1疗程。

【功效主治】本方功可清热祛湿、活血祛风、止痒。主治外阴瘙痒症。

【注意事项】本方选用银花、蛇床子等清热解毒、祛风止痒，颇合外阴瘙痒症病因病机。故收效明显。

雄黄熏灸方

【组成】①外用药粉：雄黄、硫黄、白芷、明矾各60g。上药共研细粉。②针灸选穴：主穴：曲池、少府、三阴交、蠡沟。配穴：白带多，加针气海、血海；滴虫性阴道炎加针大椎；女阴白斑加针曲骨。

【用法】①针法：每次留针15分钟，每隔15分钟行针1次。曲池、少府、蠡沟用补法，左右交替轮换针刺，三阴交用泻法。连续治疗5次为1疗程。

②熏灸法：针刺后，患者两腿自然分开坐在熏灸凳上，医师用窥阴器扩开患者会阴。嘱患者用一手扶住窥阴器尾部。取上述药粉3g洒在60克艾绒上，置于熏灸器上燃烧，以烟熏外阴及阴道后穹窿部位，每次熏灸20分钟。单纯性瘙痒者可不用窥阴器。

【功效主治】针刺以上诸穴能清利湿热，调理肝脾；中药有燥湿杀虫作用，以其熏灸能消炎止痒。针刺并熏灸能消炎、抗菌、止痒。主治外阴瘙痒症和霉菌性、滴虫性阴道炎。

【注意事项】①三阴交是肝脾肾3条阴经的交会穴，具有补益气阴清利三阴经的经气，引湿下行的功能；蠡沟穴为足厥阴肝经络穴，能清利肝经湿热；曲池穴是手阳明大肠经的合穴，能散风热疏通经络，治各种皮肤瘙痒；少府穴是手少阴心经的荥穴，"诸痛痒疮皆属于心"，故为治疗阴痒的要穴。针刺以上穴位能清利湿热，调理肝脾。②艾叶，具有止痒、消炎、抗菌作用，对各种细菌有不同程度的抑制作用。硫黄能杀虫杀菌，雄黄杀虫燥湿，明矾能收湿杀虫燥湿，白芷能祛湿止痒治赤白带下。诸药合用，燥湿杀虫，以其熏灸，有消炎止痒、抗菌作用。针刺熏灸并用，则消炎、止痒、抗菌作用更强，故对外阴瘙痒有较好效果。

针刺治疗方

【用法】①取穴：主穴中极、会阴穴。配穴气冲、阴陵泉、三阴交、照海、太冲穴。

②操作与手法：针具经高压消毒，以 75% 酒精消毒皮肤，快速进针，继以小幅度提插捻转相结合（会阴部不提插），待得气后，留针 30 分钟，每周针刺 2 次，以 10 次为 1 疗程。

③注意针感反应：腹部穴针感一般是向外阴部放射，会阴部在留针期间以阵阵温热感为宜。

【功效主治】清热泻火，健脾利湿。主治慢性外阴瘙痒症。

【注意事项】针刺疗法是一种较经济简便的方法。止痒效果较显著，且对促使皮损痊愈或好转也有一定疗效。本组针刺治疗 56 例的疗效与 1982 年北京铁路总院针灸科所报道的针灸治疗外阴白斑的疗效相近似。说明祖国医学的针灸疗法对外阴部的止痒，改善局部血供、消炎，使组织转化等确有独特的疗效。

十二、盆腔瘀血综合征

盆腔瘀血综合征是由于盆腔静脉慢性瘀血而引起的一种妇科病变，为常见病症之一，多见于 25～40 岁有过妊娠分娩的妇女，常与流产、难产、输卵管结扎术等因素相关。其临床特征是：慢性下腹部疼痛，腰骶痛，性交痛，痛经，极度疲劳感，性感不快，白带过多，乳房痛等；妇检可见外阴阴道静脉怒张，宫颈呈紫蓝色，大部分子宫后倾后屈，肥大，宫旁压痛，但无明显病灶，既往无明显急性盆腔炎感染史。其发病原因主要因为盆腔内静脉丛多，有阴部静脉丛、膀胱阴道丛、子宫阴道丛等；膀胱、生殖器官和直肠三个系统静脉丛彼此相通，且静脉壁薄，中小静脉均无瓣膜。因此，三个系统间任何一个静脉回流障碍，皆可影响其他两个系统，使盆腔静脉内血流迟缓。对可疑患者，可行盆腔静脉造影术，观察盆腔静脉回流速度，有盆腔瘀血时，静脉回流速度明显变慢，造影剂流出盆腔要超过 20 秒钟。盆腔血流图亦可用以确诊。

本综合征的治疗，轻者取侧卧位、胸膝卧位，纠正便秘，治疗宫颈炎，加强盆腔肌肉锻炼，避免过度疲劳等；重者可作圆韧带悬吊术及骶韧带缩短术，或韧带筋膜横行修补术，或经腹全子宫附件切除术等。

结合临床特征，本综合征一般可归类于中医"腹痛""痛经""带下"等病证范畴。或因肝气郁结、气机阻滞，渐至血瘀之证；或因早婚早育、多生多育，精气耗伤，气虚无力而致瘀滞；或因湿热蕴结下焦，热毒瘀血互相影响而成本病。无论何种成因，最终均可导致气滞血瘀，故治疗当以理气活血、化瘀消癥为基本法则。

加减桂枝茯苓汤

【组成】桂枝、茯苓、丹皮、桃仁、白芍各10g。

加减变化：血瘀伴血热口苦尿赤，舌红苔黄脉数者，加大黄10g；伴气滞见乳房胀痛、胁痛、经前加重，脉弦洪者，加柴胡9g，川朴花、青皮、佛手各10g；伴气虚见头晕乏力、动则气喘，舌淡脉迟涩者，加熟地、党参、黄芪各30g，当归15g。

【用法】上药加水1200mL，煎至400mL，滤出药液；再加水800mL，煎至400mL，2次药液混合，早晚空腹各服400mL，15剂为1疗程。

【功效主治】本方化瘀血，消癥块。主治盆腔瘀血综合征。

【注意事项】本病多发生于产后或流产之后，属本虚标实，故选桂枝茯苓丸为主方。现代研究证明，丹皮可减轻局部充血；大黄、桃仁可扩张股动脉，增加这些部位的血液供应，改善瘀血状态；另外，本方还具有减轻全血比粘度，降低血浆纤维蛋白原浓度，加速红细胞电泳时间等作用，从而改善微循环，消除瘀血状态，故能消除诸症。

加减桃仁承气汤

【组成】桃仁9g，大黄12g，桂枝、芒硝、甘草各6g。

【用法】上药加水1400mL，煮取450mL，去渣入芒硝，再上文火微沸即成。饭后温服150mL，每日3次。

【功效主治】本方清热化瘀泻下。主治盆腔瘀血综合征。

【注意事项】盆腔瘀血综合征是近年来经盆腔静脉造影证实的一种病变。长期站立、子宫后位、早婚早育及孕育频繁、便秘、慢性盆腔炎等均可使盆腔静脉瘀血。根据本病特点，用清热化瘀泻下的桃仁承气汤治疗。方中桃仁破血祛瘀，大黄攻下瘀积，二药合用，瘀热并治；桂枝通行血脉，助桃仁破瘀行血；芒硝软坚散结，助大黄通便泄热；甘草调胃安中，并缓诸药峻烈之性。全方适用于瘀热蓄积下焦之证。

十三、功能失调性子宫出血病

功能失调性子宫出血病（简称"功血"）是一种常见的妇科疾病，多见于青春期和更年期。临床表现为月经失去其正常有规律的周期，代之以不同频率的经量过多、经期过长的子宫出血。内外生殖器无明显器质性病变，无妊娠并发症或全身出血性疾病。

本病临床分类为无排卵型功血和排卵型功血。①无排卵型功血最常见于青春期和更年期，表现为无规律的子宫出血，经期长短不一，从1~2天到10余天，甚至可达1个月以上，经量多少不一。青春期月经初潮后的1~2年中经常因下丘脑—垂体—卵巢轴调节功能尚未健全而出现无排卵型月经，多表现为周期稀发，经期长，经量多少不定或周期频发的不规则出血。更年期往往开始在卵巢功能完全衰退之前，因反馈功能失调而引起无排卵型月经达数年之久。在生育年龄由于无排卵的不育患者，最典型是多囊卵巢综合征。②排卵型功血大多数发生于育龄妇女，这些妇女均有排卵功能。临床又可分为排卵型月经过多、黄体不全和黄体萎缩不全及排卵期出血等类型。

本病的诊断，首先应排除器质性病变；辅助检查包括诊断性刮宫、基础体温测定、宫颈黏液检查、血液测定、阴道脱落细胞涂片检查、激素测定等。无排卵型功血的治疗，包括采用性激素止血、刮宫、调正月经周期、恢复排卵功能等；排卵型功血则应针对不同的发病原因采用不同的措施，如正常排卵型月经过多常选用睾丸素、前列腺素合成酶抑制剂、止血剂等治疗。

功血一般属中医"崩漏"范畴。其发病机理，常与先天肾中精气不足、血热内扰、气虚摄血无力、瘀血阻滞而新血不能归经等因素密切相关。先天禀赋不足（或早婚多产），精血亏耗，脾气不摄，常为发病之本；郁怒伤肝，肝失疏泄，气血运行不畅，或虚火灼伤脉络，或瘀血内阻，又常为致病之标。中医治疗崩漏，有"塞流、澄源、复旧"之说，对临床颇有指导意义。一般而言，出血量多之时，急以塞流治之，出血减少后当以澄流清本，血正以后调理善后谓之复旧。针对本病病因病机，临床上常采用滋肾养阴、温肾散寒、益气健脾、清肝泻火、疏肝理气、活血化瘀等不同治法，具有较好疗效。

（一）功血通治方

无论是无排卵型功血，还是排卵型功血；无论是青春期功血还是更年期功血，均可视病情而选用之方。

安宫止血汤

【组成】生龙牡、生地各30g，白术、藕节各12g，山药、续断各20g，茯苓、阿胶、杭白芍、乌梅炭、贯仲炭各15g，大小蓟、香附、泽兰各10g。

加减变化：瘀血明显者加三棱、莪术各10g；伴发热者加银花、蒲公英、败酱草各10~20g；肾虚明显者加女贞子、旱莲草、菟丝子、淫羊藿各10~15g；气虚怯弱者加党参10g，生黄芪20g；虚热者加丹皮15g，地骨皮12g；盗汗者加玉竹15g；自汗者重用牡蛎至50g；心悸怔忡者加远志12g；失眠加枣仁20g。

【用法】每日1剂，水煎服。

【功效主治】安宫止血。主治功能性子宫出血。

【注意事项】功能性子宫出血属中医崩漏范畴，是妇科最为常见病证。方中用生龙牡、续断、阿胶以安宫，取续断以补盖肝肾，通利血脉；杭白芍敛阴平肝；茯苓、白术、山药以健脾固冲任；藕节、大小蓟、生地、乌梅炭凉血止血；香附、泽兰祛瘀生新；贯仲炭清热解毒。临床用本方随证加减，收效满意。

育阴止崩汤

【组成】熟地、山萸、杜仲、川断、桑寄生各20g，海螵蛸、白芍、牡蛎各25g，黄胶、怀牛膝各15g，炒地榆50g。

加减变化：如气虚下陷者，加升麻15g，黄芪25g；如流血过多者，倍炒地榆；加侧柏20g；烦热者加麦冬、地骨皮各15g。不出血时，减原方中炒地榆，加何首乌20g，龟板25g。

【用法】水煎服，每日1剂。六服为宜，直至病愈。

【功效主治】育阴潜阳，固冲止血。主治功能性子宫出血（崩漏）。

【注意事项】韩老认为，崩漏证属肝肾阴虚、相火妄动、灼伤胞经者居多，尤其是青年女子先天不足，肾气未充，冲任脉虚，容易产生此病。故育阴潜阳、固冲止血，是治疗本病的常用大法。育阴止崩汤即是针对这种病因病机而设者。

健脾益肾汤

【组成】黄芪、山药各30g 党参、土炒白术、阿胶（烊化）各10g，炒杜仲、生地、熟地、煅龙牡各 15g，炒白芍、乌贼骨各 12g，陈皮，柴胡各 6g，菟丝子 25g。

加减变化：阴虚有热者，太子参易党参，去白术加白茅根、旱莲草各 15g，麦冬 12g，炒黄芩 10g；兼瘀血者，加茜草 9g，三七粉（分冲）3g，益母草 12g；出血量多者加赤石脂 10g，棕炭 15g；出血停止后，去龙牡、乌贼骨，加枸杞、山萸肉、续断、仙灵脾以益肾固本。

【用法】水煎服，每日 1 剂。宜连服 2 个月以上。

【功效主治】本方功可益气健脾，补肾填精，固冲止血。主治功能性子宫出血。

【注意事项】功血之治，前人有"塞流、澄源、复旧"三大法门。临床运用，三者不可截然分开；同时还应结合病因病机而兼用其他治法，以标本兼顾。由于本病其"本"在肾，故血止之后，尤应注意补肾固冲，"本"固则有利于疗效的巩固。

归芪茜七汤

【组成】黄芪、当归各 20g，川芎、赤石脂、党参、阿胶（烊化冲服）、赤芍、丹皮各 10g，三七（冲服），炮姜各 4g。

【用法】日 1 剂，水煎服。如失血量较多，日服 2 剂，好转后改为日服 1 剂，7 天为 1 疗程，一般血止后视病情给予归脾汤加减，以巩固疗效。

【功效主治】健脾补肾，止血养血，活血化瘀。主治功能性子宫出血。

【注意事项】笔者结合自己 30 多年的临床经验，组为是方。方中用黄芪、党参、当归、三七、阿胶补中益气，养血和血止血；茜草、三七、赤石脂并用，祛瘀血，生新血，补而不腻，对因气血两虚、冲任不调因虚致瘀之崩中漏下效果更佳；川芎，赤芍活血化瘀、行气止痛，主治瘀血内阻、气滞血瘀所致血不循经之出血；丹皮凉血活血，散瘀消肿；炮姜消瘀止血，意在滋阴凉血益气，药中加炮姜使不至过凉之腻。本方补气而不留瘀，消瘀而不伤正，凉血不甚苦寒，无损胃气，寓止血于消瘀中，故临床效果较为满意。

升阳举经汤

【组成】黄芪 30g，党参 25g，白术 15g，当归 12g，升麻、柴胡各 9g，白芍、黑姜各 10g，陈皮 8g，炒枝子 12g，炙甘草 6g。

加减变化：小腹痛者加艾叶；血虚者加熟地、首乌；血热者加丹皮、地骨皮；血瘀者加桃仁、红花；气滞者加香附；精神紧张、焦虑者加合欢皮；瘀挟多者加川膝、失笑散；肾虚腰酸痛者加桑寄生、菟丝子；出血甚者加地榆炭。

【用法】每日 1.5 剂，每剂水煎 2 次，每次煎 30 分钟左右，每剂药液煎取 300mL；早晨、下午、夜半分服。服药期间忌酒、生冷、油腻之物。

【功效主治】升举中气，固调冲任，佐以止血。主治功能性子宫出血。

【注意事项】崩漏的发病，主要是因冲任气虚，故单纯止血疗效不佳。作者遵循"下血必升举"的治疗原则，重视补其气，固其中气以止血，故以较大剂量的参、芪、术、草益气摄血固冲任；升、柴助参、芪以升举清阳，从中州论治；当归补血；白芍缓急止痛；栀子、地榆清热凉血；黑姜温化胞宫以止血。诸药合用，冲任得固，出血自止。

固肾调经汤

【组成】黄芪 15～20g，续断（或补骨脂）12g，熟地、侧柏炭各 15g，炒艾叶炭 6g，巴戟（或仙茅）、当归、白芍各 10g。

加减变化：血热妄行者去艾叶炭，熟地易生地，加赤芍、黄芩、生熟蒲黄、藕节炭；肝郁化火者，加制香附、丹参、黄芩，白芍易赤芍；脾虚失摄者，加党参、白术、甘草；若出血如崩，血色鲜红者，加茜草、藕节炭、仙鹤草等；若淋漓不尽，色紫有块，小腹胀，舌有紫瘀斑，此为子宫内有瘀血，当加桃仁、川芎、丹参、益母草。

【用法】上药水煎 2 次，分 2 次服，每日 1 剂。

【功效主治】固肾益气，调和冲任。主治功能性子宫出血。

【注意事项】肾主生殖，肾气盛则天癸至，任脉通，太冲脉盛，月经才能按期而下，且具有生育能力。故冲任和天癸都与肾气有关。肾气虚衰就容易发生冲任不调而出现功血。因此，固肾益气必须与调和冲任方法并用，才能相得益彰。方中黄芪、巴戟、续断固肾益气；与当归、白芍、熟地调和冲任共同治本；侧柏炭和艾叶炭止血以治标。治本为主，标本兼顾，故有较好疗效。

固崩止漏汤

【组成】旱莲草 30g，暮回头、黄芩炭、炒枳壳、陈皮各 10g，茯苓、炒白芍、栀子各 12g，生山药、生麦芽各 25g，生甘草 6g，藕节 45g，生地炭 20g。

加减变化：腰痛者女贞子、桑寄生、续断、菟丝子各 15g；心脾气虚者加党参、黄芪、升麻各 15g；赤白带下者加海螵蛸、茜草、土茯苓各 15g。

【用法】上方水煎内服，1 日 1 剂。若月经来潮，原方去炒枳壳、暮回头、山药，加贯众炭、茜草各 15g，柴胡 10g，服 3 剂后，再服原方。

【功效主治】清热养阴，健脾止血。主治功能性子宫出血。

【注意事项】本方充分体现了历代医家推崇的"塞流、澄源、复旧"三法。血止之后应用补剂巩固疗效，如十全大补汤等。

加减断红汤

【组成】乌贼骨 40g，血余炭、熟地各 20g，茜草 10g，仙鹤草 60~90g，续断 20~30g，五倍子 6g，煅龙骨、地榆（或炭）各 30g。

加减变化：气虚加党参、黄芪、升麻；脾虚加党参、白术、淮山药；气血暴脱加红参、五味子、麦冬；血虚加阿胶、桑椹子、墨旱莲；血热加生地、丹皮、栀子，水牛角；肝郁加生麦芽，柴胡、郁金；肝火盛加胆草、栀子、黄柏；血瘀加三七、牛膝、蒲黄；阴虚加龟板（或龟胶）、山萸肉、首乌；肾阳虚加炮姜炭、鹿角霜（或鹿角胶）、制附子、菟丝子等。

【用法】水煎服，每日 1 剂，连服 6 剂。出血停止后停用基本方，根据辨证治疗。

【功效主治】本方补肾止血，治本与治标兼顾，塞流与澄源结合。主治功能性子宫出血。

【注意事项】功能性子宫出血病位在胞宫，冲任所主，故肾虚是本，其余客邪均属于标，"崩漏发病，其本在肾，位在冲任"乃为肯綮之言。正因如此，故治疗重点应在补肾止血，而止血尤为紧要，在止血之际，先用基本方治本止血，在此基础上，根据辨证针对性地随证增加相应药物以治标，取塞流与澄源相结合，治本与治标兼顾。诸药相合有养肝肾、补冲任、收涩止血、止崩治漏之功，且药性平稳，不寒不热，止血而不留瘀，不论寒热虚实，随证化裁，相应处理多能收效。血止后，停用止涩之品，专事治本，从而达到治愈的目的。至于"宜行血不宜止血"之诫，从现代医学观点来看，发现出血就应用止血剂，与"塞流"止血是一致的，而本方在补肾前提下，确有较强的收涩止血作用，多年来应用本方确获良效，并未发现不良后果或旋止旋出现象，且疗效持久，多未复发，故不宜过分强调禁用止血药。

归芍散

【组成】药由当归、白芍、川芎、茯苓、白术、泽泻，按 1：4：1：1.5：1：1.5 的比例配方组成，共研细末，装入胶囊，每粒含药粉 0.5g。装瓶备用。

【用法】每次服 3g（6 粒），日服 2 次。整个月经周期持续服用，疗程为 3~6 个月。

【功效主治】 本方功可益气、活血、养血。主治功能性子宫出血。

【注意事项】 上海刘树农先生运用此散治疗功血已有 40 余年的临床经验。经临床证实，该散对于功血无论是气滞血瘀还是气血不足，抑或虚实夹杂，均有较好疗效；宜用生药散剂，煎剂疗效不佳；对器质性病变引起的子宫出血无效；对兼有寒证或热证的病例的疗效显著低于无寒热兼证者；合并有胃疾患者宜在饭前半小时服用；对偏于阴虚有热者可伍用适当药物，以减少不良反应。

此外，功血病人经用上方后，微循环障碍明显改善，这可能主要与血液流变性的改变有关。

固经汤

【组成】 旱莲草、仙鹤草各 30g，茜草、侧柏炭、地榆炭各 20g，生地、阿胶、黄芩各 15g，白芍 12g，丹皮、乌梅肉各 10g。

加减变化：肝郁热盛加炒栀子、贯众炭各 15g，大黄炭 8g；脾虚气陷加炙黄芪 20g。党参 15g，白术、升麻炭各 10g；气血两虚加炙黄芪 15g，党参、熟地各 12g，当归 10g；肾阳虚加覆盆子、仙灵脾、赤石脂各 15g，补骨脂 10g；肾阴虚加山萸肉、熟地各 12g，女贞子 10g，黄柏、知母各 6g；血瘀甚加桃仁、红花各 10g，生蒲黄 10g，五灵脂 9g，三七粉 6g（冲服）；虚寒甚加艾叶炭、炮姜汤各 9g，吴茱萸 6g；气滞甚加香附、枳壳各 10g，木香 9g。

【用法】 水煎服，每日 1 剂，7 天为 1 疗程。一般服 1~3 个疗程，即可取效。

【功效主治】 清热凉血，止血调经。主治功能性子宫出血。

【注意事项】 ①功能性子宫出血，据临床观察，其证多属热。固经汤针对血热病机而设。方中黄芩、丹皮清热凉血；地榆炭、侧柏炭、茜草、旱莲草、仙鹤草凉血止血；生地、白芍养阴益血；阿胶、乌梅止血固冲。合而用之，有清热凉血、止血调经之功。②固经汤主要作用在止血治标，而血止后须着手治本。对青春期患者，重在补肾气，益冲任，以服肾气丸为主；育龄期患者，重在舒肝养肝，调冲任，以消遥丸为主；更年期患者，重在滋肾调肝扶脾，固冲任，以杞菊地黄丸、归脾丸为主。

功血灵

【组成】 黄芩炭、栀子炭、生地炭各 15g，白芍炭 25g，丹皮 10g，香附、黄芪各 15~20g，玄参、地榆炭、麦冬各 12g，川断 18g，党参 10~15g，山药 30g。

加减变化：血热者去党参、黄芪，重用丹皮、生地、栀子炭、白芍炭；属血瘀者去地榆炭、白芍炭，重加丹皮、玄参；脾虚者去黄芩炭、栀子炭、生地、玄参，重用党参、黄芪、地榆炭、山药；有肾虚之象去黄芩炭、玄参、栀子炭，加首乌，加重川断之量。

【用法】上药水煎，每日1剂，分2次服。

【功效主治】益气健脾摄血，清热凉血止血。主治功能性子宫出血。

【注意事项】本病属虚属热者多。方中黄芩炭、栀子炭清热凉血，玄参、麦冬、生地既清热凉血又养阴使热去而阴不伤；白芍炭、地榆炭止血，配丹皮则血止而不留瘀；党参、黄芪、山药益气健脾摄血；川断补肾；香附理气。诸药相配，虚实兼顾，既益气健脾摄血，又清热凉血止血，塞流、澄源、复旧于一炉。本病又均有不同程度瘀血，倘一味固涩止血，则难免留瘀使血瘀加重，故在使用活血化瘀方药时必须注意攻中有守，免致破血伤阴，所以对功能性子宫出血患者既不要盲目滥用止血药，更不要因炭类止血易留瘀而畏用。故不论是何种原因的子宫出血，加入适量的活血药，只要配伍得当，效果就会更好。方中丹皮性较平和，活血而不伤正，化瘀而不峻猛，是治疗"功血"的良药。

（二）青春期功血方

补肾固崩汤

【组成】生地炭、熟地炭各15g，阿胶珠、枸杞子、莲房炭各12g，山萸炭、当归身、仙鹤草、炒白术、鸡冠花炭各10g，黑升麻、黑芥穗、五味子、五倍子各9g，茅根炭30g，炙甘草6g。

加减变化：出血如注者加三七粉5g；夹瘀者加茜草根、丹参、三七止血去瘀；出血过多，气随血脱，气虚明显者加党参、黄芪各15g，或加用独参汤；阴虚血热者去白术、熟地炭。

【用法】每日1剂，水煎服，分两次，早晚各服1次。

【功效主治】补肾固冲，养血止血，调养冲任。主治青春期宫血。

【注意事项】通过临床观察，引起青春期功血之因，是由于少年时期的女子，肾气尚未完全充盛，冲任二脉的发育未全，肾的"主蛰、封藏"功能失司，血海的不充或不固，过于早熟所引起的疾患。故经行紊乱，甚则出血不止。笔者采用补肾固崩汤治疗本病30例，总有效率100%。方中生地、熟地、阿胶、当归身养血；莲房、仙鹤草、五味子、五倍子、茅根、鸡冠花止血；枸杞子、山萸肉补肝肾，收涩止血；莲房炭为治疗子宫出血的专药，能走子宫又可为引经药；荆芥穗能入血分，炒炭用可止血，治崩漏下黑紫血块有良效；升麻有升举阳气的作用，因崩漏为下部出血，用升麻可引血上行，与当归配伍能使血循经，恢复正常血液循环则崩漏易止。用于临床，疗效显著。

青春固冲汤

【组成】当归 5g，白芍、熟地、菟丝子、白术各 15g，女贞子、黄芪各 20g，旱莲草、血见愁 30～50g，甘草 10g。

加减变化：血净后减去血见愁，旱莲草减半量，加五味子 15g。

【用法】水煎服，1 日 2 次口服，日 1 剂。

【功效主治】滋阴补肾，固冲和血。主治青春期功能性子宫出血。

【注意事项】青春期功能性子宫出血亦称无排卵功血，其基本病理生理是无排卵。《傅青主女科》说："水出诸肾"。肾虚则经乱，故认为青春期崩漏病根本在肾，病位在冲任，变化在气血，表现为子宫非时下血或为经期或为经漏。调经宜补肾，运用中药补肾固冲任调和气血之法，调整月经周期从而使卵泡能正常生长发育，促进排卵。旱莲草、血见愁补肾止血；当归、白芍养血和血而调经；黄芪、白术、甘草补气调中，气血相宜。肾气旺，天癸充，气血调和，冲任功能正常则经期正常，崩漏自愈。

止漏补先汤

【组成】鹿角胶、龟板胶、杜仲炭各 15g，熟地黄 50g，山药、当归各 10g，山萸肉 20g，枸杞子、菟丝子各 30g，血余炭 1 团，河车粉 25g（冲服），童便为引，以 7～8 岁男孩青白者为佳。

加减变化：兼气滞者加香附 20g，木香 5g；兼血瘀者加红花 5g，五灵脂 10g；兼阴虚火旺者加丹皮 30g，黄柏 10g；阳虚者加巴戟天 15g，血茸粉 2g；兼脾虚者加白术 10g；兼气分热者加沙参 20g，麦门冬 30g；兼气虚下陷者加党参 30g，黄芪 50g，升麻 7g。

【用法】本方水煎服，日 2 次，治疗 15～20 天为 1 疗程。

【功效主治】补肾健脾，益精止血。主治青春期子宫出血。

【注意事项】本病传统治法分为脾虚、肾虚、血热、血瘀等型进行辨证论治。笔者在临床治疗中，是以补先天为主，益后天为辅。因肾藏精，主生殖、发育。"精者，身之本也。"如先天不足，后天失养，等到发育成熟期，则阴血更虚，久之月经不调，气随血陷而成漏证，即现代医学所称卵泡发育不成熟所致。因此在临床中以补先汤补先天为本，用药重视补先天必依血肉有情之品，"精不足者补之以味"，以厚味之品达到澄源的目的。

因气血互根，精血同源，精不足者气必虚，气虚而失摄，往往用此法治疗该病时，几剂即奏效。

固本止血汤

【组成】生地、熟地、旱莲草、白芍、女贞子、川黄柏、地骨皮、炙黄芪、炒白术、失笑散（包）、地榆各 10g，川断 15g，三七粉 3g（冲服）。

加减变化：冲任血热证，加丹皮、炒山栀各 10g；肝肾阴虚证。加龟板、山萸肉各 10g；气虚血瘀证，加党参、当归、红花各 10g，黄芪增至 30g。

【用法】水煎服，日 1 剂，分 2 次服。

【功效主治】补肾养血固冲。主治青春期功能性子宫出血。

【注意事项】随着生活水平的提高，少女过早进入青春期者较多，但因体内性腺激素水平不足，常发生功能性子宫性出血。因本止血汤重在补肾养血固冲为本，以益少女先天；并酌加清热泻火，祛瘀止血之品以澄源兼顾塞流，再伍入益气健脾之药以助生化之源，调养后天补先天，故收效较好。

青春功血汤

【组成】党参、黄芪、女贞子、旱莲草、首乌、杞子各 30g，白芍 15g，知母、地骨皮、生地各 10g。

【用法】分两个阶段用药，第一阶段月经干净至行经前期用本方。第二阶段即行经期，据患者经量及行经期长短，在上方基础上加减，如经量多用槐花、茜草、黄芩炭各 10g，阿胶 12g，花蕊石 9g 等予以固经。3 个月为 1 个疗程。

【功效主治】益气养阴。主治青春期功能失调性子宫出血。

【注意事项】本组 52 例采用了补虚与止血相结合的方法，加强益气摄血的作用。功血虽然是冲任损伤所致，但因为肾为冲任之根，胞宫只有在肾气盛的先决条件下，天癸、冲任、胞宫才能发挥其正常的生理功能。特别是青春期功血，患者尤其表现出肾水亏乏，加之脾气虚弱，冲任虚亏。《素问·阴阳别论》云："阴虚阳搏谓之崩，"所谓阴虚即指肾中阴液亏虚，阳搏即动之义。水亏则火旺，热伏冲任，扰动胞脉，加之脾气虚弱，冲任虚损，失其统摄之权，使胞宫失其正常之藏。故采用益气养阴法，养阴以壮水制火，健脾益气以补体之本，使气血生化有源，统摄有权，血循常道。

强肾止崩汤

【组成】①三法止血汤：黄芪 15～30g，党参 9～12g，白术 9～12g，升麻

3~6g, 益母草 15~20g, 贯众炭 12~15g, 枳壳 12~15g, 生地榆 15~20g, 三七粉 2~3g（冲服）, 旱莲草 12~15g, 荆芥炭 3~6g, 甘草 3g。

②强肾固本汤：紫石英 10~20g, 仙灵脾 10~15g, 肉苁蓉 6~12g, 续断 9~12g, 菟丝子 10~12g, 党参 12g, 当归 9~15g, 生熟地各 9~12g, 枸杞 10g, 白芍 9~12g, 枳壳 9g, 甘草 3g。

【用法】 出血阶段：主以三法止血汤，一般 3~5 剂即可止血。暴崩气虚明显者可加重黄芪用量。偏于血瘀而出血不止者，在服用 2 剂时出血量会增多，可排出大血块数枚，不必担心，待血块排出后，出血自止。如服 3 剂后出血尚未全净，可加 1~2 味固涩药，如乌贼骨、芡实、煅龙牡等，再服 1~2 剂，出血即可停止。注意固涩药不可过早过多使用，以防有败血滞留之弊。

调理阶段：出血停止后，主以强肾固本汤。偏于肾阳虚者，可重用紫石英、仙灵脾等助阳药；偏阴虚者，可重用生熟地、枸杞等滋肾阴药。在出血停止后的第 6~8 日，可稍加活血通络之品服 3 剂，以促排卵。如需服药 2 个月者，第 2 个月隔日 1 剂即可，其疗效不低于每日 1 剂，且避免多服药伤胃之弊。

【功效主治】 三法止血汤益气逐瘀，凉血止血；强肾固本汤益肾填精，双补阴阳。主治青春期功能性子宫出血。

【注意事项】 三法止血汤对各种类型的功血及产后出血、人工流产出血，止血效果甚佳。青春期功血患者，以 12~16 岁为多，此时正处于肾气初盛而未充，天癸初现而未健，致使冲任二脉易于失固而出血不止。故其本在肾，因而用强肾固本汤益肾填精，阴阳双补。方中紫石英、仙灵脾、肉苁蓉等益肾填精，调补冲任，其中紫石英、仙灵脾、有促排卵的作用；生熟地、当归、枸杞等滋补肾阴精血；党参补气强身，少佐枳壳行气，取其补而不滞。如此阴阳相济，疗效方可提高。

加味温经汤

【组成】 吴茱萸 15g, 当归、白芍、川芎、人参、桂枝、丹皮、生姜、甘草、半夏、麦冬各 10g。

【用法】 研细为末，炼蜜为丸（每丸重至 9g），每次服 1 丸，日服 3 次，温开水送下。忌食生冷，1 个月为 1 个疗程。

【功效主治】 温经散寒。主治青春期功血，症见月事不调，逾期不止或淋漓不尽，或 1 月两行，血量多或少，面色㿠白，肢体倦怠，气短懒言，时有便溏。舌淡、苔白滑，脉缓或细弱。

【注意事项】 一般认为青春期功血是由于肾虚所致，治之当补肾之阴阳。然而通过临床观察，一些患者肾虚症状并不明显，而每食生冷或近寒凉时即有便溏、肢冷，故认为中焦虚寒，冲任阻滞，血瘀其经是病之源。故用温经汤所适青春期功血属于素体脾虚，感受寒凉，或母孕时期过饮寒凉之病因。其病者以体质消瘦，月经淋滴不断较为常见。温经汤温经散寒，补养气血，瘀血得去，新血自生，下血可止，经脉可调。因此临床辨证施治需抓住中焦虚寒之象用之即可奏效。

安冲调经汤

【组成】 熟地、淮山药、川续断、菟丝子、乌贼骨各 12g，生牡蛎 30g，椿根皮、白术、白芍各 9g，炙甘草 5g。

加减变化：出血多者加藕节炭、陈棕炭各 9g；阴虚血热者加炒川柏、丹皮、地骨皮各 9g；夹瘀者加蒲黄炭、炒茜草通涩并行；出血过多，气随血脱，气虚明显者，急宜先用独参汤或参附汤补气摄血。

【用法】 对月经频至者，单纯用上方治疗，每于经净后服 7~14 剂，日 1 剂，煎 2 次。连用 1 个疗程（3 个月）。出血较多或经淋日久不尽者则在服上方同时结合西药雌激素及止血药。待血止继用周期疗法 3 个月。此后再以安冲调经汤调治 1 个疗程，巩固疗效。

【功效主治】 补脾、补肾，清热固涩。主治青春期功能性子宫出血。

【注意事项】 临床体会到，本病塞流不能单用收涩止血，澄源复旧既不能过于温补，又不能苦寒直折。故参考刘奉五老先生之验方安冲调经汤加减化裁。本方主要由补脾、补肾、清热固涩三组药组成。其中淮山药、白术、炙甘草补脾；川断、熟地、菟丝子补肾；白芍补血；椿根皮、生牡蛎、乌贼骨清热固涩。全方平补脾肾，补而不燥，清热固涩而不伤正。本方对月经频至者效果更著。至于出血较多者，取西药激素类止血及周期疗法治标较快之长为中医所用，待血止后再以本方补肾以固本，标本兼顾，疗效更佳。可见治疗青春期功血，采用中西医结合治疗有相得益彰之效。

栀母霜汤

【组成】 炒栀子 15g，鸡血藤、益母草、白茅根各 30g，红花炭 9g，川楝子炭、生甘草各 12g，鹿角霜 10g。

加减变化：脾气虚加党参、黄芪各 15g；瘀血症状明显加三棱、莪术各 6~9g，海螵蛸 15g，平时出血量少伴带下量多，兼有湿热现象者加黄柏 9~15g，墓头回 15g，丹皮、赤芍各 10g；伴见发热者加银花、蒲公英、败酱草各 15~30g；肾虚明显者加女贞子、菟丝子、淫羊藿 10~15g。

【用法】出血时按上述方法，每日1剂，水煎服。出血停止后上方去红花炭，加逐瘀清热补肾药如三棱、莪术、黄柏、蔂回头、淫羊藿、女贞子等，每日服1剂，服至经前3~7天停药。行经后视经期长短、经量多少再用基本方。1个月为1疗程，一般治疗3~4个疗程。

【功效主治】清热养血止血、疏肝理气、调理冲任。主治青春期功血及月经过多。

【注意事项】治疗青春期功血，发病时多用塞流之法，常选用收敛固摄之品，而较少用鸡血藤、益母草、红花等活血养血。本方却用鸡血藤达30g之多，配以红花炭、益母草、川楝子、炒山栀等活血、行气、清热，再加鹿角霜益肾，获得了总有效率达93%的效果。本方不仅有止血作用，而且能调整月经周期。所报道的86例中，74例2年内月经正常。

养宫汤方

【组成】丹皮、地骨皮、麦冬、鹿衔草各10g，生地、白芍、玄参、沙参、延胡索、仙鹤草各15g，旱莲草、阿胶（烊化另服）各12g。

加减变化：气虚明显者，加黄芪，太子参；夹瘀者，加茜草；经量偏多者，加血余炭。

【用法】每日1剂。水煎，分2次温服。服药期间停用其它中西药。

【功效主治】本方具有养阴补肾，凉血止血之功。主治青春期功能性子宫出血。

【注意事项】女子青春期的生理特点，生机勃勃。阴精常显不足，若遇情绪波动，疲劳过度等因素的影响，常可导致肾中阴阳失调。肾水不足，阴虚则相火偏亢。故治疗中立足于养阴补肾，壮水之主以制阳光。意在恢复"阴平阳秘"的生理常态。养宫汤由两地汤加味而成，方用生地、麦冬、白芍、玄参、沙参、旱莲草、阿胶等大队滋养肾阴之品，俾阴生而阳自秘；辅以丹皮、地骨皮、仙鹤草清热凉血，血热得清则血海自固；延胡索行气活血，以防寒凉留瘀。

（三）更年期功血方

更年期功血的病因病机与治疗法则基本同于青春期功血。但更年期常以脾虚为本或脾肾具虚，肝郁为标。故更年期较注重补脾或脾肾双补，兼疏肝理气，可望提高临床疗效。

固本止崩汤

【组成】黄芪20g，党参、白芍、熟地、萸肉、菟丝子、肉苁蓉各15g，当归、白术各 10g，陈皮、炙甘草各 4g。

加减变化：血热型，去陈皮、黄芪，加仙鹤草、焦山栀，生地易熟地；血瘀型，加红花、血竭、失笑散，香附易陈皮；脾虚型，气虚甚加红参，气虚下陷加升麻、柴胡、荆芥；伴阴虚加炮姜、附子；肾虚型，偏阴虚去术、陈加旱莲草、生地；偏阳虚，去白术加附子、肉桂、枸杞子。

【用法】每日 1 剂水煎服，症状严重者每日可服 2 剂。

【功效主治】温补气血，益肾固涩。主治更年期功能性子宫出血。

【注意事项】更年期功能性子宫出血的病因为脾肾功能趋衰、冲任二脉不固，经行失控所致。故本病的治疗以虚为本，治以"补脾肾、固冲任"入手，采用固崩汤加减，治疗不用止血而用温补气血，求本而治。本方虽偏温性，对于阴虚而热者，作辨证加减亦宜之，诚如张景岳言："凡物之死生，本由于阳气……则补阴当先补阳，人徒知滋阴可以降火，而不知补阳之可以生水。"特别是本病重症，往往气损及阳，出现虚寒之象，更应大剂温补，于方中加入诸温阳之品，尤其是附子能温壮元阳，引药直达病所，配合得宜，效如桴鼓。切不可拘泥"血证忌温"，犹豫失机。

滋阴健脾汤

【组成】白花蛇舌草、煅牡蛎（先煎）各 30g，大生地、太子参 12g，黄柏、枸杞子、钩藤、白芍、当归、炒白芍各 9g，知母 15g。

加减变化：腰酸甚，加川断、补骨脂各 9g；纳呆，加焦神曲 9g，陈皮 4.5g。

【用法】连服 3 个月为 1 个疗程，经期停服。经来第 1 天作内膜活检，看病理变化情况判断其疗效。大多数病人在用药前后都做了血压、血常规、血脂等检查，部分病人进行了阴道细胞内分泌测定及静息体温测量。

【功效主治】滋阴健脾。主治更年期无排卵型功血病。

【注意事项】更年期功血病的治疗以止血为主，减少气血的消耗，有利于正气的恢复和保养，使脏腑功能从紊乱渐趋正常。更年期患者应以理脾为先，又因失血过多，阴血亏耗，阴虚则阳亢。故拟定了以滋阴健脾为主要药物的方剂治疗。通过临床实践观察，本法可能是提高人体内部固有的调节机能，使阴阳得以平衡。乃以《内经》所云："阴平阳秘，精神乃治。"使大部分患者由无排卵转成为有排卵，月经规则，经量正常等取得了良好的疗效。

加减固冲汤

【组成】党参、黄芪、煅龙骨、煅牡蛎、茯苓各 30g，白芍、炒白术、山萸肉、茜草根、阿胶（烊化）各 15g，当归炭 20g。

加减变化：脾虚气弱型，若出血量多，加服云南白药，每日 1~2 次，每次 0.5g，党参改高丽参；脾肾两虚型，加巴戟、杜仲、仙灵脾、川断；脾虚挟热型者，去当归炭、山萸肉，加炒栀子、地骨皮、白薇、炒白术改生白术，党参改用西洋参；脾虚夹瘀型，加田三七、失笑散。

【用法】上药每日 1 剂，渣再煎，早晚各服 1 次。

【功效主治】本方补脾益肾固冲止血。主治功能失调性子宫出血，尤适宜于更年期功血。

【注意事项】平素脾肾亏虚是导致本病的内因。因此，"补虚"是"塞流"的重要措施。脾气亏虚，气不摄血则出血，故健脾益气为"塞流"之重要方法。方中重用参、芪、苓、术以益气健脾，固脱止血；山萸肉补益肝肾、敛气涩精；煅龙骨、煅牡蛎和当归炭收涩止血；白芍敛阴补血；阿胶补血止血；止血又需防瘀，止血太过则恐留瘀为患，故用茜草根凉血止血，同大量补气收涩药为伍，使血止而不留瘀。血止后，则应调理善后。用基本方去龙牡、当归炭，加杜仲、桑寄生、川断、菟丝子、鹿胶之类。此即固本复旧。脾肾双补是复旧的重要措施，脾气旺盛则肾气充盈，肾气充盈则脾阳得运，今脾肾双补，使本固血充，经血自调。

益气补肾汤

【组成】熟地、龟板胶各 24g，鹿角胶、山萸肉、枸杞子各 12g，菟丝子、续断各 15g。

加减变化：兼脾气亏虚者，加党参、焦白术、黄芪以健脾益气，阿胶、黑姜炭、荆芥炭以养血止血；偏于肝肾阴虚者，易熟地为生地，加丹皮、白芍、女贞子、旱莲草以滋补肝肾，地骨皮、地榆炭清虚热兼以止血；偏肾阳虚者，加附子、肉桂、杜仲、仙灵脾以温补肾阳；兼气滞血瘀者加当归、丹参、益母草、川芎、香附、五灵脂以行气活血化瘀，血余炭、蒲黄炭活血止血；若肝郁气滞明显者，加延胡索、郁金、柴胡以疏肝解郁；寒凝血瘀者加桂枝、艾叶温经散寒；邪热炽盛者，去鹿角胶、易熟地为生地，加黄柏、栀子、地榆、丹皮以清热凉血止血。

【用法】上药水煎服，每日 1 剂，月经来潮时开始服用，连服 6~9 剂，血止停用。连服 3 个月经周期。

【功效主治】本方补肾止血。主治功能性子宫出血，尤适宜于更年期功血。

【注意事项】本方以填补肾精为主，方中熟地、龟板滋补肾精；枸杞、菟丝子、鹿胶既补肾精，又补肾阳；续断补肾强腰；龟胶、鹿胶、续断均为止血治崩之要药。全方滋而不腻，温而不燥，且能止血，实属标本兼顾。只要肾中精气充足，则能主宰冲任二脉，调节卵巢功能，固摄经血。在此基础上，按发病原因的不同而辨证论治，如肾阴虚者，滋补肾阴，肾阳虚者，温补肾阳，凡此均为固本之法。

宫血宁

【组成】黄芪 15～30g，熟地 10～20g，阿胶 10～15g（烊化），山萸肉 10g，白芍、山药、续断、桑寄生、菟丝子、仙鹤草、地榆各 15g。

加减变化：气虚甚加党参、太子参、白术；阴虚明显，热象偏重者加果枸杞、女贞子、知母、黄柏；阳虚明显，寒象偏重者加附子、肉桂、艾炭；瘀血著者酌加当归、川芎、桃仁、红花、益母草；气滞甚者加香附、乌药、枳壳；出血量大且急者加三七粉、云南白药等。

【用法】每日 1 剂，水煎服，早晚各服 1 煎。若出血量多，可日服 2 剂，每 4～6 小时服 1 次，趁热温服，6 天为 1 疗程。疗效不佳可连续进行第 2 疗程。

【功效主治】健脾补肾，益气养血，安护冲任。主治更年期功能性子宫出血。

【注意事项】宫血宁方中，黄芪、山药补气摄血；熟地、白芍、阿胶养血调经；山萸肉、菟丝子、续断益肾填精，固守冲任；地榆、仙鹤草止血塞流。诸药合用，塞流、澄源、复旧共济，补虚、凝血、止血兼施，使脾气健，肾气充，冲任固，则经迅自调，出血可止。

十四、排卵期子宫出血

两次月经期间，在基础体温上升前后子宫少量出血称排卵期子宫出血。又称经间期出血。其基本特征是，多在月经周期 12～16 天流血，持续 1～2 小时至 1～2 天，量少，常伴一侧下腹部疼痛。其出血原因可能是由于排卵时卵泡破裂、血液内雌激素水平下降所致。

出血量少一般不需处理。血量多时在月经周期第 10 天左右开始用雌激素 3～4 天（己烯雌酚等）。

本病一般可属中医"月经先期""赤白带下"等范畴。其发病机理，常因先天肾气不足，肾之阴阳失衡，阴不制阳，虚阳内扰，脉络受损而出血；

或肾气不固而血溢胞宫之外；或湿热内蕴，损伤胞宫血络而血溢脉外。临证治疗，总以补肾为大法。或补益肾气，以摄活血；或滋阴养肾以制虚阳；兼有湿热内伏，当清热利湿以治；若久病入络，挟有瘀血，则又宜兼顾活血化瘀以治。

清利止血汤

【组成】黄柏、川牛膝、生苡仁各10g，炒丹皮、地榆炭、小蓟、赤白芍各15g，苍术、制香附各5~10g。

加减变化：气虚者加用党参、黄芪、白扁豆、炒白术；兼瘀血者选用蒲黄炭、五灵脂、参三七、茜草炭，或桃仁、乳香、没药之类；肝气郁滞者加柴胡、青皮、郁金之属；阴虚火旺则入生地、旱莲草、知母、地骨皮、黄芩等。

【用法】出血时用上方治疗。出血前的规格用法是，在患者下次月经周期的第10±2天开始用药，根据其湿热症情的轻重，选用清肝止淋汤，或三妙丸、四炒丸加减；若有阴阳气血亏虚者，用归芍地黄汤，或知柏地黄汤加减。其他兼证加减用药同前。一般每个经间期用药5~10剂，每日1剂，水煎，分2次饭前服。治疗3个周期为1疗程。或平时口服知柏地黄丸、归芍地黄丸，四妙丸等巩固治疗。

【功效主治】本方清热利湿止血。主治排卵期子宫出血。

【注意事项】经间期出血，即排卵期子宫出血。此期由于肾中阴阳血气消长转为变动、顺接不稳定等原因，极易受到内外邪气的干扰和损伤，从而发生病变。本病与季节气候有关常发病和复发于6~9月，此间"天暑下迫，地湿上蒸"，故治疗上当清热利湿。重视"治未病"，由于本病有一定季节复发的倾向性，故宜在次年相近季节的前1~3个经间期进行出血前预防治疗。通过药物治疗调节阴阳气血的盛衰，可使疗效提高，病程缩短，达到防患于未然的治疗目的。

缩宫灵

【组成】马齿苋、益母草各30g。

【用法】水煎服，每日1剂，于出血期间服用。血止后再改用其他药物调整月经周期或治疗原发病。

【功效主治】本方功可缩宫止血。适用于功能失调性子宫出血、刮宫后出血、经间期出血，以及子宫肌瘤、子宫肥大症、放环后、电熨后、不合理使用激素、盆腔炎等所致的各种出血。

【注意事项】根据中医学治疗崩漏的原则"急则治其标"而创制缩宫灵

方，经初步临床观察，发现药味虽少，但疗效较高，容易掌握，对功血、刮宫后出血、盆腔炎等引起的出血性疾病均有止血效果。临床证实本方无过寒过热之偏，无任何副作用，对各种辨证分型（如阴虚血热、气虚出血、血瘀型、实热型）的出血均可应用。对未婚患者尤为适宜。

十五、闭经

　　闭经是妇科疾病中常见的症状，常由多种原因所引起。其中病理性闭经分为原发性和继发性两种。凡年过 18 岁仍未行经者称为原发性闭经；在月经初潮以后，正常绝经前的任何时间内（妊娠期、哺乳期除外），月经闭止超过 3 个月者称之为继发性闭经。

　　正常月经的建立有赖于丘脑下部—脑垂体—卵巢轴的功能协调，以及靶器官子宫内膜对性激素有周期性反应。其中任何一个环节发生故障，无论是器质性的还是功能性的，都可导致闭经。闭经常见原因按解剖部位的不同而分为：①子宫性闭经，包括先天性无子宫或发育不良，子宫内膜损坏（如物理性创伤、结核感染、产后或流产后感染等）或子宫切除，子宫内膜反应不良等。②卵巢性闭经，如先天性无卵巢或发育不良，卵巢损坏或切除，卵巢肿瘤，卵巢功能早衰等。③脑垂体性闭经，如垂体损坏引起的功能减退（如席汉氏综合征），脑垂体肿瘤，原发性脑垂体促性腺功能低下等（极罕见）。④丘脑下部性闭经，包括精神神经因素（如精神紧张、精神分裂症、环境改变等），消耗性疾病（如营养不良，严重贫血等），肥胖生殖无能性营养不良症，药物抑制综合征，如长期使用避孕药，闭经溢乳综合征、多囊卵巢综合征、其他内分泌腺影响等等。

　　本病的诊断，首先应详细了解病史，区分是原发性还是继发性闭经；进行全面体检，包括发育、营养等情况，妇科检查注意外生殖器发育、阴毛分布、子宫有无先天畸形等等；辅助检查常采用刮宫或子宫内膜活体组织检查，卵巢功能检查（如基础体温测定、阴道脱落细胞涂片检查、子宫颈黏液检查等），垂体功能检查（如 FSH 测定），垂体兴奋试验，治疗性试验（如孕激素试验、雌激素试验）等。闭经的治疗，必须寻找发病原因，针对病因而治。例如结核感染给予抗痨治疗，贫血者积极纠正贫血；垂体肿瘤、多囊卵巢综合征可采用手术治疗；下丘脑—垂体—卵巢轴功能失调性闭经，运用激素治疗等。

　　关于闭经的临床表现及病因病机，历代医家均有较详细的论述。其形成原因，或因气血生化不足，无经血可下所致；或因肝肾精血亏虚而成；或因气滞血瘀，血行不畅；或因痰湿瘀血内阻，影响经血运行；或因精血亏损之时伴有气滞血瘀或痰阻胞宫。临证治疗当审证求因，气血不足者当补气养血，肝肾亏虚时宜养肝滋肾，气滞血瘀则当理气活血。若正虚之时兼有痰湿瘀血，则又当攻补兼施。

本节介绍的是治疗原发性和继发性闭经的方剂。其中加减归脾汤主要用于人流术后闭经，加减消迟汤、药物闭经方则用于抗精神病药物所致的闭经。此外，本章所介绍的"席汉氏综合征方"等，亦应属用以治疗闭经的验方，临证时可结合病情而选用之。

化瘀通经散

【组成】当归、赤芍、红花、桃仁、三棱、莪术、川牛膝、乌药、穿山甲、丹参、刘寄奴各10g，川芎5g，肉桂3g。

加减变化：有热象者加丹皮10g，去肉桂；积瘀过久，已成平血者，加地鳖虫10g。

【用法】水煎服，每日1剂。一般服药60余剂左右。

【功效主治】活血化瘀，调气散寒。主治闭经（以原发性闭经、继发性闭经属气滞血瘀者为宜）。

【注意事项】徐医师指出：大多认为闭经虚多实少，主张温补，致使临床不敢用活血化瘀之药，病家亦不敢服这类药物。而临证所见，功能性闭经属实证多而虚证少，尤其是继发性闭经，瘀血阻滞的实证较为多见。故其主张治疗应以活血化瘀为主，调气散寒为佐。自拟化瘀通经散之方义，法则即在于此。并认为"活血化瘀药，没有副作用及绝对禁忌征"，"对输卵管阻塞不孕症，也有一定疗效"。

周期调经汤

【组成】①促卵泡汤：当归、川芎、枸杞、香附各10g，菟丝子、仙灵脾、女贞子、熟地、泽兰各15g，山药、鸡血藤、制首乌各20g。

②促排卵汤：当归、川芎、红花、牛膝、香附各10g，菟丝子、女贞子、仙灵脾、肉苁蓉各15g，泽兰、熟地、鸡血藤各20g。

③促黄体汤：当归、赤芍、仙灵脾、肉苁蓉、枸杞各10g，菟丝子、女贞子、熟地各15g，黄芪、党参、丹参、鸡血藤各20g。

④调经活血汤：当归、川芎、桃仁、红花各10g，赤芍、泽兰、香附、牛膝、益母草、川断各15g，熟地20g，鸡血藤30g。

加减变化：肝郁气滞者加郁金、川楝子各10g，柴胡6g，胞宫虚寒者加吴萸、艾叶各 10g，生姜 3 片，桂枝 6g；气虚者加党参、黄芪、山药各 20g；瘀血重者加三棱、丹参各 15g；血虚者加制首乌 20g，阿胶 15g。

【用法】经后期（周期 6～10 天）服促卵泡汤 5 剂；排卵前期和排卵期（周期 11～16 天）服促排卵汤 5 剂；排卵后期（周期 17～25 天），服促黄体汤 7 剂；月经期（周期 26～30 天）服调经活血汤 3～5 剂。以上均为水煎服，每日 1 剂。

【功效主治】补肾养血，活血调经。主治闭经（包括原发性闭经和继发性闭经）。

【注意事项】本组病例为肾虚挟瘀，肾虚为本，血瘀为标，补肾活血，标本兼治，比单纯补虚或单纯活血要好。为巩固疗效，最好坚持服用 5～6 个周期，即使月经来潮，亦应继续服用，以免病情反复。另外要注意调情志，慎房事，适冷暖。

加味真武汤

【组成】干姜 10g，附子、白术、白芍、茯苓、肉苁蓉、桃仁 15g。

【用法】加水适量，煎 2 次，共成浓汁 200mL，分 2 次服。一般 35～40 剂可愈。

【功效主治】本方温阳补肾，健脾通经，主治闭经（肾阳虚者）。

【注意事项】肾为水火之脏，内涵真阴真阳，在肾阳不断温养下，使任脉通，太冲脉盛，则月经以时下。若肾阳虚，则任脉虚，太冲脉衰少，血海不充，胞宫空虚，无血可下则成闭经。用加味真武汤治疗肾阳虚闭经症，古籍尚少记载，近代亦少报道。方中附子温补肾阳，干姜温中散寒，肉苁蓉益精壮阳，温暖子宫，通经启闭。三者辛温味厚，用之能使任脉通，太冲脉盛，天癸再至，而月经又以时而下。加苓、术健脾益气，桃仁活血通经，芍药敛阴和阳而止痛。诸药合用益命火以消阴翳，温冲任而通经脉，故对肾阳虚闭经，是比较理想的方剂。

加减归脾汤

【组成】炙黄芪 30g，炒党参、炒白术、当归、茯神、龙眼肉各 10g，木香、紫河车粉各 5g（分吞），朱远志 6g，炙甘草 3g。

加减变化：四肢麻木加炒白芍、鸡血藤各 12g；腹痛加元胡、炙鳖甲各 12g；形寒加仙灵脾 12g、鹿角片 10g；体胖腹胀加炒枳壳、泽兰叶、生山楂各 10g；腰际酸楚加杜仲、淮牛膝各 12g。

【用法】上药煎汤，用汤药吞服紫河车粉。每日 1 剂，每剂服 2 次。

【功效主治】健脾养心，益气补血。主治人流术后闭经。

【注意事项】人流术后闭经，主要是各种心理因素不同程度地影响了患者的情志变化，导致气血生成受阻，月经闭止。或者是人工流产手术损伤胞宫，虚其身体而亏其血脉，而导致闭经。归脾汤为治心脾两虚之常用方。此在取其健脾养心，益气补血之功，以调理情志复其统血、生血之职而治闭经。

加减消迟汤

【组成】生石膏30~90g，生地、石斛、麦冬、灵磁石各30g，当归、桃仁、红花、牛膝各15g，酒制大黄10g。

加减变化：兴奋躁动、幻听、幻视加生龙骨、生牡蛎、珍珠母各30g，菖蒲15g，大黄10~15g（去酒制大黄）；失眠多梦加炒枣仁40~80g，丹参20g；胸胁胀满不舒加郁金10~20g；口苦加黄连10g，或加龙胆草10g；兼有迟发性运动障碍者加鸡血藤、白芍20~40g。

【用法】水煎服，每日1剂。一般服药2~21剂。月经至后可改服女金丹或复方丹参片继续调理。也可在下次经前期继续服用此方。用本方治疗期间继续服用西药抗精神病药物。

【功效主治】清热生津，养血通经。主治抗精神病药物引起的闭经。

【注意事项】女性精神病患者服用抗精神病药物治疗，病情得到控制，但有的病人随之而来出现一系副作用，闭经为常见症状之一。分析其闭经、烦躁、口渴喜饮、便干、舌红少津等临床症状，证属热盛津亏、血少经闭。故治当清热生津，养血通经。消迟汤所用石膏、生地、麦冬、当归、桃仁、牛膝等味，即具此等功效。且用药量大，功效颇强，故能取得较好临床疗效。

药物闭经方

【组成】①肝郁气滞型：柴胡、丹参、赤白芍各20g，香附、当归、郁金各10g，黄芩、胆草各15g。

②阴虚火旺型：生石膏60~80g，知母、生地、玄参、丹参各20g，枸杞子、坤草、黄芩各15g，酒军6g。

③脾虚湿盛型：礞石40~60g，山药、茯苓各20g，竹茹12g，半夏、陈皮各10g，胆星、砂仁各6g。

④肝肾阴虚型：生熟地、山药、山萸肉、菟丝子、当归各20g，杜仲、坤草、枸杞子、仙灵脾各15g，焦三仙各10g。

【用法】水煎服，每日1剂，7剂为1疗程。

【功效主治】疏肝理气，活血通经；滋阴清热，养血通经；健脾祛湿，化痰通经；滋补肝肾，调理冲任。主治抗精神病药物所致闭经。

【注意事项】由于用抗精神病药物如氯丙嗪、氟奋乃静等，易引起闭经。在不停上药的基础上，辨证论治，收到了较满意的效果。

益肾人工周期方

【组成】①促卵泡汤：肾阴虚（口干、手足心灼热、舌红等）用熟地、当归、首乌、茺蔚子、菟丝子、肉苁蓉、女贞子、旱莲草各 10g；肾阳虚（乏力、怕冷、舌淡等）加仙茅 6g，仙灵脾 10g。

②排卵汤：丹参、赤芍、泽兰、紫河车各 10g，香附、当归各 6g，红花 3g。肾阴虚加女贞子、旱莲草各 10g；肾阳虚加仙茅 6g，仙灵脾 10g。

③促黄体汤：熟地、龟板、白术、川断、肉苁蓉、炒槐花、当归各 10g。肾阴虚加女贞子、旱莲草各 10g；肾阳虚加黄芪、巴戟天各 10g。

④调经活血汤：肾阴虚者丹参、赤芍、泽兰、茺蔚子、桑寄生各 10g，香附、当归各 6g；肾阳虚加川芎 6g，当归改为 10g。

以上 4 方剂量及药物可随辨证作少量加减。

【用法】水煎服，每日 1 剂。于月经第 5 天或撤退性出血第 5 天开始按如下顺序给药：先服促卵泡汤 7 剂；继服排卵汤 5 剂；再服促黄体汤 7 剂；最后服调经活血汤 5 剂。结合病情一般服药 2~4 个月经周期。

【功效主治】上述系列方，重在益肾、扶脾、活血、调经。主治闭经（Ⅰ度、Ⅱ度）、青春期功能性子宫出血、黄体不健、无排卵月经等病。

【注意事项】经临床观察，中药组与西药组比较，经统计学分析，按例数的排卵、妊娠、有效率以及按周期计算的排卵率均无显著差异（P＞0.05）。仅按周期计算的有效率还低于西药组。提示中药周期的短期见效程度不如西药，往往需治疗一段时间后性腺功能才逐渐恢复。远期疗效是良好的。同时中药组副作用小、注重调整患者的内在环境、停药后复发率低等优点，为克罗米芬疗法所不及。

本文结果表明对Ⅰ度闭经、黄体不健、功血、无排卵月经疗效较好，尤其是青春期功血疗效显著。但对卵巢功能低落的Ⅱ度闭疗效甚差。

补肾调经系列方

【组成】菟丝子、牛膝各 30g，何首乌、枸杞、生黄芪、川断各 20g，川芎、女贞子、当归各 15g，三棱、莪术各 12g，肉苁蓉 10g。

【用法】①对所有闭经患者先用补肾活血汤 10~15 天后，再用黄体酮 15 天，每天 20mg，以期月经来潮。②月经来潮第 5 天，乙烯雌酚 1mg，每日 1 次，连用 21 天；月经周期 12 天开始，用绒毛膜促性腺激素，每日

1000u，连用 5 天；第 18 天用黄体酮 20mg1 天，连用 5 天。③月经周期第 6~10 天，以滋阴补肾，养冲任为主，促进卵泡发育：紫石英、川断各 30g，熟地、肉苁蓉、当归、益母草、香附各 10g，女贞子、枸杞各 20g，生白芍、菟丝子、淮山药各 15g；月经周期第 11~16 天（排卵前期、排卵期）以补肾活血为主，诱发排卵：紫石英、菟丝子、川断各 30g，枸杞、女贞子各 20g，仙茅、仙灵脾、肉苁蓉、香附、益母草各 15g，桃仁、红花、牛膝各 10g，柴胡 12g；月经周期第 17~25 天（分泌期）补肾阳，调冲任，以健全黄体功能：菟丝子、桑寄生各 30g，仙茅、仙灵脾、肉苁蓉、炒白芍、川断、党参、炒香附、益母草各 15g，当归 10g，川芎、熟附子、桂枝各 6g；月经周期 26~28 天（经前期）以活血调经为主，佐以引血下行，促进月经来潮：当归、泽兰、牛膝、茺蔚子、香附各 10g，川芎、赤芍、桂枝各 6g；月经期，活血化瘀，促使子宫内膜剥脱：桃仁、红花、当归、赤芍、川芎、炒白芍、牛膝、泽兰、香附各 10g，桂枝 6g；同时在月经来潮第 12~15 天，选三阴交、关元、中极、归来、大赫穴针灸，连用 3 天，平补平泻手法。

【功效主治】西药人工周期改善雌激素水平和黄体功能；中药人工周期按照卵巢周期性变化，补肾滋阴—活血补肾—补肾壮阳—活血调经，促进肾的功能，以使月经来源。中西结合，主治闭经。

【注意事项】西药人工周期改善雌激素水平和黄体功能。中药人工周期按照周期性变化，补肾滋阴—活血补肾—活血调经，调整肾阴肾阳间平衡，促进肾的功能，使失调的肾—天癸—冲任—子宫之间机能重新恢复平衡，从而调整内分泌，促进月经正常来潮。肾藏精，主生殖、如肾气盛，促使天癸到来，并导致任脉通，太冲脉盛则月经以时下，故在闭经的治疗中，以补肾贯穿始终，疗效好，见效快。

调月经周期组方

【组成】①经后期方：肾阴虚型用当归、生地、熟地、白芍、制首乌、制黄精、枸杞子、女贞子、楮实子、山药、麦冬各 15g；肾阳虚型用仙茅、仙灵脾、巴戟天、菟丝子、覆盆子、川续断、紫河车、补骨脂、鹿角霜、肉苁蓉各 15g，肉桂 10g；阴阳两虚者，根据偏重不同参照用药。

②排卵前及排卵期方：丹参、泽兰、牛膝、茺蔚子、鸡血藤、菟丝子、仙灵脾各 15g，桂枝、赤芍、红花、木香、香附各 10g。

③经前期方：同经后期方。

④行经期方：同排卵前及排卵期方。

加减变化：心肝火旺者加柏子仁、龙骨、合欢皮各 15g，山栀、黄芩、丹皮各 10g；肝郁气滞者加柴胡 9g，青皮、香附各 10g，郁金 15g；脾气不足者加党参、云苓、黄芪各 15g，白术 12g。

【用法】经后期服用"经后期方"，排卵前及排卵期服"排卵前及排卵期方"，经前期服"经后期方"，行经期服"排卵前及排卵期方"。服法：水煎内服，1 日 1 剂。

【功效主治】补肾养血，平补阴阳，活血行气调经。主治继发性闭经和月经稀发。

【注意事项】调理月经周期组方是根据月经周期中阴阳消长转化规律，进行调补肾阴肾阳的治疗方剂。四期用药时间应根据基温、阴道涂片和宫颈黏液检查所提示的雌激素水平来掌握。当遇到证型与分期有矛盾时，应既辨证，又辨病。本组规格用法既重视了全身的改变，又重视了卵巢局部内分泌周期的变化，抓住排卵功能失调这一病理特点，旨在提高人体内部固有的调节机能，使阴阳得以平衡，从而恢复排卵功能和月经周期，因此效果较好。

滋肾降火活血汤

【组成】知母、黄柏、龟板、鳖甲、女贞子、仙灵脾、补骨脂、桃仁各 12g，生地 18g，赤芍、当归各 9g。

【用法】水煎服，每日 1 剂。连服 2 周后，除继续上方外，并加服西药乙蔗酚 0.5~lmg/日，共 20 天；待月经来潮以后可逐渐将乙蔗酚减量至 0.25mg/日，共 20 天。如此反复周期治疗。中西医结合治疗本病达到排卵的时间一般需要 2~7 个月。

【功效主治】本方功可滋阴降火，补肾活血。适用于治疗高促性腺激素性闭经。诊断标准为：①闭经（不孕），有烘热、口干、五心烦热等症状，第二性征差，但无 Tunner 氏综合征表现，阴道上皮萎缩，子宫小，两侧附件无肿块；②促卵泡成熟激素（FSH）水平接近绝经期归女水平（二次血或尿标本测定）；③卵巢小或正常，剖腹卵巢活组织检查无生长滤泡或黄体，皮质层内为纤维组织，仅少量始基滤泡者诊断为无反应巢卵综合征，无始基滤泡者诊断为卵巢早衰。

【注意事项】高促性腺激素性闭经指妇女 35 岁前闭经。临床每常表现出口干、烦躁、烘热、便秘、心悸、易感冒、舌红、脉细数等肾阴亏虚、阴虚火旺之征，故治疗本病当以滋阴补肾、泻火为主，兼以活血；同时配合使用雌激素以起促排卵作用。结果达到排卵的时间一般 2~7 个月，2 例妊娠在治疗 4 个月时出现，比文献上报告的已出现妊娠者在治疗 2~120 个月时出现为早。而妊娠率也较文献报道明显升高。从治疗效果看，卵巢早衰的效果不及无反应卵巢综合征患者。

十六、席汉氏综合征

席汉氏综合征是由于产后大出血，特别伴有较长时间休克，引起垂体前叶组织缺氧、坏死，导致垂体功能减退所致。

产后无乳是最早出现和最常见的症状，然后出现产后闭经，性欲减退，第二性征逐渐消退，生殖器萎缩。如果促甲状腺素及促肾上腺素的分泌也受到影响，患者除闭经外，出现消瘦、乏力、怕冷、毛发晚落、反应迟钝、心动过缓、血压下降等症状。辅助检查血浆雌激素、FSH 及 LH 均低落，PRL 正常或降低，甲状腺和肾上腺功能也降低。

本病一般属中医"产后血崩""闭经"等范畴。多与产后阴血大伤、阳气亦衰密切相关，故治疗总以补肾温阳、补气养血为基本法则。

温阳益气汤

【组成】①中药：制附块 10g，党参、黄芪、当归、熟地、丹参、白芍、白术各 12g，甘草 5g。

加减变化：脉微欲绝者加用红参；挟有湿热者加板蓝根、黄芩、黄柏；脱发者加首乌；年轻经闭者加用茺蔚子。病情稳定后以参芪六味丸方加减调治之。

②西药：强的松，甲状腺素等。

【用法】中药每日 1 剂，分 2 次服。并同时采取西医治疗。入院后即保胎，供氧，补充热量及多种维生素，每日强的松 10～30mg，口服。昏迷者氢化可的松 0.2g，每日静脉滴注，甲状腺素每日 20～60mg 口服；年轻者曾予短期人工月经周期治疗。同时抗感染、抗休克，纠正酸中毒及电解质紊乱等综合治疗。

【功效主治】中药补肾温阳，气血双调。主治席汉氏综合征。

【注意事项】本病主要是终身服用激素，进行替代治疗，但长期大量应用激素易引起严重并发症。中医学认为，由于血崩致冲任损伤，血海不固，气血亏损，肾阳不足，同时由于阴阳互根，无阳则阴无以生，最终肾阳肾阴俱损。故治疗时既用补肾温阳之剂，又用益气补血之品，而对兼有湿热或血瘀者则加用清热化湿或活血化瘀药物。若遇脉微欲绝则重用红参或野山参以回阳救逆，益气救阴。当病情稳定后，则以参芪六味丸为主进行调治。采用此法治疗，激素用量大为减少或已停用，而病情持续稳定，好转。

紫河车合剂

【组成】紫河车、粉甘草各 4.5g，锁阳、淡苁蓉、炙蜂房各 10g，淫羊藿、潞党参、枸杞子各 12g，制黄精、紫石英、淮山药、川百合各 15g。

【用法】每日 1 剂，水煎服。

【功效主治】燮理阴阳，培益气血，平调冲任。主治席汉氏综合征。

【注意事项】本病为产后大出血所致。与祖国医学血枯闭经相吻合，但治疗与一般闭经迥异。本例燮理肾之阴阳、培补气血为法，颇合病因病机，故疗效较好。

八珍益母汤

【组成】红人参、白术、益母草、肉桂、淫羊藿、甘草各 10g，当归、川芎、茯苓、白芍、熟地各 15g。

【用法】水煎服，每日 1 剂，分 2 次口服，另可同服胎盘丸。

【功效主治】养血益精，滋补肝肾。主治席汉氏综合征。

【注意事项】本组 7 例席汉氏综合征，均按产后大出血导致肝肾阴亏，精液不足，冲任虚损辨治。选用八珍益母汤加减治疗痊愈。通过临床实践说明本方可能对恢复脑垂体前叶的功能有一定促进作用。

十七、闭经溢乳综合征

闭经溢乳综合征（又称溢乳闭经综合征）是一种非生理状态下乳房分泌乳汁和闭经同时存在的综合征。乳汁分泌量从挤压时有少量到漏乳，尚可伴有血泌乳素（PRL）增高、不孕、更年期症状（如面部阵发性潮红、性情急躁、性机能减退、性交困难）等现象。其病因病机，常与垂体病变、药物的影响（如长期服用利血平或氯丙嗪、吗啡，口服避孕药等）、产后溢乳、原发性甲状腺功能低下和其他原因（如甲亢、肾功能不全、支气管癌等均可引起高 PRL 血症）有关。

本病的诊断，主要依据临床上有闭经、溢乳并存，以及不孕、性机能减退、血 PRL 增高等。治疗包括病因治疗（如高 PRL 血症、闭经溢乳由于原发性甲状腺功能低下所致，可用甲状腺素替代）和药物治疗。药物治疗目前主要采用溴隐亭口服。

中医对本病的记载甚少。结合临床表现，一般可归类于"闭经""肝郁"等病证范畴。常因肝肾阴虚、肝火内扰，或气滞血瘀、痰湿阻滞，或肾阳不足、温煦不及等因素所致。治疗当结合病因病机而选择相应方药。

温阳化痰汤

【组成】鹿角胶、淫羊藿、皂刺各 10g，熟地、焦白术、川贝、川芎、桃仁、炒麦芽各 15g，巴戟天、牛膝、枸杞各 9g。

加减变化：腰痛足跟痛加杜仲、川断、补骨脂；口干咽燥加麦冬、知母；五心烦热加知母，生地易熟地；服药期间有经前期征兆加红花、益母草。

【用法】水煎服，每日 1 剂，30 剂为 1 疗程。

【功效主治】温补肾阳，滋阴清热，活血祛瘀。主治溢乳闭经综合征。

【注意事项】抗精神病药物能升高血中泌乳素水平，从而引起本病。中医认为是阴阳两虚兼有痰瘀，治疗采用温养下元，痰瘀同治的原则取得较满意的临床效果。

加味逍遥散

【组成】当归、柴胡、白术、云苓、薄荷、香附、青皮各 9g，白芍 15g，麦芽 60g。

加减变化：月经先期，量多或淋漓不断，舌红，苔黄者加丹皮、栀子各 9g；闭经，月经后期，量少（月经稀少）加泽兰 15g，红花 9g，改当归为 15g。

【用法】每日 1 剂。水煎，分两次温服。经期停止用药。闭经者连续服药。直至 PRL 值降至正常。服药 30 剂 PRL 值不降者为无效。

【功效主治】行气解郁，活血调经。主治高泌乳素（PRL）血症。

【注意事项】高泌乳素血症是由于多种因素引起垂体分泌过多的泌乳素所致。泌乳素升高可使下丘脑-垂体-卵巢轴功能紊乱，从而发生不孕，闭经，经前期紧张综合征等。本组患者大都具有肝郁症状。在辨病与辨证基础上选用逍遥散加减治疗高泌乳素血症，可调整垂体内分泌功能，从而抑制了泌乳细胞的过度分泌，达到了降低泌乳素的治疗目的。服药后泌乳素不仅迅速下降，90.74% 降至正常。而且在治疗过程中随着泌乳素的降低，临床症状亦获得相应改善或治愈。该方不仅降低血中泌乳素，还可以降低过高的黄体生成激素，从而调整了 LH 与 FSH 的比值。

十八、多囊卵巢综合征

多囊卵巢综合征是一组复杂的症候群，其发生是由于丘脑下部、垂体、卵巢之间激素分泌量的关系异常，破坏了相互之间的依赖与调节，因而卵巢长时期不能排卵，表现出一系列的异常症状。如进行性月经稀少或闭经、不规则阴道流血、不孕、肥胖、多毛等；妇科检查可扪及双侧增大的卵巢。辅助检查可出现单相型基础体温；B 型超声检查、气腹造影或腹腔镜检查卵巢增大，腹腔镜可见卵巢包膜增厚，呈灰白色，表面凸凹不平；激素测定，血中睾丸酮、雄烯二酮及脱氢表雄酮普遍增高，尿 17 酮类固醇排出量正常或增高，血 FSH 偏低，LH 增高，LH/FSH 比值明显升高等。

治疗方面，由于克罗米芬、绒毛膜促性腺激素、HMG 等的应用，中西医结合治疗等，本病的排卵率可达 70~80%；药物治疗 6 个周期仍无排卵者可考虑卵巢楔形切除术，部分患者出现血泌乳素偏高现象，经溴隐停或中药治疗后也有较好疗效。本病经治疗后预后一般较好，不治疗或长期无排卵者则应注意有发生子宫内膜腺癌的可能。

结合临床表现，本病一般可归属于中医"闭经""崩漏""不孕"等病证范畴。其病因病机是多方面的，但与肾中精气不足关系最为密切。因肾藏精，主生长发育与生殖，肾精又参与经血的组成，与月经关系密切。精之精气不足，每可表现为闭经、不孕、月经量多等候；肾阴不足则肝阳易亢，故部分患者又常出现水不涵木的心烦、不寐等征象。目前一般认为，肾亏是本病之"本"，同时又常兼肝郁肝阳上亢、痰瘀互结等；故治疗总以调补肾中阴阳精气为主，兼顾疏肝理气、化痰软坚、活血化瘀等法。中西医结合可提高临床疗效。

本节选介化痰散结汤等经验方共 5 首。

化痰散结汤

【组成】三棱、莪术、炮山甲、象贝母、山慈菇各 9g，南星 6g，皂刺 12g，夏枯草 15g。

加减变化：肾虚者加覆盆子、菟丝子、枸杞子各 12g；血虚者加熟地 20g，当归 12g；阴虚者加玄参 15g，栀子 9g，龙胆草 6g；E_2 值偏低或宫颈黏液检查见黏液较少者，加泰舒滴丸每日 4mg；T 或 PRL 值偏高者加白芍、甘草各 12g，龙胆泻肝丸 9g。

【用法】从月经周期第 9 天开始服上方，每日 1 剂，连服至基础体温上升后 2 天，宫颈黏液典型羊齿状结晶消失、椭圆体出现时，而改用健黄体汤（熟地、当归、白芍、甘草、菟丝子等）加减。如连续用药至月经周期第 35 天，仍未见排卵发生者，即用孕酮，撤药性出血后即开始下一周期治疗。

【功效主治】化痰祛瘀散结，主治多囊卵巢综合征。

【注意事项】多囊卵巢综合征（pcos）是年轻妇女的常见疾病，以月经不调及不孕为主要临床表现。中医认为，本病属肾气虚衰、痰湿、瘀血内阻，冲任二脉损伤的体虚标实之证。斯方化痰祛瘀调冲任，兼消散卵巢"症块"，并随证加减，用之临床，每获良效。

归芪调经汤

【组成】当归、炙黄芪、菟丝子各 30g，仙灵脾 15g，生姜 3 片，大枣 10 枚。

【用法】水煎服，每日 1 剂，分早晚 2 次服。连续服 3 个月为 1 疗程，连用 1~2 个疗程。

【功效主治】本方功可补气养血、补肾填精。主治多囊性卵巢综合征出现的闭经和继发性Ⅰ度闭经。中医辨证属气血两虚或无症型（即无明显症状体征），对实证不适宜。

【注意事项】月经的形成与先后天因素密切相关。虚性闭经多因先天不足、后天失养所致，故补肾填精、补气养血之法，当为治疗之首务。经临床观察，证实这一思路对于虚性闭经确有较好的疗效。而对于实性（如气滞血瘀、痰湿内阻等）闭经，本方则不适用。此外，治疗结果表明，本方对气血两虚型与无症型的疗效几乎相同，故只要不是实证，临证即可用之，且须坚持较长时间服药。

龙胆泻肝汤

【组成】龙胆草 6~9g，炒黄芩、焦山栀、泽泻、车前子（包）、当归各 9g，木通 3g，柴胡 6g，生甘草 1.5~3g，生地黄 6~12g。

【用法】每日 1 剂，或用龙胆泻肝丸，每日 9g，分 2 次吞服。行经期间停药或服活血通络药物，连续治疗 3 个月以上。

【功效主治】清肝泄火，主治多囊卵巢综合征。

【注意事项】西医学认为本病系下丘脑–垂体–卵巢功能失调和卵巢类固醇激素生成异常有关。中医学则认为此病与肝经病变有密切关系。女子以肝为先天，以血为用，肝体阴而用阳。血为阴，而气为阳。如肝血不足，则影响冲任血海的调节充盈，表现为月经失调，闭经等病变；肝血不足，气阳则偏亢，郁结化热化火，即所谓气有余便是火，表现为面部痤疮，毛发浓密的阳实之症。肝为风木之脏，易横逆克土，则脾胃受制，运化失司，痰湿脂膜积聚，表现为体胖形盛。故方中用生地黄、当归以养肝阴，以血濡之；柴胡疏肝解郁，使其条达有序，龙胆草、黄芩、山栀以清肝胆之火，以平肝阳之亢盛；泽泻、木通、车前泻肝胆之湿热；使脾胃运化得健，以清痰湿积聚。全方共奏清泄肝胆郁火之效。

加味同冲汤

【组成】黄芪、白术、山药各 20～50g，山萸肉 30g，白芍、茜草、棕炭、海螵蛸各 20g，五倍子 15g，煅龙牡各 25g。

加减变化：脉象热者加生地 30g；寒者加干姜 10g；

【用法】在治疗期间停用其它药物。水煎服，每日 1 剂。

【功效主治】益气固肾、收敛止血。主治功能性子宫出血、子宫肌瘤、多发性囊性卵巢综合征。

【注意事项】通过本组临床观察，多因肾气未充，冲任不固或脾气不足等原因所致。治疗当益肾补脾，方可奏效。

补肾活血方

【组成】凡肾阳亏虚，冲任虚寒，证见子宫发育不良，经期错后，量少色淡甚至闭经、腰酸肢冷、面色暗黄、口淡无味、白带清稀、小便频数、舌淡脉沉等，宜选下列组方：①促卵泡汤：仙茅、仙灵脾、当归、山药、菟丝子、巴戟、肉苁蓉、熟地各 10g。②促排卵汤：当归、丹参、茺蔚子、桃仁、红花、鸡血藤、续断各 10g，香附 6g，桂枝 3g。③促黄体汤：阿胶、龟胶、当归、熟地、制首乌、菟丝子，续断各 10g，淮山药 15g。④活血调经汤：当归、熟地、丹参、赤芍、泽兰各 10g，川芎 4g，香附 6g，茺蔚子 15g。

凡肾阴亏虚，冲任郁热，证见子宫发育不良或正常、月经有时先期、经量多、质稠色暗或淋漓不绝、唇红面赤、口苦咽干、腰酸腿软、小便短赤、舌红少苔、脉数无力等，则选下列组方：①促卵泡汤：女贞子、旱莲草、丹参、山药、菟丝子、熟地、肉苁蓉、制首乌各 10g；②促排卵汤：丹参、赤芍、泽兰、熟地、枸杞子各 10g，桃仁、红花各 4g，苡仁 15g，香附 6g；③促黄体汤：丹参、龟板、枸杞子、女贞子、旱莲草、熟地、制首乌、肉苁蓉、菟丝子各 10g；④活血调经汤：丹参、赤芍、泽兰、熟地、茯苓、茺蔚子各 10g，当归、香附各 6g。

【用法】水煎服，每日 1 剂。按人工假设月经周期分别选用不同方药：

引经净后服促卵泡汤4~6剂；假设排卵前服促排卵汤4剂；假设排卵后服促黄体汤6~9剂；假设月经前服活血调经汤3~5剂。

在用药过程中必须注意：卵泡发育良好型在月经周期中以血瘀为主要病机，可按上述各方药序贯法用药；而卵泡发育不良型应以肾虚为主要病机，必须在应用促卵泡汤提高性腺功能基础上，即阴道涂片细胞学检查，雌激素水平出现中度影响以上时，始能启用促排卵汤。

【功效主治】 以上方药功可补肾填精、调补阴阳、活血化瘀调经。主治多囊性卵巢综合征所致不孕症。

【注意事项】 经临床观察，中药人工周期疗法针对本病病因病机，即在一个月经周期的不同阶段中，有肾虚与血瘀的不同病机特点，采用以"补肾—活血化瘀—补肾—活血调经"为立法公式及周期性选方用药，是取得满意疗效的关键。国内许多报道证实补肾法可促进卵泡发育；增厚而坚韧的卵巢包膜成为机械性影响排卵障碍，这可作为血瘀证的诊断依据，故活血化瘀也作为促进业已成熟或治疗后成熟卵泡排卵的一种治法。因此，"补肾"与"活血化瘀"可作为本病的主要法则。

十九、痛经

凡是在经期前后或行经期间发生痉挛性腹痛或其他不适，以致影响生活和工作者称为痛经。痛经又分原发性和继发性两种。原发性痛经又称功能性痛经，是指生殖器官无明显器质性病变的月经疼痛，常发生在月经初潮或初潮后不久，多见于未婚或未孕妇女，往往经生育后痛经缓解或消失；继发性痛经指生殖器官有器质性病变如子宫内膜异位症、盆腔炎、宫腔粘连、子宫内膜息肉等病引起的月经疼痛。

继发性痛经的发病机理及临床表现，详见有关病症的相关内容。原发性痛经的病因目前尚未完全明了，一般认为与下列因素有关：精神紧张，感觉过敏；身体素质差；子宫颈口或子宫颈管狭窄，子宫过度倾屈，子宫内膜整块脱落，以致经血潴留，刺激子宫收缩；子宫内膜碎片和经血中前列腺素 F2a 含量异常增高，引起子宫肌和血管痉挛性收缩等。原发性痛经每发作于月经第 1~2 天，常为下腹部阵发性绞痛，可放射至阴部和腰骶部，时伴恶心、呕吐或腹泻等症状。疼痛剧烈时可出现面色苍白、手足冰冷、出冷汗，甚则昏厥。亦有部分患者于经前1~2天即有下腹疼痛，经行时加剧。膜样痛经（又称膜性痛经）的病人则于月经第 3~4 天时疼痛最剧烈，待膜状物排出后即消失。

原发性痛经如能详细了解病史，并经妇科检查及 X 线或 B 超等辅助检查排除生殖系统器质性疾病，诊断即可成立。治疗一般采用精神治疗（如消除患者的焦虑和恐惧心理），西药可用镇痛、镇静、解痉药物，以及前列腺素拮抗剂等。

原发性痛经一般属中医"室女痛经"范畴。常因先天禀赋不足，冲任失常；或气血不足，胞宫失濡；或肝肾不足，精血亏少；或气滞血瘀，瘀血内阻胞宫；或寒凝血瘀，经血运行不畅，从而导致痛经的形成。治疗当审证求因，针对病因病机而治，或内外合治，可望提高临床疗效。

本节重点选介原发性痛经的治疗经验方（包括内服方、外治方），对于一些既可治疗原发性痛经又可治疗继发性痛经之方，亦附之于后，以供临床参考。至于因子宫内膜异位症等病引起的继发性痛经，可参见相关章节内容。

（一）原发性痛经方

温经止痛散

【组成】肉桂、三棱、莪术、红花、当归、五灵脂、延胡索各 12g，丹参 30g，木香 10g。

【用法】将上药制成冲剂，每剂药分成 2 小袋，每袋 10g，于经前 2 天开始服用，1 日 2 次，每次 1 袋冲服，持续至经末后 3 天停服，连服 3 个月经周期。

【功效主治】温经化瘀，理气止痛。主治原发性痛经。

【注意事项】对寒凝气滞血瘀所致的原发性痛经患者 198 例，应用温经止痛散经 1~3 个月经周期治疗，近期总有效率为 87.37%；对 71 例临床治愈者作末次治疗后 3~19 个月随访，总有效率为 95.8%。本病属寒凝气滞血瘀证，经血液流变学各项指标测定，治疗后血液粘度有所改善。经甲皱微循环各项指标测定，治疗后微血管形态改善，管襻数目增多，长度增长，血流速度加快及流态改变。从而证明本药具有活血化瘀的功能和引血归经的作用。

玄灵止痛汤

【组成】玄胡、醋炒五灵脂、白芍各 10~30g，当归、川芎、甘草各 10~20g。

加减变化：气滞血瘀型，主方加柴胡、香附、桃仁各 6~15g；寒凝血瘀型，主方加艾叶、吴萸各 10~15g；血热挟瘀型，主方加丹皮、炒栀子、黄芩各 10~20g；气血虚挟瘀滞型，主方加黄芪、党参、熟地各 10~20g。

【用法】 每日 1 剂，水煎，日 3~4 次服，每次经前 3~5 天开始服用，至经净痛止。3 个月经周期为 1 疗程。

【功效主治】 活血化瘀，通利血脉，缓急止痛。主治原发性痛经。

【注意事项】 本病的机理，主要是血瘀停滞，瘀阻胞宫，胞脉，使经行滞涩不通则痛。《血证论·经血》说："若无瘀血，则经自流通，安行无恙。"故根据"痛则不通"的理论，着眼于痛，入手于血，以通为主治疗本病，玄灵汤中玄胡、五灵脂、当归、川芎活血化瘀，通利血脉；白芍、甘草缓急止痛。临床据不同兼证，或疏而通之，温而通之，清而通之，补而通之，药证合拍而获效。

当归止痛汤

【组成】 当归 30g，元胡、川芎、白芍各 20g，甘草 9g。

加减变化：气滞血瘀者加香附、乌药、五灵脂、桃仁；寒凝血瘀型加吴茱萸、桂枝、五灵脂；血热挟瘀型加生地、丹皮；气血亏虚者加黄芪、党参、生熟地；肾虚型加熟地、杜仲、肉苁蓉、巴戟天；头痛加白芷、全蝎；乳房或乳头痛加王不留行、麦芽。

【用法】 水煎服，每日 1 剂。于经前 5 天始服，服至经净痛止。连服 2~5 个月经周期。

【功效主治】 理气活血，化瘀止痛。主治原发性痛经。

【注意事项】 以当归止痛汤结合辨证加减治疗原发性痛经，疗效确切。动物实验证明，当归对子宫有抑制和兴奋"双向性"作用；元胡有显著镇痛作用；川芎浸膏使子宫收缩增强，大剂量反使子宫麻痹，收缩停止；芍药与甘草有解痉作用。故认为本方对痛经产生镇痛作用的机理，可能是通过对子宫的双向性作用而调节子宫的机能有关。

加味芍药汤

【组成】 元胡、白芍、香附各 10g，甘草 3g。

【用法】 水煎服，每日 1 剂，连服 3 剂。在行经前 1 天或有行经先兆时服。

【功效主治】 活血祛瘀，理气止痛。主治室女痛经。

【注意事项】 芍药甘草汤酸甘并用，为柔肝、解痉、止痛之剂。加香附入气分，行气中之血；元胡入血分，行血中之气。四药合用增强了活血行气，祛瘀止痛效果。

金荞麦根汤

【组成】金荞麦根 50g（鲜品则用 70g）。

【用法】上为 1 剂量，水煎服。每剂煎服 2 次，每次约服 200mL。正常月经来潮前 3~5 天用药，连服 2 剂。服用 2 个月经周期为 1 疗程。一般连服 2~3 个疗程。

【功效主治】活血祛瘀，调经止痛。主治原发性痛经。

【注意事项】金荞麦根（别名苦荞头、天荞麦、铁石子）具有清热解毒、排脓散瘀、活血通经之功能。用其治疗原发性痛经，可达到通经活血、祛瘀止痛的目的。具有治疗效果好、反复用药无任何副作用、易于掌握使用等优点。如对有效的 28 例进行跟踪随访 6 个月~1 年者 21 例，其中 3 例复发，复发者继续用本方仍然有效。

汪氏细辛汤

【组成】细辛 10~15g，制川乌 10~12g，肉桂 3~6g（后下），当归 15~30g，赤芍 30g，三棱、莪术各 15g，制乳没各 6g，失笑散（包）18g，广木香 10g，全蝎粉 3g（吞）。

加减变化：月经量多则加鹿衔草 30g；腹胀甚者加槟榔 15g。

【用法】从月经前 3 天开始服用本方，每日 1 剂，至经期第 3~4 天停止，每月 6~7 剂。经后治疗，于月经后开始服用乌鸡白凤丸，每日 3 次，每次 1 丸，直至下次经前 3 天接服汤剂。

【功效主治】温经散瘀止痛。主治原发性痛经。

【注意事项】原发性痛经中医辨证多责之寒凝胞宫，寒性收引，而使气血痹阻所致。这种寒凝血瘀之象，近年来多用 PGF2a 分泌过多的新观点来解释。大量试验证明，痛经患者经血中 PGF2a 及 E 的含量均有增多，而 F2α>E（松弛素），这是导致痛经发生的直接原因。本方中细辛、川乌、肉桂均为大辛大热之品，功能散寒定痛，根据临床观察，诸多辛热药中，止痛之功当首推细辛，惜囿于"细辛不过钱"之说，一般医者用量每在 3g 以下，使其止痛作用往往不能发挥。其实细辛用于汤剂中，其量不必小于其他药物，如仲景诸方中细辛剂量与麻、桂、姜等并无差异，现代也有人用动物实验及人体观察，大剂量细辛煎剂未发现副作用，而止痛效果却增加。归、芍、棱、术、乳没、失笑等化瘀散结之功颇强。一则协助温药止痛，能有效对抗 PGF2α；二则能使成块的内膜破裂，易于排出，不致增加宫缩而致腹痛加剧。大剂量活血化瘀药物的应用，经临床观察，并不会使经量明显增多，即使平时经量过多的病人，佐以鹿衔草止血，经量即减。木香、槟榔破气，其功效较香附、乌药为优。全蝎解痉，一般用于治头痛效果极佳，用于痛经，作用同样显著。

益肾通经汤

【组成】山药 10~20g，巴戟天、香附、当归、熟地各 9~15g，柴胡 12~15g，白芍 12~18g，郁金 9~12g，丹参 15~21g。

加减变化：气滞血瘀者加桃仁，红花各 10g；气血不足者加党参、黄芪、阿胶各 15g；寒湿内盛者加肉桂、吴茱萸各 9g，木通 15g。

【用法】经前 1 周取上药 1 剂，水煎 2 次，分早晚温服。经后服肾气丸。

【功效主治】养血活血，温经理气止痛。主治室女痛经。

【注意事项】本方的运用特点在于根据女性的生理特点，促使天癸的成熟及冲任的通盛，达到止痛的目的。

复方逍遥散

【组成】柴胡 2g，白术、茯苓、当归各 3g，白芍 6g，炙甘草 2.5g，薄荷 1.5g，煨姜 3 片。

加减变化：寒凝气滞血瘀者加香附、玄胡、艾叶、桂枝，以温经祛寒，疏肝行气止痛；气滞血瘀者加川楝子、玄胡、泽兰叶、失笑散、没药、丹皮，以疏肝调经，化瘀止痛；伴腰腿痛者加菟丝子、淮牛膝，以补肝肾强筋骨。

【用法】经前 3~5 天开始服药，每日煎服 1 剂，连服 5~7 剂为 1 疗程。无效，可服 2~3 个疗程。

【功效主治】疏肝解郁，养血健脾。主治原发性痛经。

【注意事项】痛经以实证为多见。52 例以经前期开始或经期第 1~2 天疼痛最著，且经血多暗红或有紫血块。在气滞血瘀明显的病例中，遇见轻按则痛，重按反感舒适，此为虚实挟杂。用逍遥散加减治疗，既能疏肝解郁，又能养血健脾，以治实为主，虚实兼顾，故能获得满意疗效。

痛经饮

【组成】当归、炒川楝子、醋玄胡、炒小茴各 10g，川芎、乌药各 6g，益母草、炒白芍各 30g，甘草 6g。

加减：经前痛者加青皮 6g，经期痛者加炮姜 6g，经后痛者加党参、熟地各 15g。

【用法】每日 1 剂，经前 3~5 天服用，连服 1~3 个月经周期。

【功效主治】行气活血，温经止痛。主治室女痛经。

【注意事项】室女气血旺盛，而情志又多变化，故其痛经多为气滞血瘀；再若经期寒温不适，寒客胞门亦可为患，治当疏肝理气，活血化瘀，温经散寒，需慎用苦寒腻补。方中归、芎活血化瘀，川楝舒肝理气，玄胡活血止痛，小茴、乌药行气散寒，益母草养血祛瘀，白芍、甘草柔肝缓急，诸药相伍，有行气活血、温经止痛之效。经前腹痛多因于寒，故加炮姜温中散寒，经后腹痛多于虚，故加党参、熟地以温补气血。

痛经宁

【组成】当归、川芎、桃仁各 9g，红花 6g，五灵脂、生蒲黄、炒蒲黄各 10g，益母草 15g，白芍 12g，甘草 3g。

加减变化：肝郁加柴胡 9g、香附 12g；寒湿盛加细辛 3g，桂枝、吴茱萸各 9g；气血虚加黄芪 15g，党参、熟地 9g。

【用法】每日煎服 1 剂，分早晚服。于行经前 7 天开始服至行经日止，若服用后第 1 个月经周期疼痛未消，于第 2、第 3 个月经周期行经前 7 天再续服。

【功效主治】本方活血化瘀，调经止痛。主治原发性痛经。

【注意事项】痛经尽管有虚与实、寒与热之别，但血瘀则为其共同病机，故活血化瘀为其基本治法，"痛经宁"即因此而设。在经行之前服用，目的在促使经血通畅而达"通则不痛。"

（二）膜性痛经方

原发性痛经中属膜性痛经者，典型症状为月经第 3~4 天时疼痛最剧烈，膜状物排出后疼痛即消失。活血化瘀为其基本治法。

益气化瘀汤

【组成】①行经期方、党参 15g，白术、茯苓、益母草各 12g，炒蒲黄、白芍各 10g，五灵脂、当归、制香附、川芎各 9g，三七（冲服）5g。下腹畏寒胀痛者加肉桂 3g，乳房胀痛者加柴胡 9g。

②经间期方：菟丝子、党参各 15g，何首乌、白芍各 12g，肉苁蓉、熟地黄、杜仲、桃仁各 10g，当归身、蒲黄各 9g。

【用法】上方均水煎服，每日 1 剂。其经间期方于月经第 15 天开始服用，连服 1 周。

【功效主治】益气化瘀，主治膜性痛经。

【注意事项】膜性痛经，是妇女月经病中较严重的一种疾患，多见于未婚或未孕女青年。是指子宫内膜整块排出时，子宫收缩增强或不协调收缩所引起的痛经。一般属实体实证，西医通常用补充孕激素的治法，但效果很不理想。用本方观察 30 例，效果满意，而三七、蒲黄、益母草则是治疗本证不可缺少的良药。

化瘀消膜汤

【组成】 三棱、莪术、炒五灵脂、炒蒲黄、穿山甲、王不留行、香附、菟丝子各 10g，当归、山楂、党参各 15g，血竭（冲服）2g。

加减变化：兼有寒象者，加肉桂 6g；仙灵脾、艾叶各 10g；兼热象者，加赤芍、黄芩各 10g。

【用法】 月经干净后开始服药，每日 1 剂。水煎服。服至下次行经即停。连续服用 2 个月经周期为 1 疗程。

【功效主治】 本方功能活血化瘀，消膜定痛。主治膜性痛经。

【注意事项】 现代医学认为，膜性痛经属原发性或功能性痛经范畴。通常采用性激素治疗，效果不甚理想。根据此病的好发年龄及临床特征，多见于未婚未孕之女青年，经前即有腹痛，经色黯红有块，待块物流出，其痛渐减。结合舌质脉象，显然与祖国医学气滞血瘀痛经相似。"不通则痛"是关键所在。遵《内经》"血实宜决之"之意，立活血化瘀，消膜定痛之法，故获良效。

化瘀散膜汤

【组成】 蒲黄、五灵脂、青皮各 12g，山楂 20g，血竭粉 10g。

加减变化：偏热型加红藤、熟军；偏寒型，加小茴香、炮姜；至经期蒲黄宜炒，血竭粉易三七粉。

【用法】 自患者完成各项临床及实验室检查后的首次月经净止日起，每日取上药头、2 汁水煎剂分早、晚两次服完，日服 1 剂，连服 3 个月经周期为全疗程。

【功效主治】 行气活血，化瘀散膜。主治膜性痛经。

【注意事项】 "膜痛"患者在整体上有血 E_2 水平异常升高及血液粘度增高的病变，又有局部随经潮而隐现的腹痛、膜块及微观上的子宫内膜病理、组化改变（子宫内膜中血管内、外瘀血），可以认为属气滞血瘀痛经之重症。治当以活血化淤为主，化瘀散膜汤有破气行滞、活血化淤的功效。通过临床观察，施于患者的整个月经周期，具有降低异常 E_2 水平，改善机体血液的粘滞性及子宫的淤血状况等作用，表明其治疗效果是通过调整患者整体的气血，完全或不完全地阻断瘀块的形成，且直接化散已经形成的瘀块，从而促进子宫内经血的流畅，使患者获得膜化痛止或接近向愈的结果。

化瘀止痛汤

【组成】 丹参 9~15g，当归、泽兰叶、赤芍、川芎、桃仁、红花、三棱、牛膝、失笑散（包煎）、制香附、益母草、元胡索各 9g。

加减变化：怯冷畏寒明显者加肉桂，有乳胀等肝气郁结症状者酌加柴胡、桔叶。

【用法】 经前 3~4 天开始服药，月经来潮后再服 2~3 剂，平时根据气滞、血瘀和胞宫虚寒等不同情况分别给予逍遥丸、四制香附丸，艾附暖宫丸等每天一匙吞服。

【功效主治】 活血化瘀，理气止痛。主治膜性痛经。

【注意事项】 ①蜕膜样痛经多见于青年女子，因经来剧烈腹痛，瘀块（蜕模）落出腹痛即减的特征，故其病机是瘀血内阻。大块蜕模可能是无形之气与有形之血相搏而成，它阻碍了经血的顺利排出，造成"不通则痛"的临床表现。用活血化瘀、理气止痛法可使气顺血调，"通则不痛"，符合辨证论治精神。与西医激素疗法相比，因无副作用及不良反应，故较为理想。②服药方法与疗效密切相关。经前 3~4 天瘀血内停已十分明显，此时用药有助于及早消散内膜，以利排出，故临床症状明显改善，而月经中期瘀血尚未形成，月经来潮后服药来不及消散内膜，故效果不明显。③部分未婚青年近期疗效良好，仍需巩固治疗，否则数月后有可能再度出现蜕膜。后者经重复治疗仍能获得良好效果。

四物三香汤

【组成】 当归、川芎、白芷、木香、制香附各 10g，白芍 12g，生地 6g。

加减变化：气滞血瘀型加牛膝、桃仁、五灵脂各 10g，益母草 30g，红花 6g；寒湿凝滞型加生艾叶、吴萸、干姜、小茴香各 10g，肉桂 3g；气血虚弱型加黄芪、山药、女贞子各 30g，党参 15g，茯苓 10g；肝郁气滞者加柴胡、川楝子、元胡、小茴香各 10g；肾阳虚、子宫发育不良者加紫石英、仙灵脾各 10g，巴戟、肉苁蓉各 15g；肝肾亏虚型加枸杞子、山药各 10g，女贞子 30g，山萸肉 15g；膜样痛经加血竭 3g，苏木 10g。

【用法】 经血来潮前 3~4 天开始服药，每日 1 剂，经来痛止停药。下个月经周期再如此用药，一般在连用 2~3 个月经周期后痊愈或好转。

【功效主治】 养血活血，行气止痛。主治痛经（包括膜样痛经）。

【注意事项】 方中四物汤既能养血，又能活血，补中有行，对痛经虚中有滞，则各得其所。

活血痛经散

【组成】 当归 7g，川芎 3.5g，丹参 9g，生蒲黄、乌药各 6g，五灵脂、香附、白芍、桃仁各 5g，肉桂 3g。

【用法】 将上药共研细末，10g 为 1 包，于经前 3~5 天或经期服用，日服 2 次，每次 1 包，温开水或红糖水送服。

【功效主治】 本方逐瘀理气通阳，主治膜性痛经。

【注意事项】 用痛经散治痛经，辨识症候要抓住瘀、实二字。痛经的病机主要是冲任气血阻滞，瘀而不通，"不通则痛"，故治则为通调冲任气血。痛经散加减方以逐瘀为主，佐以理气温阳，使冲任二脉气血通畅，故未用一味止痛药而痛止。方中当归、川芎、白芍养血活血，蒲黄、灵脂、丹参、桃仁活血化瘀。根据气行则血行和血得热则行之理，加乌药助香附理气，加肉桂温阳散寒而行血。适用于血瘀偏甚而兼气滞及寒湿凝滞的实性痛经。

（三）痛经外治方

采用外治方法（如针刺、膏剂或散剂外敷局部）治疗痛经（包括原发性痛经和继发性痛经），经临床证实有较好疗效。若外治的同时配合方药内服，可提高治疗效果。

化瘀止痛膏

【组成】 当归、川芎、桃仁、炒白芍、吴萸各 100g，肉桂、细辛、川牛膝各 30g，炙甘草 50g，丹皮 20g。

【用法】 上药共研细末（过 120 目箩），用时取 20g 药末，加 30 度白酒（原白酒加开水稀释）、少许凡士林调匀。经前 3 天敷于脐部，经至敷于关元穴，胶布固定。经净取下。痛甚者用热水袋加温。连敷 1~3 个月经周期。

【功效主治】 活血化瘀，温经止痛。主治原发性痛经。

【注意事项】 任主胞宫，神阙、关元同属任脉。现代医学研究表明，脐在胚胎发育过程中为腹壁最后闭合处，表面角质最薄，渗透力强，有利于药物的吸收。故外敷神阙、关元，能使药物直达病所。痛经虽有气滞、寒凝、热郁、虚弱等不同，但皆为血瘀不通而痛。本方旨在化瘀止痛，祛邪补虚，加酒通利血脉。本方制作简单、疗效确切，无痛苦，无副作用。

三味痛经膏

【组成】 五灵脂、郁金各 250g，冰片 1g。

【用法】 上药共研细末，装在瓶中备用。在月经前 3~5 天，选关元、中髎两穴，每穴取 15g 粉末，用白酒调成糊状，摊在纱布块上，贴敷于穴位，外用橡皮膏固定。月经来潮后 2~3 天无腹痛去掉膏药。

【功效主治】舒经通络，散寒止痛。主治原发性及继发性痛经。

【注意事项】原发性痛经或继发性痛经，在治疗上一般多采用口服药治疗。本组 33 例应用穴位敷贴治疗后，痊愈 31 例，好转 2 例，有效率为 100%。说明本规格用法疗效可靠，使用安全，价格低廉，有独特的临床使用价值。

活络发泡膏

【组成】取斑蝥、白芥子各 20g，研极细末，以 50% 二甲基亚砜调成软膏状。

【用法】用时取麦粒大小一团，置于 2×2cm 的胶布中心，贴于中极或关元穴。每月经前 5 天贴第 1 次，月经始潮或觉腹痛则贴第 2 次。两个月经周期为 1 疗程。

注意事项：一般贴 3 小时揭去药膏，当时或稍后即出现水泡，常 2~3 天逐渐干瘪结痂。

【功效主治】清热利湿，活血化瘀，温经止痛。主治痛经。

【注意事项】经临床辨证施治，用发泡膏外贴中极穴、关元穴，治疗妇女痛经症 82 例，取得了明显效果。其中气滞血瘀者疗效最好。

痛经外敷散

【组成】当归、吴茱萸、乳香、没药、肉桂、细辛各 50g，樟脑 3g。

【用法】先将樟脑以外的各药研细，将当归、吴萸、肉桂、细辛共水煎 2 次，煎液浓缩成稠状，混入溶于适量 95% 乙醇的乳香、没药液，烘干研细末加樟脑备用。经前 3 天取 5g 药粉，用黄酒数滴，拌成浆糊状，外敷脐中，用护伤膏固定，药干则调换 1 次，经行 3 天后取下，每月 1 次，连续使用，至治愈或微痛为止。

【功效主治】温经散寒，活血止痛。外敷以治痛经。

【注意事项】本病病机主要是气滞血阻，月经运行不畅，不通则痛。方中当归、乳香、没药活血止痛，吴萸、肉桂、细辛温经散寒，樟脑作为引药渗透，使诸药直达病所。脐为五脏六腑之气出入之处，故应用外敷散敷脐，能达温通脏腑，祛风散寒，行气活血的作用。寒散气行血活痛经自愈。本法不仅疗效迅速，而且经济简便，故值得推广。

痛经 I 号散

【组成】全当归、大川芎、制香附、赤芍、桃仁各 9g，延胡索、上肉桂各 12g，琥珀米 1.5g。

【用法】上方研末，在经前 1~2 天或行经时取 3g，用 30% 酒精调和，湿敷于脐部，外衬护创胶或用纱布、橡皮膏固定，日换 1 次（夏天可换 2 次），连续敷疗 3~4 天为 1 个疗程。

【功效主治】行气祛瘀调经。主治原发性痛经。

耳穴按压法

【穴位组成】主穴：子宫、卵巢、下角端。配穴：气滞血瘀加肝，寒湿凝滞加肝脾，阳虚内寒加脾肾，气血两虚加脾胃、肾。

【用法】用 0.5cm×0.5cm 大小医用胶布，中央贴 1 粒王不留行籽，贴于所选耳穴，每穴每次按压 1 分钟，每日按压 5 次，压力以能耐受为度，两耳交替，每隔 6 天更换 1 次，5 次为 1 疗程（约 1 个月经周期）。

【功效主治】调理冲任气血为主，主治痛经。

【注意事项】①近年来的许多研究证明，子宫内膜和血内前列腺素的增高是造成痛经的决定性因素。前列腺素广泛存在于子宫、卵巢等组织，故选子宫、卵巢以调节前列腺素含量，缓解疼痛；选下角端舒张子宫平滑肌，解痉止痛。②中医学认为痛经病位在冲任、胞宫，变化在气血，其治则以调理冲任气血为主，故选耳穴子宫及结合辨证分型加肝、脾、肾、胃穴，以调理胞宫气血，调肝、健脾、益肾、和胃，使全身气血调和，冲任流通，经血畅行则疼痛自止。③本法简便易行，易于推广。

痛经耳压法

【穴位组成】主穴：内生殖器、内分泌、肾。配穴：气滞血瘀配肝、脾、三焦、心、交感；寒邪凝滞配肝、腹、皮质下，加灸关元；气血虚弱伴有恶心、呕吐、配脾、胃、腹；肝肾不足配肝、腹、脾。

【用法】每次行经前 1 周开始治疗。每次主穴必用，根据患者既往症状辨证取穴。在耳壳常规消毒，用耳穴探测仪找到敏感点后，将王不留行子准确地贴在所选耳穴上，并进行按压，每日自行按压 3~5 次，每周治疗 3 次，每次贴压一侧耳穴，两耳交替进行，3 次为 1 疗程。

【功效主治】理气疏经、活血止痛。主治痛经。

脊柱复位法

【用法】治疗前，一般在月经来潮时，或来潮前几天作如下检查：首先在腰椎棘突两旁寻找压痛点，然后检查腰椎 6 个方向的活动——前屈、后伸、左右侧弯、左右旋转，明确哪一方向受限较明显。

【治疗手法】①斜扳复位法：患者侧卧位，医者一手扶住患者前肩部，另一手扶住臀部，两手同时作相反方向用力，使腰部旋转，当手法时，常听到"喀喀"响声；②定位旋转复位法：患者坐位，两手抱住颈后，医者一手拇指按压患椎棘突旁，另一手从腋下插于颈后，使患者前屈旋转，当手法时听到"喀喀"响声，同时拇指有移动感，表示手法成功。一般以2~3月为1疗程，平时每周治疗1次，月经来潮前1周至少治疗2次，如月经来潮时痛经，当即复位则可缓解疼痛。

【功效主治】疏经通络，理气活血。主治原发性痛经。

【注意事项】临床观察发现，脊柱压痛点大多局限在腰4~5骶，棘突旁，治疗后随着痛经的缓解，压痛点也相应减轻或消失，提示痛经与腰椎结构之间有着相互联系。督脉、冲脉、任脉均起于胞中。督脉沿脊柱正中线上行，经过骶部、腰部、背部、顶部进入脑内，任脉、冲脉，通过分支内贯脊柱。督脉为"阳脉之海"，任脉为"阴脉之海"，冲脉为"血海"。这三脉均有调节冲任、月经作用。痛经主要是由于肝气郁结，气机运行不畅，气滞血瘀，而导致经行不畅，不通则痛。在腰骶部督脉经处，施行推拿放松手法，能疏经通络，理气活血。通过对腰椎间小关节的错位纠正，拨乱反正，令其各守其位，使筋络顺接，能促使气血运行通畅疼痛得到缓解，也有利于局部功能的恢复。

推拿自疗法

【用法】患者取仰卧位，自行用双手的三指（食、中、无名指）沿任脉（腹正中线）上下摩擦起于神厥穴（脐孔正中）；逐次摩气海（脐下1.5寸）关元（脐下3寸），中极（脐下4寸），随之摩双侧之天枢（脐旁2寸），四满（脐下2寸石门穴旁开五分）归来（中极穴旁开2寸），子宫（中极穴旁开4寸），气冲（曲骨旁开2寸）最后摩腹部结束。

若小腹胀满，坠痛甚者，应加用大拇指揉压中脘（脐上4寸腹正中线上），气海，中极须停留压迫1分钟，或从脐上至脐下反复以扭揉法施术5~6遍；如有恶心、呕吐，可掐内关（腕上2寸筋间），三阳交（内踝尖上3寸胫骨后缘）并施术摩脾胃法。

【功效主治】补虚泻实，通气散积，活血化瘀。主治各种原因引起的痛经。

【注意事项】痛经疼痛性质有寒热虚实之别，治疗总以理气行血为主。重点突出一个"通"字，若因于滞者，则行而通之；因于虚者，则补而通之，使气血下行为顺。推拿自疗法，有补虚泻实，通气散积，活血解瘀之功。施术时应注意分清虚实，虚者用力轻而软，不宜过重刺激；实者用力重而刺激强，使气血通畅，积散瘀消，疼痛即止。

（四）痛经通治方

痛必宁冲剂

【组成】白芍、当归、川芎、党参、肉桂、黄芪、莪术、元胡、牛膝各等分制成痛必宁冲剂。

【用法】①原发性痛经口服痛必宁冲剂，经前 2 天开始服至月经第 2 天，每日 3 次，每次 1 袋（10 克）开水冲服，连服 3 个月经周期。

②炎症继发性痛经经前 5 天开始服，服至月经第 2 天。用法用量同上。

【功效主治】本方补气调经，散寒祛瘀。主治痛经。

【注意事项】本方剂由温经汤化裁而成。痛经的发病机理，多为虚中挟实，寒中有热。痛经一证，现代医学对原发性多采用镇痛、解痉、内分泌治疗法及扩张宫颈等手术疗法。其中镇痛疗法作用短暂而不能根治，内分泌疗法对已婚未孕者不利。而痛必宁则有优势，镇痛效果好（药理实验证明有多方面镇痛作用），临床使用疗效可靠。冲剂使用方便，能发挥应急作用，无毒副作用。

当归芍药散

【组成】当归、芍药、川芎、茯苓、白术、泽泻。按 1：5.6：2.7：1.3：1.3：2.7 的比例下料，共研细末，装入胶囊，每粒胶囊含药粉 0.4g。

【用法】中度疼痛患者每次 6 粒，重度疼痛每次 8 粒，每日 3 次。实证痛经（气滞血瘀型、寒湿凝滞型）患者和肝脾不和型痛经患者在每次月经来潮前 2 天开始服药；虚证痛经（气血虚弱型、肝肾阴虚型）患者于经净后第 1 天开始服药。服药 7 天为 1 个疗程，共服 3 个月经周期。服药期间停用其他中西药，无效者改用其他方法治疗。

【功效主治】补虚扶正，活血化瘀，行气止痛，调理肝脾。主治原发性痛经、继发性痛经（包括子宫内膜异位症、子宫肌瘤、慢性附件炎）。

【注意事项】当归芍药散配伍精当，气血兼顾，攻补兼施，祛瘀生新，药精而效宏。经临床观察，本方对气滞血瘀、寒湿凝滞、肝脾不和、气血虚弱、肝肾阴虚型痛经均有良好疗效，尤以肝脾不和型为佳。经临床观察，该方对原发性痛经的疗效显著高于继发性痛经。此外，当归芍药散还具有良好的调经作用，且无任何副作用。

痛经灵胶囊

【组成】党参、黄芪、桂枝、川牛膝、甘草、白芍各 10 份，川芎、丹皮各 6 份，吴茱萸 4 份。

【用法】上药按比例共研细末，过 80 目筛装胶囊，每囊净重 0.5g，每次服 5 粒，每日服 3 次，温开水送下。服药于经前 1 周开始至月经干净停药，此为 1 疗程。服 1 疗程未愈者，可按上法再服，一般多在两个疗程内获愈。若病人首诊时正值经期，则可即行服药至经净。若病愈，应续用 1 个疗程。

【功效主治】益气养血，温经散寒，兼以活血化湿。主治痛经。

【注意事项】本胶囊以益气养血，温经散寒为主，兼具活血和化湿之力，主治因虚寒及寒湿所致的痛经。若见气血亏虚太过或挟瘀较甚者，则辅以当归养血膏养血调经，或益母草膏活血行瘀以裨补之，取效亦良。本方制作简单，使用方便，易为病者接受。

红兰花酒剂

【组成】红花、当归各 10g，益母草 60g，川芎 5g，黑胡椒 7 粒。

【用法】以上诸药，用白酒 500mL 浸泡 48 小时即可服用。每日早晚各服 1 次。每次服 20mL。连服 1 个月经周期为 1 个疗程。

【功效主治】活血祛瘀，理气止痛。主治痛经。

【注意事项】本方系《金匮要略》红兰花酒方加味而成，原方主治"妇人六十二种风及腹中血气刺痛"。本方适宜血瘀气滞之患者，尤以血瘀为主之痛经者。本方制作简单，服用方便，价格低廉，疗效满意，值得推广。

养血和血汤

【组成】当归 10g，白芍 20g，枸杞子 15g，川芎 10g，香附 12g，甘草 6g。

加减变化：气滞血瘀型加柴胡、丹参、益母草；血瘀偏重加蒲黄、血竭。阴虚血滞型去香附，加生地、丹皮、麦冬、川楝子。肝肾亏虚型加熟地、山萸肉、川断。便溏加土炒白术、茯苓。呕吐兼畏寒肢冷加吴茱萸，兼口苦心烦加竹茹。

【用法】水煎服。一般在经前 7 天开始服药，直至月经来潮。若有条件或肝肾亏损较重者，平时服药以调补肝肾为主。大多服用 2~3 个月经周期。

【功效主治】痛经。诊断标准：发生在经期或行经前后，以小腹疼痛为主，连续 3 个月以上，影响工作和生活。本方功可行气活血养血。

【注意事项】一般认为，痛经的病机主要是冲任气血运行不畅所致，故活血化瘀为其治疗大法。然痛经多属本虚标实之证，治疗上不可一味活血化瘀，还应顾护精血。青少年时期顾护精血尤为重要。子宫肌活动增强是本病发生的主要机理，经前子宫内膜内前列腺素 F2a 值的增高是痛经发生的原因之一。以本方进行实验研究后推测，本方的止痛作用可能有两个方面：一方面可以部分对抗前列腺素 F2a，以减轻对子宫肌的刺激；另一方面又可以直接抑制子宫肌活动的频率，降低肌张力，从而达到止痛的目的。

乌沉定经汤

【组成】 乌药、砂仁、香附、玄胡、当归、柴胡、熟地、菟丝子各 10g，白芍、云苓、山药各 15g，甘草、黑荆芥各 6g，木香 3g。

加减变化：行经心烦潮热者加丹皮、栀子、地骨皮各 10g；白带量多者加白扁豆 15g，车前子、生牡蛎、生龙骨各 10g；行经胸闷气短、乳房胀疼者加丹皮、栀子、枳壳各 10g；腰背酸疼者加杜仲、川断各 10g，并发头痛失眠、心悸怔忡者加柏子仁、远志各 10g。

【用法】 水煎内服，1 日 1 剂。于月经来前少腹胀痛服 2 剂，下次月经来潮时再服 2 剂。不愈者连服 3~4 个月经周期。

【功效主治】 健脾补肾、行气活血，调经止痛。主治痛经。

【注意事项】 本方系傅青主的定经汤和王肯堂的加味乌沉汤台并而成。本病气滞血瘀者居多。

温脐化湿汤

【组成】 白术 30g，白茯苓 10g，淮山药 15g，巴戟 18g，白扁豆 10g，白果 6g，建莲子 18g，

加减变化：经前小腹冷痛加桂枝、吴茱萸、乌药，小腹胀痛加香附、小茴香，腰痛甚者加牛膝，经后腹痛加四物汤，舌质有瘀点者加五灵脂、川芎。

【用法】 每日 1 剂，水煎两次温服。煎药前要冷水浸泡，文火煎熬。于月经过后第 10 天开始服用，连服 8 剂停药，为 1 疗程，待下次月经周期照此续服。一般连服 3 个疗程。治疗期间停用其它药物。

【功效主治】 本方祛寒利湿，佐以活血行气。主治原发性痛经及继发性痛经。

【注意事项】 痛经一病，虚者以继发性为多，实者以原发性为多。本组 25 岁以下者 34 例，诊为原发性痛经的占 80%，且多数有经期遭冷水或受寒史。据此，引起原发性痛经的主要原因应为寒湿所致，故温其寒、利其湿、佐以活血行气之法应为首选，因为寒湿外侵，凝滞血脉在先，致使冲任血运不畅在后，所以应首当祛寒利湿，使其寒散湿退，冲任才能调和，经水畅通，腹痛自消。

乌梅止痛汤

【组成】乌梅、白芍各 30g，桂枝、附片、黄连、黄柏、当归、熟地、川芎各 9g，姜炭、细辛各 6g，炙甘草 15g。

加减变化：寒象偏重者加川椒、艾叶各 9g；热象明显者加川楝子 12g，酌减量或去桂枝、附片、细辛；倦怠脉虚软者加党参 15g；经血有块，痛剧者加蒲黄、五灵脂各 9g，玄胡 12g，去熟地；量少色暗者加桃仁、红花各 9g，乌梅减至 15g，去熟地；经量多者去桂枝，川芎；兼腹胀者去熟地，加香附 12g；腰胀痛加乌药 9g；腰酸痛加续断、巴戟各 9g。

【用法】痛经时服药，1 日 1 剂，水煎，痛止停服。下次经期开始，不论痛与不痛，再服 1~3 剂。

【功效主治】温阳散寒．养血疏肝，清热止痛。主治痛经。

【注意事项】本方仿乌梅丸加减而成，重用乌梅，以其味酸入肝，配姜炭敛血海；合芍药甘草缓肝急，以解"不荣"之痛；桂枝通心阳以达胞脉；附片温肾阳而散下寒，合而以除"寒凝"之痛；黄连、黄柏清降郁热，四物汤养血以疏肝。全方寒热并用，补散同施，具温阳散寒，养血疏肝，清热止痛之功。本方虽主治寒热错杂，虚实并见之痛经，但应用时可根据寒热虚实之偏颇，以调整其温凉补散比例或按以上加减，可适用于多种痛经，诚为止痛良方。除经期应用外，若平时能辅以补肾、调肝、养血等方药调理则疗效更好。本方不宜经前服用，可能因其具酸敛之性，经血未动，服之则敛而滞之。

调经定痛汤

【组成】柴胡、枳壳、川芎各 10g，当归 20g，炒白芍、茯苓各 15g，制香附、白术各 12g，炙甘草 6g。

加减变化：若痛而且泻，食少乏力，加陈皮 10g，党参 12g；舌红苔黄，心烦口渴者，加丹皮、栀子各 10g；带下黄稠，苔腻，脉濡数者，加黄连 6g，黄柏 10g；腰酸耳鸣，脉细弱者，加山萸肉 12g，巴戟 15g；小腹冷痛，温熨则舒，加熟附片 9g；肉桂 5g；痛而且胀，引连胁乳者，加元胡，川楝子各 10g；痛处固定，经色紫暗有块，加五灵脂 10g，蒲黄 10g；经后绵绵作痛，面㿠白，神疲，加熟地、黄芪各 20g，益母草 15g；痛如针刺，剧烈者，加桃仁 12g，丹参 20g，或在服汤药时冲服三七粉 2g，每日 2 次。

【用法】上药水煎，于经行前 1 周开始，每日 1 剂，分 2 次服。疼痛剧烈时，每日 2 剂，煎成混合，昼夜 3 服。

【功效主治】本方疏肝理气化瘀，健脾养血调经，主治痛经。

【注意事项】 痛经最主要的病机是肝郁气滞，脾虚血少，胞络不通，胞宫失养。调经止痛方中柴胡，既是气分药也是血分药，能疏肝解郁，故作为行滞调经主药；当归、白芍、川芎、香附补血活血，调经止痛，皆为妇科要药；枳壳、茯苓、白术、甘草理气健脾，以开气血生化之源。诸药相伍，可使肝得疏，滞得行，瘀得化，脾得健，血得生，经得调。如是则气顺血和，痛经自除。本病临床加减亦甚重要，主要根据致病因素，病理性质，病情轻重，病程长短，年龄体质等方面来确定。经期用药问题，由于峻猛破血之品最易伤络动血；故应慎重从事，以平为要。

热性痛经方

【组成】 当归、川芎、金铃子各 10g，赤芍、大生地、炒五灵脂各 12g，红藤 30g，败酱草 20g，炙乳香、没药各 5g。

【用法】 先将上药用清水浸泡 30 分钟后，煎者 30 分钟，每剂煎 2 次。于经行腹痛开始每日服 1 剂，早晚各服 1 次。膜样痛经，腹痛剧烈兼见呕吐者，加服辅助方：川连、公丁香各 5g，川贝母粉 10g，肉桂 3g，共研极细末，每剂分成 5 包，每日 1 包，分 2 次化服，吐止即停服。平日可加服逍遥丸，每次 6g，日服 2 次。

【功效主治】 清热、活血、调经、止痛。主治痛经偏热者。

【注意事项】 热性痛经临床亦不少见，辨证重在舌、脉改变，多因肝郁气滞、郁而化热所致，故治当活血理气、调经止痛。本方即具有这等功效，故用之于临床，每获良效。而对于寒者，则不宜用。

三香调经止痛汤

【组成】 香白芷、川芎、炙甘草各 6g，制香附、元胡、益母草各 15g，广木香、当归、炒五灵脂各 10g，白芍 12g。

加减变化：寒盛加生姜 5 片；肾虚加女贞子、旱莲草、仙灵脾各 9~12g。

【用法】 水煎服，每日 1 剂，分 2 次服（痛剧随时煎服）。

【功效主治】 行气活血，调经止痛。主治痛经。

【注意事项】 本组病例主要病因为外感风寒湿邪，内伤于气郁，气血失调，不通则痛。采用行气活血养血、调经止痛之三香调经止痛汤治之，与病因病机颇合，即使瘀去新生，气血调和，诸症自可渐除。

加味血府逐瘀汤

【组成】 桃仁 12g，红花、当归、生地 10g，川芎、桔梗各 5g，赤芍、枳壳各 6g，牛膝 9g，柴胡、甘草各 3g。

【用法】上药水煎服，每日 1 剂，分 2 次服。于经前 2～3 天开始服药，一般服 5～6 剂，持续 3～4 个月经周期。

【功效主治】活血逐瘀，疏肝理气。主治瘀滞型痛经。

【注意事项】痛经不论何因所致，只要经期腹痛，腰痛，经色紫暗或有瘀块，皆可逐瘀。因旧血不去，新血不生。瘀血去后，症必见轻。

二十、经前期紧张综合征

经前期（10～14 天）出现生理上、精神上以及行为上的改变，称为经前期紧张综合征。典型症状为经前 10～14 天出现盆腔下坠感，腰背疼痛，头痛，乳房胀痛，全身无力，疲劳，抑郁，精神过敏（无原因哭泣或大怒等），面浮肢肿等，月经来潮后症状消失。

本病发病原因不甚清楚。如有的认为经前期紧张综合征常存在于有排卵型的月经周期中，可能是组织对孕激素、雌激素敏感性失常有关；水钠潴留、催乳素浓度增高以及维生素 B_6 缺乏等亦有可能导致本病的产生。临床治疗，主要是采用精神疏导与药物治疗相结合。药物治疗主要是对症处理，包括纠正水钠潴留、控制精神神经症状、消除乳房胀痛以及激素治疗等，但疗效均不够理想。

结合临床表现，本病可归类于中医"脏躁""经前乳胀""经行水肿""经行头痛""经行身痛""经行情志异常"等病证范畴。肝气郁结、肾阴不足、肝阳上亢是本病发生的基本原因。因乳房、胸胁、小腹乃肝经循行之处，冲任隶属于肝肾，肝经气机郁滞则诸症丛生；肾阴不足，不能涵养肝木，肝阳上亢，挟痰湿上扰清阳，则可出现经前精神情志异常、头痛身痛、乳房胀痛等症；肝木乘脾，脾湿不运，水津不布，即见经行水肿，脾肾不足，则见精神疲乏、四肢无力等候。中医药治疗，重在疏肝理气，滋肾柔肝，结合心理疏导，以调整脏腑气血阴阳；累及脾、心等脏，则宜兼而治之。临床证实，中医治疗本病具有一定的疗效。

人工周期方

【组成】①促卵泡方：熟地、丹参、首乌、茺蔚子、菟丝子、肉苁蓉各 10g。肾阴虚加女贞子、旱莲草各 10g；肾阳虚加仙茅 6g。仙灵脾 10g。

②补肺滋肾方：黄芪、北沙参各 15g，桔梗 6g，甘草 3g，黄精、桑寄生、川断、女贞子、旱莲草各 12g。其中偏肾阳虚者加鹿角霜 10g，菟丝子

12g, 肉苁蓉 10g; 经前浮肿加党参、茯苓、苡仁各 12g, 车前子 10g。

③溴隐亭。

【用法】①卵泡期用促卵泡汤, 每日 1 剂, 连服 7 剂, 水煎服。②月经后半期用补肺滋肾方, 每日 1 剂, 连服至经前 1 天。③溴隐亭于月经干净后服用, 每次 2.5mg。每日 1 次, 连用至经前 1 天。此为 1 疗程, 一般 3~6 个疗程。

【功效主治】促卵泡方以补肾填精为主, 补肺滋肾方重在益气滋肾。以上方药（人工周期方）适用于经前期紧张综合征。

【注意事项】对 94 例经前期综合征妇女用上方治疗, 分组进行对照观察。治疗前用 RIA 法测定血清催乳素（PRL）。结果发现 66 例患者血清 PRL 大于 25ng/mL, 占总例数的 70%。用溴隐亭治疗后经前综合征症状迅速控制, 血清 PRL 降低（P<0.01）, 但停药后经前症状易复发。加改良中药人工周期治疗后, 经前症状的复发明显减少。观察结果表明, 改良中药人工周期加溴隐亭是治疗经前期综合征的良好方法, 比单用溴隐亭治疗的疗效更为优越。研究结果同时还为中医学中"经前诸证"的诊断提供了物质基础。

逍遥安妇饮

【组成】柴胡、丹皮、香附、王不留行、郁金、栀子各 1Dg, 当归 12g, 白芍。云苓、山楂各 15g, 青陈皮各 9g, 路路通 6g, 薄荷 3g。

加减变化: 心烦口干者加石斛 10g, 生百合 12g, 太子参 15g; 乳癖者加昆布、海藻、炮山甲各 10g, 败酱草 15g; 浮肿便溏者加党参、山药各 15g, 白术 10g; 失眠者加酸枣仁, 柏子仁各 10g, 合欢皮 12g。

【用法】上方水煎内服, 1 日 1 剂, 于经前 10~15 天开始服用。

【功效主治】疏肝理气, 健脾补肾。主治经前期紧张综合征。

【注意事项】本症治法重在滋补肝肾之阴, 在经后的用药中, 一般可用六味地黄丸或左归丸之类, 并随症状佐以调肝, 理脾之品, 故收敛甚佳。

芪附四君汤

【组成】制附片 15g, 黄芪、太子参或党参各 30g, 白术、茯苓、甘草各 10g。

加减变化: 寒象明显或兼表证者选加生姜、苏叶、麻黄、桂枝、防风; 气滞明显者选加香附、木香、枳壳; 有瘀象者选加当归、川芎、丹参、白芍; 有痰滞者选加半夏、陈皮; 阳虚明显者选加淫羊藿、补骨脂; 阴虚明显者选加熟地、白芍、首乌; 纳少便稀者选加山楂、神曲、二芽; 不寐者加酸枣仁；浮肿尿少者加益母草、泽泄。

【用法】上药水煎，每日 1 剂，分 2 次服。在经前及经期服用 3~5 剂。

【功效主治】本方有扶阳益气之功，主治经前期紧张综合征。

【注意事项】经前期综合征，通过临床观察，以气阳不足兼有痰湿瘀滞者居多，而以气阳不足为本，痰湿瘀滞为标。本病常因恼怒烦劳或感受风寒而诱发，临床表现可以表证为主，也可以里证为主，亦有表里俱病，而出现种种经前期症候。对本征患者只要有形寒肢冷，倦怠神疲少气，脉沉或缓等，不问新久，均以本方随证化裁，以治本为主，兼顾其标。临证时应根据患者阳虚、阴虚、痰湿、瘀滞等证之孰轻孰重，随证施治，灵活化裁。

加味柴胡汤

【组成】柴胡 20~30g，黄芩、党参、生姜、半夏各 9g，炙甘草 6g，大枣 5 枚。

加减变化：乳胁痛加川楝子 10g，白芍、夏枯草各 15g；烦躁发热加半夏、人参、丹皮各 10g，栀子、生地各 15g；泄泻加炒白术 15g，薏苡仁 20g；水肿加茯苓 20g，泽泻 15g，心悸失眠加远志 15g，炒枣仁、当归各 10g；恶心呕吐减甘草、大枣，加竹茹、苏梗各 10g；头晕头痛加菊花 10g，川芎 15g；血瘀加丹参 15g，鸡血藤 10g；气虚加黄芪 15g；不孕加紫石英、女贞子各 15g。

【用法】水煎服，每日 1 剂，于出现本征前 1~2 天开始服药，服至月经来潮。连服 5 个周期为 1 疗程。

【功效主治】疏肝理气，健脾利湿，养心安神，活血祛瘀。主治经前期紧张综合征。

【注意事项】本组经治疗后，对接受过 24 小时尿孕二醇检验的 51 例，再次留样检查 24 小时尿孕二醇含量，其结果 X±SD：4.03±1.92mg，与治疗前 X±SD：2.82±1.03mg 比较，经统计学处理，有显著性差异（P<0.05）。认为小柴胡汤治疗经前期紧张的疗效，是通过促黄体功能，提高孕激素水平，降低雌激素、孕激素比值来实现的。另外柴胡用量一般情况下不可少于 20g。对个别病例用量可至 50g，其效果良好，并未见任何不良反应。

解郁活血汤

【组成】柴胡、川芎、赤芍、郁金、山药各 12g，香附、瓜蒌、丹参各 15g，枳壳、红花、橘叶各 9g，桃仁、青皮各 10g，甘草 6g。

加减变化：脾虚者，加党参、黄芪、苍术、白术、砂仁；血虚者，加当归、熟地、白芍；肾阴虚者，加知母、生地、山茱萸、旱莲草；肝火犯胃者，加栀子、丹皮、陈皮；肝阳上亢者，加钩藤、珍珠母、龙胆草、菊花；阴虚阳亢者，加牡蛎、阿胶、麦冬、生地；瘀血痰凝者，加当归、穿山甲、王不留行、三棱。

【用法】 水煎服，日1剂，2次分服。

【功效主治】 降肝气，调冲任，行气活血散结。主治经前乳房胀痛。

【注意事项】 经前乳房胀痛的病机主要责之于肝郁胃阻。治疗应以解郁疏肝，消胀健胃为法。本组50例经解郁活血汤治疗后，有效率为98%，效果良好。是否具有调整内分泌—卵巢的作用，有待进一步研究。

治疗本病时，应注意服药方法，要在感到胸闷乳胀之日开始服药，到月经来潮前1~2日停服，连服3个月或半年，否则虽有效但易复发。

加味乳胀散

【组成】 青皮、陈皮、橘叶各12g，王不留行15g，枳实、郁金、香附各10g。

加减变化：经行先期，量多色红，属于血虚有热者，加荆芩四物汤；经行后期，量少色淡，属于胞宫寒冷者，加温经汤；经期腹痛者加元胡、制乳没；胁痛者加逍遥散；血瘀症状显著者加失笑散、丹参；乳房结块者。加夏枯草、昆布、海藻、牡蛎、白芥子；面肢浮肿者，加五苓散；肾阳不振者，加桑寄生、川断肉、菟丝子；肾阴亏损者，加二至丸，六味地黄丸；兼湿热者，加用知柏地黄丸。

【用法】 乳房症状出现时开始服药，每日1剂。症状消失则停服，作为1个疗程。下次经前期如有症状则继续服用本方，如无症状出现，则停药观察，以防受孕。

【功效主治】 疏肝理气，活血化瘀，健脾和胃。主治重度经前期乳房胀痛症。

【注意事项】 用本方加减治疗经前期重度乳房胀痛症26例，收到了较好的效果。其中10例症状消失或受孕，15例症状好转，1例有反复而无效。说明本方值得进一步作临床实践观察。

加味平胃散

【组成】 苍术20g，厚朴、陈皮、柴胡、代赭石、竹茹、菊花、牛膝各15g，当归18g，青皮75g，细辛5g，红花7.5g。

【用法】 每日1剂，水煎2次，合汁分2次服，空腹时顿服。服药期间忌食刺激性食物，要保持精神舒畅。

【功效主治】舒肝理脾，和胃降逆，引血平冲。主治经期顽固性头痛、呕吐症。

【注意事项】经期头痛、呕吐为临床多见，但持续 24 年顽固不解者实属罕见。中医认为本病乃气机不利，邪气犯胃，久病伤脾所致。故当以舒肝理脾，和胃降逆为主。方中以苍术，陈皮、厚朴、甘草和胃行气燥湿理脾；以青皮、柴胡破气疏肝，以解郁滞；代赭石、竹茹、当归、红花、牛膝活血调冲降逆，引血下行；细辛、菊花通窍而止痛。全方共奏舒肝破滞，燥湿理脾，平冲降逆，和胃止痛之功。方证相对，故获良效。

柴芍止痛煎

【组成】北柴胡、酒炒香附、金铃子各 6g，杭白芍 15g，赤芍药、台乌药、延胡索各 10g，炙甘草 5g。

【用法】每日 1 剂，水煎，分 2 次服。

【功效主治】疏肝理气，活血止痛。主治经期外阴掣痛，牵掣两侧乳头疼痛。

【注意事项】本病以经期外阴疼痛，并牵掣至两侧乳头疼痛，故名经行吊阴痛。班老认为本病多与肝气郁滞，冲脉气逆而起所致，尤以情志不遂，恼怒愤闷为诱因。故治当疏肝理气，活血止痛。方中以柴胡、香附、金铃子、乌药等疏理肝气，畅志平冲；用赤芍、延胡索等活血祛瘀，调经止痛；用白芍、甘草等养血柔肝，缓急止痛。全方共奏解郁疏肝，活血调经，缓急止痛之功。临床用之颇验。

经前瘙痒方

【组成】当归、白芍、生地、防风、牛蒡子各 12g，川芎、白蒺藜、何首乌、薄荷各 9g，荆芥、蝉蜕各 10g，黄芪 15g。

【用法】水煎服。于经前 5~8 天开始，每日服 1 剂，连服 10 剂。下次月经来潮前 5~8 天再服 10 剂，连续服 3 个月经周期为 1 个疗程。

【功效主治】经前期瘙痒症。本方具有养血活血、祛风止痒之功。

【注意事项】经前期瘙痒，现代医学对其病因认识尚未明确，一般认为与激素的周期改变及绒毛膜促性腺激素的排出有关，治疗常用激素类药物为主，控制症状有效。运用加味当归饮治疗本症，不仅效果比较显著，而且疗效巩固，很少复发。

经行痒疹方

【组成】蒲公英 15g，野菊花 12g，忍冬藤、生地黄各 20g，赤芍、丹皮、紫草茸、防风、连翘、凌霄花、白藓皮各 10g，生甘草 6g。

【用法】每日1剂，水煎，分2次服。服本方同时，并针刺三阴交、曲池、合谷3穴（强刺激泻法）。痒疹消退后，应以调和营卫，凉血解毒为法调理善后，以绝病根，一般宜连用3个月。

【功效主治】清热凉血，散风解毒。主治经行痒疹。

【注意事项】班老认为诱发本病的原因甚多，但总的来说火热之毒郁闭于营分，从血络透出肌肤是其主要病理改变。妇女经期而见痒疹，多与肝郁化火生风，闭郁于营血有关。故本方总以清热凉血，散风解毒为法。用蒲公英、野菊花、紫草、丹皮、赤芍、生地黄等以清热凉血；忍冬藤、连翘、防风、凌霄花、白藓皮等以散风清热解毒。全方共奏凉血、祛风、解毒之功，故获良效。

加味五皮饮

【组成】桑皮、陈皮、大腹皮、茯苓、生姜皮各10g，桂枝3g，益母草、黄芪各30g。

加减变化：呕吐者加半夏10g；大便溏泻者加薏苡仁、白扁豆各15g；胸脘闷胀者加厚朴、苍术各10g；咳嗽者加五味子15g，细辛3g；腰胀冷痛者加枸杞，菟丝子各15g。

【用法】上方水煎内服，1日1剂。

【功效主治】补益脾肾，利水消肿。主治经行水肿。

【注意事项】本方系《古今图书集成·医部全录》中五皮饮加味而成，重在补益脾肾，利水消肿。但水肿的病机复杂，临症需灵活加减运用。

活血达营片

【组成】莪术100g，大黄、赤芍各30g。

【用法】以上剂量，为1日量，制成糖衣片分服。

【功效主治】活血化瘀。主治少女月经周期性精神病。

【注意事项】应用活血化瘀治疗少女月经周期性精神病有效，因其临床表现多属"实证""热证"。至于精神病人在临床上所表现之血瘀证象，从实践中体会到与其它疾病之血瘀不同。如《证治准绳、蓄血篇》云："夫饮食起居，一失其宜，皆能使血淤滞不行，故百病由污血多。"在这一理论启示下，应用活血化瘀法治疗少女周期性精神病，用以调整血运功能，使污血得以祛除，从而促进患者机体的气血平衡，使病人得到有效的治疗。至于活血化瘀治疗本病所以能获效，上述只是一种推理，其真正获效的有关机理，有待于进一步深入探讨。

瓜蒌乌药散结汤

【组成】 瓜蒌 15g，乌药、没药、皂刺、甲珠、元胡、香附、木香各 10g，当归、郁金各 12g，甘草 6g。

加减变化：经前少腹刺痛，痛过于胀者，加莪术、红花、琥珀；经前少腹隐痛喜按者，加官桂、吴茱萸，党参；青春期、更年期病人，加枸杞子、生地、女贞子。

【用法】 每日 1 剂，水煎 2 次，合汁分早、中、晚 3 次温服。要求在月经来潮前 1 周用药，持续到月经停止，1 个周期为 1 疗程。

【功效主治】 舒肝理气，通络散结。主治经期乳房胀痛。

【注意事项】 经期乳房胀痛是妇科常见症状之一。中医认为本病的发生与情志不舒，郁怒烦躁有密切关系。由于情志失畅以致肝失调达，冲脉失畅，经络瘀滞，气血凝结于乳房而得。故当治以疏肝畅气，通络散结。方中香附、乌药、木香等疏理肝气；没药、当归、甲珠、元胡、郁金等活血理气，通络祛瘀；瓜蒌、皂刺等通络化滞，软坚散结；甘草缓急止痛，调和诸药。全方共奏理肝气，解郁滞，祛瘀血，通经络，散包结而止痛之效。

加减当归四逆汤

【组成】 当归 20g，桂枝、木通各 10g，白芍 12g，细辛 8g，大枣 5 枚，甘草 5g，硫磺 3g（另包）。

加减变化：肿甚加黄芪 30g，泽兰 12g；寒甚加制川乌 10g；瘀血甚者加珠甲 10g；血虚者加阿胶 12g。

【用法】 于行经前 7～14 天开始服药，每日 1 剂，水煎服；硫磺研末，每次用汤药送服 1.5g，每日 2 次。行经开始即停药。连服 3 个月经周期为 1 疗程。宜连续治疗 1~2 个疗程。

【功效主治】 本方功可散寒、通阳、活血、利水。主治月经周期性水肿。

【注意事项】 月经周期性水肿属中医"月经前后诸证"范畴。其病因病机，常因肝郁气逆，寒凝血瘀，水道不畅所致，故治疗当理气活血，散寒通阳，利水消肿，方与病机合拍。本方即具此等功效。临床证实，对本病有较好疗效。

二十一、更年期综合征

妇女绝经前后在卵巢功能衰退的同时出现的一系列以植物神经系统紊乱为主的症状，即称更年期综合征。大部分妇女更年期（国际公认的更年期是自41岁开始）可有不同程度的症状出现，少数人症状比较严重，常常影响工作和生活。年轻妇女因病卵巢切除或放疗后也可有类似症状，而且往往症状更为明显。其主要特征是：绝经期前后出现阵发性面部、颈胸部潮红，易出汗，心悸，烦躁，易怒、头晕，目眩，耳鸣，乏力，记忆力减退，肥胖，关节肌肉疼痛，皮肤发痒，骨质疏松，月经紊乱等；由于雌激素水平下降，宫颈和阴道上皮萎缩，阴道分泌物减少而出现性交痛及阴道炎症；内分泌检查显示卵巢激素水平低下、垂体促性腺激素及 FSH 值升高。

更年期综合征的治疗，症状轻微者主要是心理安慰；神经精神症状较重者可适当给予镇静剂如安定、利眠宁等。性激素治疗，较长时期、合理的选用，疗效较好。

结合临床表现，本病可归类于中医"断经前后诸证""脏躁""年老经断复来""百合病"等范畴。中医学认为，女子七七肾气衰，冲任阴血虚少，天癸将绝，出现肾之阴精亏乏或肾之阳气虚衰，阴阳失于平衡。由于肾阴肾阳是机体阴阳．之根，其一旦出现不足，必致全身脏腑经络失之滋养、温煦而功能失调。肾阴亏虚，肝木失之涵养则出现潮热、汗出、烦躁、易怒、头晕、目眩、心悸、失眠等候；肾阳不足、温煦不及则表现为四肢不温、尿频失禁、脉沉无力等症；肾中阴阳两虚则诸症兼而有之。治疗总以调平肾中阴阳为大法。

更年健

【组成】生地、龟板各15g，枸杞子、白芍、菟丝子、仙灵脾、巴戟天、知母、肉苁蓉各12g，黄柏、茯苓各9g，黄连3g。

【用法】上药加水浓煎成75mL；分早、晚两次服完，连续服药3个月。

【功效主治】以滋肾养肝为本，佐以清泻心火。主治更年期综合征。

【注意事项】大多数学者认为，更年期综合征以肾阴虚为主。本组20例辨证分型结果，17例属肾阴虚。更年期综合征者对周围事物的反应迅速而又强烈，往往表现出激动，亢进等交感神经兴奋状态，本组20例精神类型分析，17例为精神兴奋型，其中14例为肾阴虚型患者，证实了更年综合征中阴虚型多为交感神经兴奋型。肾阴虚是本征的根本病因，斯方即从这一病因出发，以滋肾养肝为本，佐以清心。方中生地、龟板、菟丝子、知母、苁蓉滋养肾阴；白芍、杞子肝肾同治；仙灵脾、巴戟天虽有温补肾阳之功，但温而不燥，意在阳中求阴；黄连、黄柏清热泻火。如此配伍以滋肾阴为主，各方兼顾达滋水涵木，交通心肾之目的，从而取得良好的临床效果。

更年新

【组成】生地 20g，丹皮、炒酸枣仁、砆茯苓、钩藤各 10g，莲子心1.5g，煅紫贝齿 15g。

【用法】水煎。日服 2 次。8 周为一疗程。

【功效主治】滋阴补肾，清热泻火，平肝安神。主治更年期综合征。

【注意事项】本组运用更年新方治疗更年期阴虚火旺证，在滋阴补肾的基础上，配伍清心，肝之火，安定神魂之品，取得满意的效果。

定经汤

【组成】菟丝子、白芍、当归各 30g，大熟地、山药各 15g，白茯苓10g，荆芥穗 6g，柴胡 1.5g。

加减变化：眩晕、目涩加菊花 10g，枸杞子 10~15g；头晕、腰酸、经量多加女贞子 15g，旱莲草 30g；头痛，舌有瘀点加川芎 10~15g，丹参 15~30g；失眠多梦加酸枣仁 10~18g，柏子仁 10~15g，夜交藤 15~30g；心烦易怒、舌红加栀子 10g，珍珠母 30g；易惊善恐加制首乌、枸杞子、酸枣仁各10~15g；畏寒，乏力，肢痛，舌淡加仙灵脾 10~15g，黄芪 15~30g；两胁胀满，少腹时痛加香附 10g；面部潮红，舌红加生地 15~60g，知母 10，黄柏 6~10g；苔腻、纳差去熟地，或加陈皮 10g。

【用法】水煎服。每日 1 剂，分两次服。

【功效主治】舒肝肾之气，补肝肾之精。主治更年期综合征。

【注意事项】据临床观察，妇女更年期综合征的病变部位中心在肝肾。病因为精血衰少，天癸将竭，由此而产生阴损及阳，阴虚阳亢，肾虚肝郁等变化。定经汤为治"经水先后无定期"而设。妇女更年期综合征，不但因该病多见此症，更主要是由于该方有补肾调肝之功，加之随之灵活化裁，所以临床疗效比较显著。

益肾更年饮

【组成】生地、紫草、桑寄生、钩藤（后下）、生麦芽各 15g，仙灵脾、炒当归、制香附各 10g。

　　加减变化：肝郁心虚，脏躁神烦加淮小麦、炙甘草、红枣；脾虚不运，纳差便溏加党参、白术、山药、茯苓；肾虚火旺，烦躁易怒，血压偏高者加熟女贞、墨旱莲、夏枯草、石决明；阴虚血少，失眠心悸加北沙参、麦冬、制首乌、酸枣仁、五味子；阳浮夜泄，自汗盗汗加糯稻根、浮小麦、白芍。

　　【用法】水煎服，每日1剂，分2次服。

　　【功效主治】本方功可滋阴温肾，平调阴阳，养心安神。主治更年期综合征。

　　【注意事项】妇女更年期综合征之临床表现，常系肾之阴阳失调，水火不济所致。因此，平调肾之阴阳，使之恢复到相对平衡状态，显然是治疗本病的关键。故本方之意以补充肾之精气阴阳，养血安神为大法，颇合病因病机。临床证实确有一定疗效。

滋肾舒肝饮

　　【组成】夜交藤30g，远志、陈皮、紫贝齿、橘络各10g，石菖蒲6g，炒枣仁、茯苓、香附、白芍各15g，龙齿、生地、当归各12g，柴胡6~8g。

　　【用法】水煎服，每日1剂。

　　【功效主治】舒肝理气，养心滋肾，宁心安神。主治更年期综合征。

　　【注意事项】王敏之认为，绝经期肾气已衰，肝失疏泄，心神不宁。一味补肾往往收效不显，必须肝、肾、心等脏同治，方可奏效。本方即是三脏同治之方，经临床观察，效果显著。

益肾菟地汤

　　【组成】菟丝子、生地、熟地、仙灵脾、巴戟天、紫丹参、炒知母、炒黄柏各12g，炒白芍10g。

　　加减变化：肝肾阴虚、肝阳偏亢者加女贞子12g，墨旱莲15g，枸杞、菊花各12g，生牡蛎30g，去仙灵脾、巴戟天；脾肾阳虚偏于气不行水者，去知母、黄柏，加黄芪20g，党参15g，白术、茯苓、泽泻各12g，肉桂6g；出现心肾不交、心阳偏亢而心神失常、悲伤欲哭不能自主者，去仙灵脾、巴戟天，加炙甘草、大枣各10g，淮小麦、紫草各30g，熟枣仁、麦冬各12g，龙齿15g，菖蒲6g；挟痰瘀者，加莪术、川芎、炮山甲、全瓜蒌、海藻等味以治。

　　【用法】水煎服，每日1剂。

　　【功效主治】滋肾温阳，养心安神。主治更年期综合征。

　　【注意事项】本方系江苏近代妇科名医姚寓晨用以治疗更年期综合征经

验方。方中菟丝子、仙灵脾、巴戟天温补肾阳；生熟地、知母、黄柏滋益肾阴；白芍敛阴和营；丹参活血养心。并注重随证加减，故收效明显。

活血补肾汤

【组成】女贞子、鸡血藤各20g，桃仁、红花、枣皮各12g，枸杞15g，当归9g。

【用法】上药水煎1小时左右，取汁约300mt，晨起服用。

【功效主治】本方活血补肾，主治更年期综合征。

【注意事项】补肾法是治疗更年期综合征的常用治法，现代研究证明，补肾法能够增强神经内分泌的调整功能，改善下丘脑—垂体—卵巢功能紊乱状态。由此，提示补肾法在治疗更年期综合征上有重要作用。通过60例患者治疗结果的分析说明：①配用活血药物能够提高补肾药治疗更年期综合征的疗效；②上述疗效的建立可能是活血药与补肾药物之间存在的某种协同作用来完成的。究其机理，可能与活血药增加血流量，改善微循环等作用有关。

加减安老汤

【组成】党参、黄芪（生用）、熟地（酒蒸）、各30g，白术（土炒）、当归（酒洗）、山萸（蒸）各15g，阿胶（蛤粉炒）、黑芥穗、甘草、木耳炭各3g，香附（酒炒）1.5g。

加减变化：如经量过多，崩漏不止者，加地榆、茜草；头痛头晕目眩口干较甚，血压偏高者，加菊花、白芍；焦虑失眠，烦躁不安，甚则哭笑无常者，加炒枣仁、夜交藤；胸闷气短，心悸怔忡，手足麻木甚者，加丹参；不思饮食，甚则恶心欲吐者，加焦三仙、竹茹；颜面或下肢肿甚者，加茯苓、泽泻；月经量少，经期错后者，去黑芥穗、木耳炭。

【功效主治】健脾益气，滋阴凉血。主治更年期综合征。

【注意事项】更年期综合征主要是由于肝、肾、脾、胃等脏腑功能退变失调而引起的。安老汤中的当归、熟地、山萸肉、阿胶，补益肝肾、滋阴养血，重在先天；参、芪、术、草补益脾胃、益气生津，重在后天；香附能通行三焦、理气解郁，配黑芥穗、木耳炭则增强止血功能。诸药合用，其效正符合本病病因。

滋水和阳汤

【方药组成】败龟板（先煎）、浮小麦各30g，生熟地、生黄芪各20g，山萸肉15g，五味子、肥知母、炒白芍、川黄柏各10g，川黄连6g，生牡蛎25g（先煎）。

加减变化：心烦易怒者，加生山栀 9g，夏枯草 12g，以清肝泄热除烦；汗出甚者，加煅龙骨 20g（先煎），以敛汗潜阳；心悸不安者，加酸枣仁 10g，夜交藤 15g，以养心安神；失眠者，加上肉桂粉 2g，以引火归源，交通心肾；眩晕耳鸣者，加杭菊花 10g，石决明 20g（后下），以镇降熄风定眩。

【用法】 水煎服，日 1 剂，日服 2 次。

【功效主治】 滋阴潜阳，清热敛汗。主治更年期多汗症。

【注意事项】 更年期多汗症为妇女更年期内分泌失调所致，祖国医学认为妇人年近半百，肾气渐衰，冲任亏虚，天癸将竭，精血不足，阴虚阳亢、逼津外泄。方中重用败龟板，质阴寒，入心肾而养阴补血，功能清热潜阳；熟地黄、炒白芍滋阴补血、益肾填精；山萸肉、五味子入肝肾心肺，滋养肝肾，敛汗生津；生地黄、肥知母清热凉血、滋阴降火；又以黄柏、黄连清心肾之热，坚其阴以治虚热之标；用生黄芪益气固表止汗，与连、柏、知、地相伍，温而不燥；生牡蛎咸寒入肾，滋阴潜阳，退热敛汗；浮小麦敛阴养心，除热止汗。全方共奏滋阴潜阳、清热敛汗之功，与病机契合，故收效较为满意。

养血宁神丸

【组成】 当归、川芎、丹参、益母草、五味子、生地、朱茯神、合欢皮等 10 味中药，由兰州军区总医院研究成蜜丸。

【用法】 每日 3g，每次 1 丸。对照组服维生素 E50mg，每日 3 次，两组均以 20 夫为 1 疗程，观察 2 疗程。

【功效主治】 活血养血、镇静安神。主治更年期综合征。

【注意事项】 本方重在治血养血，佐以滋肾养阴，镇静安神。本病是一种身心性疾病，病人的心理、情绪及社会因素对症状的发生、发展、康复有很大的影响。以活血化瘀药为主制成的本丸治疗本病有效率达 98%，证明中药治愈本病并不是一种安慰剂。经观察，舌质红者 65 例，用本丸治后大多转为淡红，从而提示舌质红存在着潜在性血瘀证，但有待于进一步研究。本丸无任何副作用。

更年耳压方

【耳穴组成】 ①主穴：子宫、卵巢、内分泌、皮质下、神门、交感、肾、枕。

②配穴：心肾不交型加心、肝、胃等；肾阴亏虚加肺、脑干、内耳等；肾阴虚衰型加脾、兴奋点等；肝气郁结型加肝阳 1、肝阳 2、胆、三焦；肝

肾阴虚型加肝、目等。

【用法】 按常规耳压法将王不留行籽贴于一侧耳穴，每日按压 5~7 次，隔日换贴对侧。14 天为 1 疗程，共治 2 个疗程，2 个疗程期间休息 5 天。

【功效主治】 主治更年期综合征。

【注意事项】 本方经济、简便，值得在基层推广。

更年中药针刺方

【组成】 ①中药：天麻 10g，钩藤、鸡血藤各 30g，川牛膝 20g，夜交藤 25g，桑寄生、丹参各 15g，杜仲、当归、川芎各 12g，甘草 3g。

②针刺穴位：合谷（双）、太冲（双）、三阴交。

【用法】 中药每日 1 剂，分 2 次煎服，10 次为 1 疗程。针刺每日 1 次，10 次为 1 疗程。

【功效主治】 中药补肾益精，调和阴阳；针刺四关、三阴交使脏腑阴阳表里相通。针药并用，主治更年期综合征。

【注意事项】 更年期综合征是因女子七七以后，天癸竭，肾气衰，阴阳失调。方中杜仲、桑寄生补益肝肾，滋补肾阴；天麻、钩藤育阴潜阳；牛膝引药下行，丹参、夜交藤养心安神、鸡血藤、当归、川芎养血活血，通络化瘀。针刺四关、三阴交，使脏腑阴阳表里相通相合。针药并用，共收补肾益精，调和阴阳之效。

二十二、月经过多

月经周期正常，经量却明显增多，盆腔检查除外器质性病变，基础体温呈双相者，称为月经过多。其发病原因，目前尚不清楚，多数学者认为月经过多与子宫内膜的前列腺素（PGS）系列产物比例失调有关。

月经过多亦可继发于产后、人流术后、扎管术后，一般属功能性；也可继发于器质性疾病如子宫肌瘤、子宫内膜异位症、子宫肌腺瘤等病。

临床诊断，除基础体温测定、病史及妇科检查外，还有诊断性刮宫提示宫腔大小正常，宫壁光整，病理组织检查子宫内膜呈分泌期反应，阴道脱落细胞涂片中成熟指数、伊红指数、宫颈评分及血雌、孕激素水平均可在正常范围，且有周期性变化。

西医治疗本病主要采用对症处理，包括加强营养，运用止血剂，或用激素治疗，严重时则需括宫止血，但效果均不够理想。

本病中医亦称"月经过多"或"经血过多"。其发病机理，或因脾气亏虚，统摄无力，经血溢出体外；或因肾气不固，而致血出；或因脾肾两虚；或因阴虚火旺，迫血行道；或因瘀血内阻，血不循于常道，溢出体外；亦因湿热之邪内犯胞宫而致月经过多者。故临证治疗，当审证求因，审因论治。常用之法，包括益气健脾摄血，温肾化气摄血，滋阴降火、凉血止血，活血化瘀、去旧生新，或清热利湿止血等等。

益气清营固冲汤

【组成】炙黄芪、重楼各 30g，太子参、大生地、贯众炭、乌贼骨各 15g，炒黄芩 12g。

加减变化：应当随病情变化而略加药味。如气滞血瘀可加炒柴胡、炒白芍、炒当归、制香附、煅花蕊石；肝肾阴虚加熟女贞、墨旱莲、炒川断、煅牡蛎；阴血虚加熟地、阿胶、女贞、旱莲、桑寄生等。

【用法】水煎服，每日 1 剂。服药时间随病情而定，一般服 5~10 剂即可获效。

【功效主治】本方功可益气摄血、清营凉血、解毒、固冲、止血。适用于妇科多种血证，如月经过多、经间期出血、崩漏、胎漏、产后及人流后恶露不绝等属气阴两虚，营热扰冲或夹瘀血、湿热者。

【注意事项】本方为姚寓晨主任医师经验方。方中以炙黄芪、太子参益气摄血；生地、黄芩滋阴清热凉血；贯众炭、乌贼骨、重楼解毒消炎止血，诸药合用，共奏益气清营、固冲止血之效。用之临床，效果明显。

复方宫血安冲剂

【组成】党参、续断各 15g，炙黄芪 12g，白芍、女贞子各 10g，山楂、乌梅、旱莲草各 8g，甘草 5g。

【用法】上药制成冲剂，12g 为 1 包。口服，1 日 3 次，每次 1 包，经前 5 天开始服药，每月经周期服药 5 天为 1 疗程。

【功效主治】本方能大补气阴以固本，迅速止血以治标。主治月经过多。

【注意事项】气虚而血失统摄；为月经过多的主要因素。宫血安以西党参、炙黄芪二药为君，旨在益气摄血以固其本；以白芍、续断二药为辅，有补肝益肾，养血敛阴之功，能助血归经，为治阴虚血热下血之良药，且均入肝经，行中有止，止中有行，可使血热清而不凝，血行缓而不滞；山楂、乌梅酸涩微温，固摄收涩；女贞、旱莲即二至丸，为滋阴清热，凉血止血之验方；少量甘草为使，以补中益气而调和诸药。全方能大补气阴以固其本，迅速止血以治其标。经药理实验证明，宫血安能明显缩短凝血时间，能调节子宫功能，而有一定的止血作用，且未见任何毒性反应。在服法上参照了月经周期，既最大限度地发挥了药物疗效，又减少了煎药的麻烦和经济负担，是较科学、较合理的服药方法。

加味桃红四物汤

【组成】桃仁、当归、茜草各 10g，红花 6~10g，川芎 6g，赤芍 12g，熟地、海螵蛸各 15g。

加减变化：兼热加黄芩 10g，蒲公英 15g，生地易熟地；腰酸加续断 15g；瘀滞甚加黑蒲黄 10g，益母草 15g；兼寒加炮姜 6g；气虚加生黄芪 15g；纳呆加山楂 15g。

【用法】煎汤内服，每日 1 剂。

【功效主治】本方祛瘀生新，引血循经。主治阴道出血。

【注意事项】瘀血是常见的妇科出血症的主要机理之一。由于瘀阻胞脉、冲任，以致血不循经，阴道出血不止。以量多如崩，量少如漏，色暗红或褐色，有血块为特点。既有瘀血又有失血的体征。不祛瘀则血不止，专补血则易留瘀。若能寓化瘀于养血之中，则有利于机体康复。加味桃红四物汤并非逐瘀峻剂，从临床 128 例的止血效果来看。仅有 7 例药后血稍多而旋即止，其余则药后由血少而止或止。由此可见，桃仁、红花并非走而不守，散而无收，泻而无补的峻猛药物。出血后往往出现舌淡或脉细，其时瘀血未去，切不可妄用参芪大补，否则会导致出血更多。而辨证之法，重点在于血色、血质。128 例患者中，血色暗红或褐的有 106 例，占 82.8%，有血块的为 92 例，占 71.9% 这均说明瘀血症的存在。又血以和为贵，应用活血化瘀药切不可大剂独任，而辅以理气之品又必不可少。

参茜固经冲剂

【组成】党参、茜草、生蒲黄、生槐花、大蓟、小蓟、生地、白芍、女贞子、升麻各等分制成冲剂。每包 30g（3 包相当于 1 剂中药量）。

【用法】经前 5~7 天开始服药，每日 3 次，每次 1 包，直到经净。连服 3 个月为 1 个疗程。

【功效主治】祛瘀生新，益气养阴。主治月经过多。

【注意事项】月经过多患者有经血量多，色暗有块，舌上，皮下瘀斑现象。子宫局部 TXB_2 水平升高。提示血小板聚集性强及血粘度增加，导致血管内微血栓形成，消耗大量凝血因子，而引起继发性凝血障碍加重出血。与中医理论中脉络受阻—瘀血内聚—血不循经相呼应。气虚组出现的局部

PGE$_2$水平升高可能和局部血管及子宫肌肉张力减退有关。参茜固经冲剂以祛瘀为主并入益气养阴之品，有养阴不碍气，益气而不燥阴之功。从临床效果分析，参茜固经冲剂不仅能解除血小板凝集过度问题，而且也使血管壁及子宫的平滑肌舒缩功能正常化来控制月经过多。同时对全身的症状及血粘度过高等现象也有了明显改善。

活血固冲汤

【组成】当归24g，赤芍、生地炭各15g，桃仁、红花、川芎各9g，益母草30g，泽兰12g，枳壳10g。

加减变化：气血亏虚者加黄芪、潞参、阿胶（烊化）各15g；气滞血瘀者加青皮、香附各10g；肾虚者加川断、杜仲各15g。

【用法】经前或来潮前1日开始服药，日1剂，分2次水煎服，服1~3剂后停药。不配合其它药物。

【功效主治】活血化瘀，益气固冲。主治月经过多。

【注意事项】月经过多系妇科常见病，多发病，其病因多为气虚、血热，但瘀血为患者亦不鲜见。临症运用通因通用法则用本方治疗血淤型月经过多，收效较好。应用此方应以瘀阻冲任为辨证关键；且宜中病即止，不可久服。一般应于经前1日或经来初期投药1~3剂，使淤祛新生，血循常道，冲任得固，则月事如常。

宫血灵

【组成】重楼（胶质重楼）。

【用法】将重楼磨成粗粉，经提取制成干燥粉末，装入胶囊，每粒胶囊含量相当生药2g。在流血期间一般每日口服3次，每次服2粒胶囊（相当于生药4g）。出血严重时可每日口服4次，每次3~4粒。出血停止或显著减少时即停服。

【功效主治】缩宫止血。主治子宫出血症（包括月经过多、功能性子宫出血、子宫肌瘤、产后出血、放环取环出血、避孕药出血、盆腔炎及子宫内膜炎出血等）。

【注意事项】重楼药源广泛，使用方便。用于治疗月经量多、功血等子宫出血症，临床证明疗效显著，无不良反应。此外，本方对减少产褥期出血亦有一定的疗效（功效与益母草相似，而缩宫作用较益母草为强）。故本方颇有推广价值。

二十三、其他月经周期异常

包括月经先期、月经后期、月经先后无定期。下述方药，可供临床参考选用。

（一）月经先期方

月经周期提前 7 天以上，甚至 16～17 日一潮者，称月经先期。中医又常称之为"经早""月经前期""经水先期"等。其发病机理，常因脾气虚弱，固摄无力；或肾气不固；或肝郁血热；或阴虚迫血旺行所致。现选介滋阴凉血汤等 2 首。

栀芩先期饮

【组成】黄芩、生栀子各 10g，酒大黄、升麻各 1g，麦冬、杭白芍各 12g，茯苓 15g，泽泻 9g。

【用法】上药水煎服。在月经干净后第 5 天开始服药，连进 7～15 剂。若服药期间月经来潮，应停服药。待月经干净后第 5 天再继续服药。可连续服用 3 个月经周期。服药治疗期间，须忌食有刺激性食物。

【功效主治】清热泻火，调血固经。主治月经先期。

【注意事项】本病的主要发病机理是由于血分有热，或气虚导致冲任不固所致。临床尤以血分有热为多见。方中黄芩、栀子、大黄、泽泻清热泻火，使热从二便而出。麦冬、白芍养阴柔肝，俾热去而阴不伤。升麻、茯苓升阳健脾，取其下者上治之理。全方重在清热泄火，热去血自安，血安冲自固，冲固经自调。本方性偏凉润，凡属气虚型月经先期者，不宜使用本方。本方对于上节育环所引起的月经先期，也有较好疗效。

滋阴凉血汤

【组成】①基本方：生地、玄参、赤芍、失笑散（包）各 12g、丹皮 9g、旱莲草 15g、鹿衔草 30g、甘草 6g。

②加减变化：阴虚甚，加麦冬、北沙参；兼气虚，加党参、升麻炭、仙鹤草；兼血瘀，加茜草炭等；兼气滞，加香附炭；虚寒者，加炮姜炭、艾叶炭、灶心土；兼实热，加大黄炭、炒槐花；月经量特多者，加参三七粉（吞服）。

③巩固治疗：经血干净期间：阴虚血热为主者，服六味地黄丸，二至

丸；偏气虚，服归脾丸、二至丸；偏肾阳虚，服金匮肾气丸、二至丸。行经前期：一般提前 1 周仍用上述基本方随症加减治之。连续治疗 3 个月经周期，在此期间，治疗重在治本，以求痊愈。

【用法】水煎服，每日 1 剂，早晚各服，嘱病人应注意饮食慎忌，如对桂圆、辣椒、酒类等过于辛辣、温热食物，均当慎忌，以免影响药物疗效。

【功效主治】滋阴凉血，活血祛瘀。主治月经过多、月经先期、经期延长。

【临床体会】上述四种血症，虽病有区别，但冲任失调、气盛火旺之病机则为一致。故治法上无殊差异。原则上"急则治标"，凉血为宜，凉则火降，以使血平，然过凉血凝，每易成瘀之弊，故勿忘行血。"缓则治本"，滋阴为宜，阴足本固，血证可复。滋阴凉血，补虚泻实，标本兼顾，血止阴复。再继续化裁，慎忌辛辣，温燥之品。如此，则四种血证"异病同治"，多获显效。

(二) 月经后期方

月经周期延后 7 天以上，甚至 40~50 日一行者，称"月经后期"。中医文献又称之为"经迟""月经落后""经水后期"等。常与气血阴阳亏虚、气滞血瘀、痰阻等致使月经不行有关。现介绍加减温经汤 1 首，以备参考。

加减温经汤

【组成】当归、麦冬、党参各 15 克，白芍、川芎、姜半夏、丹皮、阿胶（烊化）各 12 克，桂枝、吴茱萸各 10 克，炙甘草 6 克，生姜、红糖为引。

加减变化：经行腹痛者加苏木、制没药各 10 克，益母草 15 克；嗳气、腹胀、乳胀者加青皮、桔叶各 10 克，全瓜蒌各 15 克；腰痛者加杜仲、川断各 15 克；白带多者加白扁豆、车前子各 15 克，龙骨、牡蛎各 10 克。

【用法】在月经后 2 周左右连服 3~4 剂，水煎服，日服 1 剂。

【功效主治】温宫散寒，理气活血，养血调经。主治月经后期。

【注意事项】本病多由血寒、血虚、血瘀气滞等所致。病人多有小腹冷痛、不孕症等症，故用本方治疗，效果较好。服药时间多根据月经周期和生物钟而定，一般是在月经过后两周左右开始服药，每日 1 剂，连服 3~4 剂，效果最好。

(三) 月经先后无定期方

月经不按周期来潮，时而提前时后延后在 7 天以上者，称"月经先后无定期"。中医文献又称之为"经行或前或后""经水不定"等。多与肾气不足、肝郁气滞、脾虚不运等因素有关。现选介治疗本证经验方1首。

寒凉止崩汤

【组成】黄芩、白芍、乌贼骨各10g，生地、旱莲草、白茅根各15g，丹皮、血余、茜草根各6g。

【用法】上药除白茅根、旱莲草用鲜者外（干品亦可），黄芩、白芍、乌贼骨宜微炒用。茜草根、血余、丹皮炒炭用。诸药先用水浸泡30分钟，然后再放火上煎煮两次。每日服1剂，分3次服。病重者可每日服两剂。

【功效主治】清热凉血、和血止血。适用于月经不调，或经期错行，或经来不断，血大下如崩，或淋漓不止。

【注意事项】本方对于阳盛阴虚及血热偏重的患者，临床证实疗效确实可靠。其适应症状以所下血色较鲜，心烦口干，夜眠不安，舌质红、苔黄为宜。方中生地、白芍凉血育阴滋液；黄芩、旱莲草、丹皮、白茅根清冲任伏热而凉血止血；血余、乌贼骨、茜草根炒黑止血中并有消瘀和血的作用。如兼血热发烧可加青蒿、白薇以清透伏热；兼腹痛可略加砂仁、制香附以开郁行气；久病漏下淋漓不止可加清阿胶10~15g，以加强育阴止血功效。

两地调经汤

【组成】生地15g，地骨皮、玄参各12g，丹皮、白芍、黄柏、麦冬、阿胶（烊化）、旱莲草各10g。

加减变化：血热兼瘀者加蒲黄10g，丹参12g；血热不甚者去旱莲草加益母草10g；心火亢盛者加炒枣仁10g。

【用法】水煎内服，1日1剂，分2次温服。

【功效主治】清热滋阴凉血、固经止漏。主治胞宫血热所致的月经紊乱、漏证；或月经提前，初时量多而后淋漓不断之证。

【注意事项】本方仿傅青主清经散和两地汤合方化裁而成，运用关键在于胞中血热。尤其适用于更年期前后出现的经乱、经期过长者。治疗过程中需调情志。

大黄调经汤

【组成】大黄炭、生地、熟地、制香附、云苓、白术、巴戟天、炒地榆各15g，当归、柴胡、蒲黄炒阿胶（研末吞服）、元胡、焦黄柏各10g，炙黄芪30g，三七粉6g（吞服）6g。

【用法】水煎服，每日1剂，分3次温服。每于发病时服2~6剂为1疗程，连续服用2个疗程。

【功效主治】行气、活血、益气、补肾、调经。主治放环后月经不调。

【注意事项】临床上部分妇女放环后常出现月经不调。瘀血内阻、新血不能归经是造成本病月经过多、经期延长等以出血为特点的主症的主要病机。以柴胡疏肝散为主，结合辨证加减用药，疗效较好。在此基础上又经过多年探索，又拟定出大黄调经汤，疗效又有明显提高。由于本方可通用于本病各证型，便于临床掌握使用。方中大黄炒用，具有泻火凉血、活血止血之效，同时配以活血、止血、益气、补肾之品，标本兼治，补泻同施，故获良效。

二十四、无排卵所致不孕症

无排卵性不孕症临床亦常见之。近年来各地采用中药人工周期疗法，实践证明具有较好的促排卵作用，而采用中西医结合治疗，又可提高临床疗效。

促排卵组方

【组成】①Ⅰ号方：当归、续断、寄生、赤芍、茺蔚子各10g，川芎、香附、泽兰、怀牛膝各9g，丹参12g。

②Ⅱ号方：熟地20g，女贞子、当归、续断、枸杞子、寄生各10g，仙灵脾、党参、泽兰各9g，菟丝子、覆盆子各15g，丹参12g。

③Ⅲ号方：即Ⅱ号方加巴戟天、肉苁蓉各15g，鹿角胶（或锁阳）9g。

④Ⅳ号方：麦芽30~60g，柴胡、当归、郁金各9g，香附、云苓、白芍、王不留行各10g，桔核、蒲公英各15g。

【用法】①于月经周期第1~5天每日服Ⅰ号方1剂；第6~11天，每日服Ⅰ号方1剂。

②第12~15天或B超测得卵泡直径≥15mm时，每日交替针刺下述两组穴位：中极、三阴交；大赫、气海。

③第16~18天隔日服Ⅲ号方1剂。如患者表现为肝郁气滞血瘀，则以Ⅳ号方代替Ⅲ号方服之。

【功效主治】上述组方具有理气、活血、益气、养血、补肾、填精等功效。主治排卵功能障碍所致不孕。

【注意事项】临床观察表明，中医补肾法系通过肾—冲任—天癸—胞宫起作用，这一系统与下丘脑、垂体、卵巢轴的功能相似。中药促卵泡汤具有雌激素样作用，从本组卵泡的动态变化与激素水平波动的相关性结果，以及与氯蔗酚酸组的相似性结果，进一步证明上述结论。

人工周期方

【组成】 周期方一：熟地、当归、黄精、淮山药各 15g，炒杭芍、菟丝子、盐炒杜仲、仙灵脾、桑寄生、仙茅各 10g。

周期方二：菟丝子 30g，仙茅、仙灵脾、醋炒柴胡、当归、川芎、赤芍、香附、怀牛膝、淡木通各 10g。

周期方三：菟丝子 30g，紫河车 60g，鹿胶、龟板、熟地、制首乌各 15g，仙茅、仙灵脾、香附各 10g。

【用法】 ①中药治疗：周期方一在月经周期第 5 天开始服用，每日 1 剂，连服 5 剂；周期方二在月经周期第 11 天开始服用，每日 1 剂，连服 3 剂；周期方三在月经周期第 22 天开始，每日 1 剂，连服 4 剂。月经期间停药。对闭经者，可在方三的基础上加王不留行、川芎、桃仁、红花等调经活血之品。

②辅助治疗：从月经周期第 5 天开始，口服克罗米芬，每日 1 次，每次 50mg，连服 5 天。治疗期间测基础体温以了解排卵情况，指导在排卵期后第 1 日行房事。

【功效主治】 方一温肾益精，养阴调血；方二温肾填精，理气活血，疏调冲任；方三温阳补肾，滋阴养血；克罗米芬诱发排卵。合用之主治无排卵性不孕症。

补肾排卵方

【组成】 熟地、当归各 10g，淮山、仙灵脾各 15g，菟丝子、紫河车各 12g。

【用法】 中药水煎 200mL，分早晚 2 次温服。本组 93 例排卵功能障碍分：①中药组：以补肾为主，在辨证基础上采用"中医周期疗法"治疗。经后期，为肾阴虚，BBT 为低温相，此时为胞宫储藏精气阶段，上方基础上重加首乌、茺蔚子、赤芍、川芎补肾填精、调和气血；经间期，为阴阳转化阶段，BBT 由低温相迅速上升至高相，此期阴虚阳盛，重用龟板、补骨脂、丹参、桃仁、红花补肾壮阳活血，促使卵泡排卵及黄体形成；经前期，为从阴入阳，阴充阳盛，此时重加丹参、赤芍、泽兰、香附活血行气，促使子宫内膜剥脱月经来潮；月经期，为阴阳俱虚，BBT 呈低温相，此期以基础方为主补肾调经。

②中药加氯酚酚酸组：经阴道涂片及宫颈黏液结晶检查，当雌激素水平达到中度以上，宫颈黏液结晶在（++）以上时，于月经或撤退性出血第5天，在上方基础上，每天加服氯蔗酚酸50~100mg，连用5天。

③中药加己烯雌酚组：在上方基础上，于月经第5天开始服己烯雌酚0.1~0.5mg，21天为1个周期，配合维生素E、维生素C等。对不孕症患者，治疗前确诊起码有一侧输卵管通畅；对功血患者，先予止血，月经稀发或闭经者，先予通经，待血止或经通后再施恢复排卵功能的治疗。

【功效主治】补肾壮阳，活血行气，诱促排卵。主治排卵功能障碍。

【注意事项】本组均有不同程度的肾虚表现，结合临床辨证分型及中药调周法治疗后，肾虚情况明显好转，故填精养血为主的中药，是否因微量雌激素样作用，使各项指标均获得不同程度的改善。疗效的获得与患者生殖内分泌功能水平有关。对失调程度轻、病程时间短的，疗效较好；对失调程度重，病程时间长的效果较差，如继发性闭经，垂体功能低下及卵巢功能早衰的，疗效均欠佳。通过临床摸索观察和疗效统计学处理表明，中西结合诱促排卵效果，明显优于单纯中药排卵。根据BBT阴道涂片的周期改变情况，抓住排卵的有利时机，加用桃仁、红花、丹参等活血药，尤其对不孕症及继发性闭经者，可以改善全身血液循环状况，使盆腔内组织血液循环加速，起到改善微循环作用。在补肾壮阳基础上加用活血药，更能有效地提高排卵率及妊娠率，从而显示了补肾活血剂在中医妇科的重要性。

加味真机散

【组成】食盐30g，巴戟天、川椒、附子、肉桂、淫羊藿、紫石英、香附各10g，川芎、小茴各6g，麝香0.1g，生姜片5~10片，艾炷21壮如黄豆大，麦面粉适量。

【用法】①制法：先将食盐、麝香分别研细末分放待用，次将其余诸药混合研末加备用。②用法：嘱患者仰卧，先以温开水调麦面粉成面条，将面条绕脐周一圈（内径约1.2~2寸），然后把食盐填满脐窝略高1~2cm，接着取艾炷放于盐上。点燃灸之，连续灸7壮以后，去脐中食盐，再取鹿香末0.1g纳入脐中，再用上药末填满脐孔，上铺姜片，姜片上放艾炷点燃频灸14壮，月经第6天开始，每隔2天灸1次，连灸6次为1个疗程。

【功效主治】温补肾阳，主治无排卵性不孕。

【注意事项】本方食盐入肾走血，巴戟天、川椒、附子、肉桂、淫羊藿、紫石英温补肾阳、川芎、香附行气活血，小茴、生姜、艾炷暖宫祛寒，麝香活血通经达络，诸药合用则有促使真机（排卵期）的到来之功。验之临床，本方对肾阳虚型无排卵疗效较好。

补肾活血胶囊

【组成】①补肾活血胶囊：菟丝子、覆盆子、淫羊藿各20g，当归、泽兰、陈皮、桃仁各10g，紫河车100g。药物经烘干研末，装入胶囊。

②大黄胶囊：大黄烘干研末，装入胶囊。

【用法】月经干净后开始服药，连服3~6个月。其中补肾活血胶囊每次4~5粒，每日2次；大黄胶囊每次1g，每日2次。

【功效主治】上方功可补肾填精、活血化瘀。适用于排卵功能失调，包括闭经、黄体不健、功能性子宫出血、无排卵性月经等。

【注意事项】排卵功能失调目前多用补肾活血药周期治疗。为提高排卵率及妊娠率，在应用补肾活血药的基础上加用单味大黄吞服，发现排卵率增加至72.9%，较单用补肾活血药的排卵率为高。

二十五、黄体功能不全所致不孕症

黄体功能不全是指卵巢黄体分泌孕酮不足而引起的月经不调、不孕、早期流产等症。其病因尚未完全明了，可能由于促卵泡生长激素和促黄体生长激素分泌失调，使卵泡发育不良和黄体形成缺陷，从而使排卵后黄体分泌孕酮不足。子宫内膜异位症、流产后子宫内膜释放前列腺素增多也可以影响黄体功能。另外，泌乳素过高往往与黄体功能不全同时出现。

本病的诊断可根据基础体温、血孕酮测定和内膜活检。西医最常采用的方法是补充体内孕酮的不足。

增黄丸

【组成】柴胡10g，当归30g，醋香附、赤芍、白芍、川芎各15g；薄荷5g，鸡血藤20g。

加减变化：肝郁阳虚、冲任阳虚者上方加肉桂5g，巴戟天、仙茅各15g；肝郁阴虚、精血不足者上方加枸杞子、女贞子各15g，山萸肉10g。上方扩大10倍，按常规操作程序，水泛为丸，烘干，装瓶备用。

【用法】于月经干净后第3天开始服用。每日早晚各1次，每次10g，温开水送服。经期停服，3个月经周期为1疗程，未效继服1疗程。若在服药期间出现停经，继续服药观察，直至经BBT、尿妊娠试验或B超等检查，确认妊娠后，药量减半，再服4~6周后停药。

【功效主治】疏肝达木，养血活血，养阴助阳。主治黄体功能不全所致的不孕症。

【注意事项】经本方治疗而妊娠者，妊娠反应较一般孕妇明显减轻，且未见妊娠并发症。因孕妇妊娠反应轻，不影响营养物质的正常摄入，故有利于胎儿的正常发育。已娩新生儿 39/48 例，发育均健康。以上说明本方治疗黄体功能不全所致的不孕症安全、有效、无毒。本组无效病例，是否与垂体病变有关，还需要再进一步探讨。

促孕方

【组成】菟丝子、熟地、枸杞子各 30g，桑寄生 20g，淮山药 15g，甘草 10g。

加减变化：经后期加鹿角霜、肉苁蓉；经间期加丹参、石菖蒲、黄芪；经前期加女贞子、旱莲草。

【用法】单纯内服促孕方组，于月经干净后每月 1 剂，每个周期服 12~15 剂。中西结合组：单纯服促孕方 3 个周期效果欠佳者，在服促孕方同时，于月经周期第 5 天起，每日加服克罗米芬 50~100mg，共 5 天。

【功效主治】本方补肝肾，调冲任，健脾益气。配合克罗米．芬，主治黄体功能不全。

【注意事项】通过治疗后的统计表明，促孕方有健全黄体的作用，并用克罗米芬后临床疗效更佳。动物试验证明，该方可能通过性腺轴促进卵泡发育成熟，起健全黄体作用。有学者认为，PNI 是判断该周期黄体功能和受精卵能否着床的主要指标，促孕方加克罗米芬治疗后 PNI 明显提高。广州市中医院用促孕方加克罗米芬治疗黄体功能不全后的妊娠率达 68%，高于克罗米芬治疗后 41% 的妊娠率。提示了治疗后健全黄体功能、子宫内膜分泌期的改变与腺体的分泌，适于受精卵着床，使妊娠率提高。人身的气血随周期的变化而变化，因而月经的周期也是应月的结果。基于这一点，在促孕方的基础上，于血海空乏、肾气亏虚的经后期（卵泡期），加入鹿角霜、肉苁蓉，寓补阳于补阴之中，意在阴生阴长，使冲任子宫气血复常；经间期（排卵期）是重阴转阳之际，加丹参、石菖蒲、黄芪以活血开窍，益气补托，使肾气充盛，阳气发动而排卵；经前期（黄体期）为阳盛功能活动之期，加入女贞子、旱莲草，使阳得阴助而生化无穷。应期进行适当的辨证加味治疗，可使月事调顺，孕育有期。

扶黄煎

【组成】菟丝子、仙灵脾、巴戟天各 15g，鹿角粉 6~9g，山萸肉 12g，淮山、炙龟板各 18g。

【用法】水煎服，每日 1 剂。根据患者病情分型，加减用药：肾虚肝郁型，加川楝子、制香附、当归、川芎、桔核、柴胡、小茴香、失笑散等。肾虚宫塞型，加紫石英、石楠叶、附子、白芍、艾叶。经行量少者加红花、桃仁、益母草。肾虚脾弱型，加党参、黄芪、枸杞、黄精、熟地。经行量多者加仙鹤草、乌贼骨、炒地榆、大蓟、小蓟；失眠多梦者加辰茯苓、辰灯芯，夜交藤；便溏者加炒扁豆、广木香等。

【功效主治】本方阴阳互补，肝肾同治。主治黄体不健型不孕症。

【注意事项】中医认为"肾主生殖"，肾气盛是行经孕育的先决条件；西医认为黄体功能不健的发病与促性腺激素分泌不足有关。扶黄煎中壮阳补肾药巴戟天和菟丝子，增加 HCH/LH 受体功能，从而提高卵巢对 LH 的反应，同时又增强垂体对 LRH 的反应，改善了下丘脑-垂体-卵巢轴的促黄体功能，使其调节更完善。方中淮山药、山萸肉等肝肾同治，守乙癸同源之意。因肝之疏泄、调节血量的功能，必赖肾水的滋养，而肾精的功能发挥亦必须由肝的疏泄调节才能完成。黄体功能不健患者肾虚肝郁居多，用本方阴阳互补、肝肾同治，甚为允当。作者认为，一可以从中医的肾—天癸—冲任这一生殖轴出发来理解治疗黄体不健而致的不孕。这方面的作用机理有待进一步的研究探讨。

二十六、输卵管阻塞性不孕症

输卵管阻塞是导致女性不孕症的常见原因之一。如输卵管发育不全，输卵管慢性炎症使端封闭，并破坏了输卵管内膜上皮组织，使输卵管闭塞不通。近年来采用活血化瘀、清热解毒诸法，证明具有较好疗效；采用内外、外治并举同施，常可增强治疗效果。

（一）内服方

化瘀补肾汤

【组成】当归、桃仁、香附各 10g，川芎、赤芍、五灵脂、熟地、菟丝子、覆盆子、山萸肉各 15g。

加减变化：瘀阻甚者加三棱、莪术各 15g；肾阳虚者加仙灵脾、巴戟天各 10g；肝郁明显者加柴胡、合欢皮各 10g；湿热重加蒲公英、败酱草各

12g，黄柏9g，熟地易生地；少腹痛甚者加益母草、延胡索各10g；虚寒者减赤芍，加吴茱萸6g、桂枝10g。

【用法】隔日1剂，水煎服。3个月为1疗程。

【功效主治】化瘀补肾。主治输卵管阻塞不孕症。

【注意事项】活血化瘀药可促进生殖器官发育正常（如子宫发育不良的转佳）和器质性病变的修复（如输卵管再通）。补肾药可填精以生气，恢复生殖功能。化瘀补肾基本方对输卵管阻塞不孕症确有较好的疗效。

通管活血汤

【组成】①卵泡期方：穿山甲、红花、元胡各12g，生牡蛎24g，肉桂、丹皮各6g，桃仁15g，橘络，赤芍各10g，党参18g，何首乌30g。肝郁血瘀型加青皮、沉香；痰浊壅塞型加制半夏、苍术；肾虚兼瘀加胎盘粉、淫羊藿；湿热内盛加苡仁、黄柏。此外，炎性包块加丹参、莪术；输卵管积水加泽兰、琥珀；输卵管周围粘连加益母草、赤苓；月经量少加鸡血藤、当归；少腹冷痛加紫石英、乌药；带下清稀量多加桑螵蛸、莲须。

②排卵期及黄体形成期方：菟丝子24g，当归、黄精各15g，杜仲、山药各18g，白芍、阿胶各12g，川断、香附各10g，枸杞20g。肝郁血瘀型兼服逍遥丸；痰浊壅塞型兼服健脾丸；肾虚兼瘀兼服乌鸡白凤丸；湿热内盛兼服白带丸。丸药据证灵活调整。

【用法】上方均水煎服，每日1剂，早晚2次分服。其中卵泡期方自月经来潮始，连服12天。排卵期及黄体形成期方，从排卵期服至月经复潮。两方连服，每1个月经周期为1疗程，连服1~6个疗程不等。

【功效主治】本方主治输卵管阻塞性不孕症。其中卵泡期方功可活血化瘀，散结通管，益气通阳；排卵期及黄体形成期方重在补肾填精，益气养血，兼理气活血。

【注意事项】经临床观察，输卵管阻塞性不孕，采用活血化瘀法以通管是基本法则，而人工周期用药是提高治愈率的有效措施。在卵泡期以化瘀通管为主，同时兼顾肝脾肾诸脏，兼顾扶正，对缓解症状、改善病理有一定的积极作用；排卵期及黄体形成期则补益为主，少用攻伐之品，兼以丸药缓图，对调节生理功能颇为有益。临床所见，年龄25~30岁者最愈率最高；输卵管伞端阻塞者效果最好，峡部次之；部分性阻塞治愈率高于完全性阻塞患者。

丹参活血汤

【组成】丹参12g，赤芍、穿山甲各8g，红花、熟地、山药、泽兰、王不留行，路路通各 10g，桃仁、制香附各 6g。

加减变化：肾阴虚加二至丸、菟丝子；肾阳虚加仙灵脾、仙茅、巴戟天；寒象明显再加艾叶、官桂；气虚加黄芪、党参、茯苓；血虚加当归、党参、川芎；痰湿偏胜加苍术、制半夏、茯苓；热毒偏胜加银花、蒲公英、紫花地丁。

【用法】月经周期第 5 天起连续服中药 5 剂，再于月经后半周期连续服中药 5 剂。按以上服药方法连续治疗 3 个月经周期为 1 个疗程，一般用 1 个疗程即获效。

同时运用西药抗生素、胎盘组织液、糜蛋白酶注射、超短波、红外线照射、神灯、激光及输卵管治疗性通水等方法。

【功效主治】活血，化瘀，通络，益肾。主治慢性输卵管炎引起的不孕症。

【注意事项】经临床观察，慢性输卵管炎所致的不孕症，采用中西医结合治疗比单纯西药疗效要高。服药方法上，本方具有一定的特色，即于月经周期第 5 天起连续服 5 剂，是因为月经刚净，子宫和输卵管内膜抵抗力弱，在输卵管治疗性通水的基础上，此时服药对炎症的粘连松解吸收更为有利。再于月经后半周期续服 5 剂，活血化瘀，以促进炎症的吸收。

活络通管汤

【组成】赤芍、川芎、三棱、莪术、制乳香、制没药、皂角刺、炮山甲、夏枯草、桃仁、昆布、海藻各 9g，益母草、路路通各 15g，丹参 30g。

加减变化：气虚者加党参、黄芪；肝气郁滞者加柴胡、青陈皮；寒凝加附子、肉桂、乌药、小茴香；输卵管积水加猪苓、茯苓皮、泽兰、薏苡仁；附件炎症加败酱草、红藤、蒲公英、紫花地丁；结核性者加百部、十大功劳叶；少腹痛重加玄胡、生蒲黄、炒灵脂。

【用法】每日 1 剂，水煎服，连服 2 个月为 1 疗程。完成疗程后进行输卵管造影或通液，无效者再服用 1~2 个疗程。多数病人服药 1~2 个疗程即见效果。

【功效主治】本方活血化瘀，软坚散结，行气通络。主治输卵管阻塞性不孕症。

【注意事项】本方经生物学试验和动物试验表明，有一定的抑制血小板凝聚、扩张血管和明显的抗炎作用，这既改善了输卵管局部的血运和血液流变性，又促进了输卵管粘连的松解和吸收，使阻塞的管腔再通。本方无明显毒性作用。

助孕通管汤

【组成】熟地、益母草、路路通、仙灵脾、皂角刺各15g，当归12g，赤白芍、川芎、昆布、海藻、夏枯草、桃仁、三棱、莪术、制乳没各9g，炮山甲12~15g，丹参、紫石英30g。

加减变化：气虚者加党参、黄芪；肝气郁滞者加柴胡、青陈皮等；寒凝加附子、肉桂、乌药、小茴香；输卵管积水加败酱草、红藤、公英、地丁；结核性加百部、十大功劳叶；小腹痛重加延胡索、生蒲黄、炒灵脂。

【用法】每日1剂，水煎服。连服两个月为1疗程，疗程完成后进行输卵管造影，无效者再服1~2个疗程。最多可服至6个月，多数病人服药1~2个疗程即可见效果。

【功效主治】活血化瘀，软坚散结，行气通络。主治输卵管阻塞。

【注意事项】助孕通管汤以疏通输卵管为主，兼有促排卵功能。方中炮山甲、皂角刺散结通经透络；三棱破血祛瘀，行气止痛；乳香、没药活血止痛，消肿生肌；昆布、海藻软坚散结；赤芍、丹参、桃仁、益母草活血祛瘀、凉血解毒；夏枯草消火散结；路路通疏通经络；四物汤加仙灵脾、紫石英补血助阳、促排卵、健黄体。全方有活血化瘀、软坚散结、行气通络之功，它既改善了输卵管局部的血运和血液流变学，又促进了输卵管粘连的松解和吸收，使阻塞的管腔重新再通。经 x 线观察，总治愈率达87.5%，说明助孕通管汤治疗输卵管阻塞疗效肯定。

通任种子汤

【组成】香附、赤白芍、桃仁、红花、络石藤各9g，丹参30g，川芎、小茴香、炙甘草各6g，当归、连翘各12g。

加减变化：少腹痛重者加元胡、生蒲黄各9g；有包块者加三棱、莪术各9g；腹胀者加木香、陈皮各9g。

【用法】水煎服，每日1剂，日服2次。

【功效主治】理气活血通络。主治输卵管阻塞不通所致不孕症。

【注意事项】输卵管阻塞一般是由输卵管炎症引起，输卵管炎症时炎性渗出物使输卵管腔粘连而不通，精子与卵子不能在输卵管结合，故不能受孕。且输卵管不通的患者多有附件炎历史，有少腹痛的症状。根据"痛则不通"的道理，可以认为输卵管炎符合任脉瘀阻不通的特点。本方活血祛瘀药不仅可消除卵管炎引起的少腹痛症状，而且可使炎症消退后输卵管复通，使精子与卵子能结合而受孕。

化瘀通塞汤

【组成】 当归、白芍、苡仁、熟地各12g，红藤、菟丝子各20g，丹皮、山甲片各15g，红花、地鳖虫、皂刺、路路通各10g，桃仁6g。

加减变化：伴肾阳虚之腰膝酸软而痛，小腹冷，头目眩晕者，去丹皮、红藤；便溏者去桃仁，加炮附子、肉桂等；伴肾阴虚之腰膝酸软，眩晕耳鸣，失眠多梦者，加女贞子、枸杞子等；伴肝郁气滞之少腹胀痛，胸胁满闷，临经乳胀；急躁易怒者，加柴胡、月季花、玫瑰花等；见体质肥胖，头晕、倦怠者，加苍术、半夏、陈皮等，伴热阻胞宫较重之心烦易怒，头眩晕耳鸣，口干口渴，少腹刺痛或胀痛拒按，尿赤便秘者，加连翘、蚤休、黄连等；若湿热较明显者，加茵陈、黄柏等。

【用法】 每日1剂，水煎2次，合汁分2次服。

【功效主治】 化瘀散结，滋养肝肾，调理冲任，通络启塞。主治输卵管阻塞性不孕症。

【注意事项】 中医认为本组病例的病理关键在于"瘀"。其中，以瘀热阻胞、肝经瘀阻者为多，二者共占76.2%。因此，基本方以化瘀通塞为法。方中以当归、白芍养血柔肝，活血调经；以熟地、菟丝子滋补肝肾；以苡仁、丹皮、红藤清热除湿，消瘀散结；桃仁、红花、皂刺、山甲片、土鳖虫、路路通等化瘀破滞，通达经络，启闭开塞。全方共奏滋养肝肾，化瘀散结，通络破滞之功，有攻补兼备，静动结合，攻邪而不伤正，扶正而不留瘀之妙。故临床用之获效满意。

红花丹参汤

【组成】 ①中药：红花、丹参、葛根、延胡索、泽泻各12g，当归、桂枝、制香附、枳壳、山楂、五灵脂（包）各10g，吴萸肉、木香、陈皮各6g。

加减变化：若兼气虚者，加黄芪12~15g，党参12~15g，白术10g；若兼瘀实症，加三棱10g、莪术10g、山甲粉（另吞）3~5g，地鳖虫3~5g。

②西药：0.9%生理盐水20mL加α-糜蛋白酶5mg加庆大霉素8万u。

【用法】 中药水煎服，1日1剂，分2次服。西药于经净3天后，基础体温上升之前的一段时间内，作子宫、输卵管三联通液术。术前15~30分钟常肌注阿托品0.5mg以解痉，防止输卵管痉挛，常规消毒后作辅助妇检，以了解子宫的位置和大小，然后将上述药液缓慢注于子宫腔，时间为15分钟左右。如遇阻力，维持一定压力，这样药液通过药理作用使局部承受一定的压力，促使粘连分离，同时充分发挥药效作用。

【功效主治】行气活血，化瘀通络消炎。主治输卵管不通的不孕症。

【注意事项】通过上述患者的治疗，达到了痊愈和好转的目的，笔者体会到活血化瘀是祖国医学中治疗疾病的常见基本法则之一。它与祖国医学中的气血学说有紧密的联系，尤其清代王清任的《医林改错》、唐容川的《血证论》等著述对瘀血证的理论和规格用法，有了较大的发展。如《素问·至真要大论》指出："疏其气血，令其调达，以致和平"即理气活血化瘀，使瘀滞的血脉恢复其流通，以达治疗目的。

补肾通络汤

【组成】桑寄生、川续断各 30g，淮山药、牛膝各 20g，当归、赤芍各15g，丝瓜络 10g。

加减变化：肾虚肝郁型加柴胡、郁金、川楝子等；肾虚夹瘀型选加赤石脂、丹参、苏木、三棱、莪术等；肾虚夹痰湿型加胆星、陈皮、制苍术、制香附、制半夏；肾虚夹湿热型选加红藤、败酱草、碧玉散、黄柏、苡仁等。

在上述辨证论治基础上，与调经相结合，如经后期选加补肾养阴类药，如女贞子、枸杞子、干地黄、白芍、紫河车等；经间期加红花、菟丝子等；经前期加鹿角片、仙灵脾、巴戟、补骨脂之类；行经期酌加泽兰叶、茜草、益母草等。

【用法】上药水煎服，每日 1 剂，1 个月经周期为 1 疗程。6 个疗程以上未受孕者作子宫输卵管碘油造影术进行复查。

【功效主治】本方补肾通络，主治输卵管阻塞性不孕症。

【注意事项】输卵管阻塞性不孕症患者均有腰酸、少腹痛的症状，腰为肾府，少腹为肝经所过之处，故本病与肾肝功能正常与否密切相关。肾亏又见气滞、血瘀、痰浊、湿热阻滞肝络，隧道不通，阳精阴血不能施摄则不孕。根据中医辨证均为肾虚兼夹证，故本病特点为虚实夹杂，导致不孕的根本因素为络道壅阻。据此制定补肾通络方。方中山药、寄生、川断和牛膝益气补肝通络；当归、赤芍、山甲和丝瓜络活血化瘀消症，通络止痛，诸药共奏补肾通络之功。组方贵在选药多入肝肾经，且通补兼施，补不滞邪，通不伤正，结合辨证与调周，收到了较好疗效。本组资料中以部分性阻塞及一侧阻塞者效果为佳，故两侧输卵管阻塞或完全阻塞者，应在服药的基础上，配合通液或激光治疗，才能提高治愈率。

通管系列方

【组成】①通管汤：当归、熟地、赤芍、白芍、川芎、生茜草、石菖蒲、皂角刺各9g，桃仁、苡仁、红花、制香附各12g，海螵蛸20g，路路通、败酱草、红藤各15g。肝经瘀阻者去熟地，加柴胡、郁金各9g；肾虚夹瘀者去红藤，加菟丝子15g，仙灵脾9g；肝郁肾虚者去石菖蒲、红藤，加柴胡9g，菟丝子15g；内热明显时，熟地易生地，加丹皮、黄芩各9g；表现虚寒时，去败酱草、红藤，加桂心5g，炮姜9g。

②通管Ⅱ号方：熟地、当归、白芍、仙灵脾、肉苁蓉、鹿角霜各9g，川芎6g，桃仁、红花、制香附各12g，菟丝子、败酱草各15g。若乳胀甚，加柴胡9g；少腹痛不解，加元胡9g；小腹冷痛，去败酱草加桂心6g。

③妇透Ⅰ号方：桃仁500g，皂角刺、败酱草各750g。浓煎制成2000mL药液。

【用法】①卵泡期开始服"通管汤"，每日1剂，排卵期前停服。若服药后经量明显增多或淋漓不净，可于经后期停服1~2日，待经净再服。②排卵黄体期用"通管Ⅱ号方"，其中肝郁肾虚型或肾虚夹瘀型于排卵期开始服用，每日1剂，服至经行。服药后如肾虚证或黄体功能仍无改善，可暂停汤剂，于黄体期投乌鸡白凤丸或河车大造丸1~2个周期，观察效果。肝经瘀阻病人则可在此期连续服用"通管汤"。③于经净第3日起，采用zGL-1型直流感应电疗机治疗，阴极放在八髎穴，阳极放在关元穴。阴极部位贴敷浸过"妇透Ⅰ号方"药液的吸水纸。通电后，通过离子穴位透入作用，达到局部活血化瘀的目的。每日1次，连续10日，一般连用3个周期。如治疗后有不规则出血或月经失调，可暂停用。

【功效主治】活血化瘀通管，益肾，养血。主治输卵管炎性阻塞性不孕。

【注意事项】经临床观察，本组病例以肝有肾虚、肾虚夹瘀者为多，二者共占90%。可见虚实夹杂为本病的特点之一。而瘀血阻滞则是导致不孕的根本原因。据此，活血化瘀通管应为最基本的法则；同时结合肾虚等病机而选用益肾、养血辅之；再选用药物外治。如此攻补兼施，内外合治，并应坚持长期用药，从而获得了较好的治疗效果。

不孕症组方

【组成】①口服基本方：当归、王不留行、牛膝、白毛藤各15g，海藻30g，甘草、路路通、威灵仙、月季花各12g，穿山甲9g，牡蛎60g。寒瘀去白毛藤，加桂枝、细辛各9g；瘀热去威灵仙，加丹皮9g，丹参15g，红藤30g；肝郁去威灵仙，加柴胡、鹿角霜各9g，八月扎15g；气虚去牛膝、月季花，加党参、黄芪、荔枝核各12g。

②四制香附丸：成药。

③助孕口服液：由枸杞子、肉苁蓉、仙灵脾、仙茅、菟丝子、熟地、石楠叶、韭菜子、女贞子、炙甘草等制成口服液。

④市售震灵丹：成药。

⑤大黄䗪虫丸：成药。

⑥七厘散：成药。

⑦灌肠液：透骨草、皂角刺、土茯苓各15g，制乳香、制没药、三棱、苦参各9g，威灵仙12g。

【用法】①口服基本方每日1剂，煎服2次，于月经干净第3天起开始服，至月经来潮前第3天停服。②月经期间服四制香附丸，每日2次，每次6g。③如患者基础体温示黄体期较短或双相不典型，于月经干净第3天起加服助孕口服液，以促排卵、健黄体，每次20mL，每日3次。④月经量多，在服用四制香附丸的同时加服市售震灵丹，每日2次，每次6g。⑤月经期腹痛，经血量少，在服用四制香附丸的同时，加服大黄䗪虫丸，每日2次，每次6g。⑥外敷药用七厘散少量，撒入麝香虎骨膏中，敷贴两侧少腹，2天换药1次，敷4天，休息2天（也可用肉桂、细辛等量研末，用凉开水调湿敷脐，以填平脐眼为度，用护膏脐布固定，2天换药1次，敷4天，休息2天）。⑦灌肠液水煎取汁100mL，温度以39℃左右为宜，隔晚1剂，排便后保留灌肠，经期停用。

【功效主治】功可化瘀软坚，消瘕行滞，舒畅胞络，疏通卵道，并结合辨病、辨证，加减治疗。主治输卵管病变（如输卵管阻塞或积水、粘连或通而不畅、结核性阻塞等）所致的不孕症。

【注意事项】输卵管阻塞病变，约占女性不孕症的30%左右。本方系笔者通过长期临床修正拟定。全方具有化瘀软坚、消瘕行滞，舒畅胞络等功效。其中口服基本方中海藻与甘草大剂同用，功效显著，未见有任何副作用；同时选用外敷方、灌肠方等内外合治，从而提高了临床疗效。

在治疗过程中，有65%左右患者反映输卵管部位有轻微抽掣、少腹隐隐蠕动等感觉，继则经期剧烈腹痛消除，阻塞的输卵管逐渐通畅，提示该方药能促进输卵管周围组织的血液循环及有关管腔平滑肌收缩蠕动，吸收并消散异位的子宫内膜。

对治疗结果进行分析，发现上方对输卵管一侧阻塞或一侧欠通畅者效果最好，对于输卵管结核疗效欠佳。对双侧输卵管阻塞已治愈而未妊娠的17例进行深入检查发现，10例因男方精子问题而不孕，5例有血清抗精子抗体，另2例为闭经泌乳综合征。

通塞受孕方

【组成】①甲方：杭白芍 30g，海螵蛸、茜草根、制香附各 15g，路路通，留行子、莪术、穿山甲、皂角刺各 12g，地鳖虫、川楝子各 10g，小茴香 5g。

②乙方：熟地、紫石英各 30g，山萸肉、鹿角胶、阿胶各 12g，蕲艾、小茴香、炮姜各 5g，菟丝子、金樱子各 15g，皂角刺、路路通各 10g。

【用法】用上甲乙两方交替给药。于经净后开始服用甲方 2 周，排卵期后服用乙方 2 周，以 1 个月经周期为 1 疗程。并取皮硝外敷下腹部，每次 30 分钟，每日 2 次。疗程不限。

【功效主治】甲方功能通利经气，祛瘀和络。乙方功能通补冲任，填精助阳。主治输卵管阻塞不孕。

【注意事项】祖国医学虽无输卵管阻塞不通的记载，但其症状多散见于不孕、带下、月经不调诸门中。患者多因月经不调，带下量多，久婚不孕而就治。本文 32 例初期辨证多属肝气郁结，气滞血瘀，冲任瘀阻。治疗药选苦辛芳香，理气通络，祛瘀散结之品。并伍以皂角刺、穿山甲等锐利走窜之物，使其直达输卵管粘连阻塞之病所，从而提高疗效。兼有郁久化热或湿热交阻时，酌选红藤、忍冬藤等药，加强消炎通闭之力。随着瘀阻松解、胞络复通。病机即由实转虚，此时应选用辛甘温补，血肉有情之品。如鹿角胶、阿胶等，并伍以紫石英、蕲艾等以振奋阳气，助其气化，使全身气血和调，阴平阳秘，自不难摄精受孕。

加减四逆散

【组成】柴胡 6~10g，赤白芍各 10g，穿山甲 10g，枳实或枳壳 10g，炙甘草 6g，路路通 10~15g。

加减变化：气虚加黄芪，党参；肾气虚加寿胎丸；肾阳虚加仙茅、仙灵脾；肾阴虚加二至丸；脾虚加茯苓、山药、苡仁；寒者加吴萸、肉桂或桂枝；夹痰湿加法夏、竹茹、车前草；血瘀加莪术、丹参、鸡血藤；血热加栀子、黄芩、蒲公英、红藤、败酱草等。

【用法】上药水煎服，每日 1 剂，10~15 剂为 1 疗程，一般用药 2~3 个疗程。

【功效主治】本方疏肝理气，活血通络，主治输卵管阻塞所致不孕症。

【注意事项】现代医学认为继发不孕 80% 由慢性附件炎导致输卵阻塞而致，主要病机为气机不利，导致脏腑及胞宫胞脉功能失常，故治宜疏理气机，调理气血，调整脏腑及胞宫胞脉的功能为主。方中柴胡疏肝解郁，和解透邪，枳实升清降浊，柴、枳合用疏导肝脾气滞；白芍柔肝理脾，缓急止痛；穿山甲、路路通活血通络。全方疏理肝气，活血通路，使气血平和，循环无阻，邪去正安，胞脉冲任通盛，两精合而成孕。根据研究理气活血，可改善微循环，加速血循环，增加组织营养，降低毛细血管的通透性，减少炎症渗出，有利于软化结缔组织和炎症疤块的吸收。

输卵管积水方

【组成】 蒲公英 30g，地丁 15g，桂枝、茯苓、丹皮、赤芍、当归各 10g，桃仁 3g。

加减变化：肿物水囊性感觉明显、活动性大加泽兰 10~20g；血瘀甚加丹参 15~20g，琥珀 1g，肿物超过 60cm³，日久，疼痛明显并疑有粘连者，酌加三棱、莪术、鳖甲、皂刺、益母草；下腹痛甚，还可加元胡、姜黄。

【用法】 水煎服，每日 1 剂，3 个月为 1 疗程。并同时采用超短波或抗生素治疗。

【功效主治】 活血化瘀、除湿祛痰、理气止痛。主治输卵管积水。

【注意事项】 输卵管积水主要是输卵管发炎后，伞端粘连、闭锁，管壁渗出浆液性液体，潴留于管腔内而形成。妇科检查在子宫旁可触及水囊样肿物。属中医癥瘕范围。方中桂枝温通经脉、行气止痛；茯苓利水除湿，赤芍、丹皮、桃仁、红花、当归活血祛瘀、消癥散结。实验证明，以上诸药均有增加子宫、生殖器官及附件的血流量，改善局部营养，改善微循环，增加细胞活力，促进水再吸收的作用。加蒲公英、地丁清热解毒，化瘀排脓以期抗菌消炎，进一步促进炎症消散．消除积液。同时应用超短波热透，可加连盆腔粘连组织软化，促进吸收，使输卵管再通。

输卵管粘连方

【组成】 当归 20g，丹参、银花、白花蛇舌草各 30g，川芎、桃仁、红花、乌药各 12g，甘草 6g。

加减变化：寒湿客于胞宫，下肢冷痛者加艾叶、吴茱萸各 9g；白带多者加车前子、薏苡仁、萆薢各 15g；气虚者加党参、黄芪各 15g。

【用法】 上方水煎内服，1 日 1 剂。

【功效主治】 理气活血、逐瘀通络。主治输卵管粘连之不孕症。

【注意事项】 随着胞脉的通畅，病机由实转虚，此时应选用十全大补丸和女宝补气养血之品以调补冲任，使全身气血调和以受孕。

输卵管阻塞方

【组成】 桃仁、红花、赤芍、川芎、柴胡、穿山甲、枳壳各 10g，生地、川牛膝各 15g，当归 12g，甘草 3g，肉桂 8g。

加减变化：气虚加黄芪 20g，党参 15g；实热者加枝子 10g，丹皮 12g；痰湿者加半夏、苍术各 10g。

【用法】水煎服，每日或隔日 1 剂。如月经量多者，经期停药。

【功效主治】本方疏肝理气，活血通络，主治输卵管阻塞。

【注意事项】输卵管阻塞不通，病位于下焦少腹血室之地，厥阴肝经经脉所过之处。本方疏肝理气，活血通络，则任脉自通，冲脉自盛，其病可愈。

（二）外治方

热敷灌肠方

【组成】①口服方：柴胡、麦冬、皂角刺、路路通各 10g，枳实、赤芍各 12g，丹参 30g，生甘草、三七粉（分吞）各 3g，穿山甲 20g。每日 1 剂，经期停服。下腹痛，黄带多，质稠气秽者加龙葵、蛇莓；经前乳房胀痛者加露蜂房、荔枝核；经期小腹冷痛或带多清稀、气腥者加鹿角霜、肉桂；输卵管积水者加大戟、䗪虫、仙灵脾或荔枝核、泽兰；输卵管结核加夏枯草、蜈蚣；子宫发育不良者加山萸、紫河车；面色苍白，舌质淡者加黄芪、当归。

②热敷方：透骨草、丹参各 30g，川乌、肉桂、红花各 10g，威灵仙、乳香、没药、当归各 20g，赤芍 15g。将上药轧成绿豆大颗粒，装布袋内，滴入少许白酒，蒸 40 分钟，敷于下腹部，再在布袋上面压热水袋保温，温度维持在 40℃ 左右，约 40~60 分钟。每日 1 次，2 日更换药物。月经期间一般停用。

③灌肠方：丹参、赤芍各 30g，三棱、莪术、枳实、皂角刺、当归、透骨草各 15g，乳香、没药各 10g。每晚 1 剂，浓煎取汁 200mL，保留灌肠，温度以 39℃ 左右为宜。每日 1 次。每灌肠 10 次，休息 3~4 日。经期停用。

【用法】除按照上述要求进行治疗外，还应①给药前患者均在经后 3~7 天进行输卵管通畅试验，证实为输卵管阻塞的患者，然后给予治疗。②门诊单用口服方，病房则三者合用。连用至月经来潮为 1 疗程。③于经后 3~7 天再进行通畅试验（均用通液法）检查输卵管通畅情况。如此反复治疗，反复试验。④为避免误诊，在患者通液试验通畅后常规作子宫输卵管碘油造影检查。

【功效主治】口服方系四逆散加味而成，具有理气解郁、活血化瘀之功。热敷方与灌肠方则以活血化瘀、通畅管道为主。主治输卵管阻塞所致的不孕症。

【注意事项】经临床应用，证明上方对输卵管阻塞确有治疗效果。其中以输卵管伞端阻塞疗效最好，输卵管峡部次之，结核性输卵管阻塞疗效最差。无效病例，大多合并有子宫内膜异位和输卵管积水等，可能与并发症多影响疗效有关。无不良反应，个别病人出现腹胀、肠鸣等，加用健脾药即可纠正。凡出现下腹剧痛的，大多见效快，疗程短。

外敷通管方

【组成】透骨草200g，红藤、赤芍、路路通各15g，三棱、莪术、丹皮、水蛭、虻虫、海藻、皂刺各10g。

加减变化：①腰膝酸楚疼痛，经期痛剧，色黯有块，小腹隐痛，畏寒肢冷属脾肾阳虚，瘀血阻络者，加桂枝温肾助阳，活血通络。②经前乳房胀痛，经行腹痛色黯，胸闷，心烦易怒属肝郁气滞者，加川楝子疏肝理气，行瘀止痛；③小腹胀痛有冷感，经行后期，量少或闭经，形体肥胖属寒湿凝结，瘀血阻络者加桂枝、细辛以温经祛湿，活血通络。

【用法】上药1剂用温水拌潮后装布袋内，淋洒白酒30mL置锅内蒸20分钟，取出后待温热适度敷于下腹部。药袋上部加敷塑料布或热水袋保温，温度维持在40℃左右为宜，每晚1次，每次40~60分钟，每4日换药1次。行经期间停用，15天为1疗程，连用3个疗程。治疗期间，须经常检测基础体温，对合并黄体功能不健者，须在月经中期加用补肾壮阳药，如右归丸加鹿角霜、紫河车等，以提高黄体功能；对月经量少或子宫发育不良者，须在月经前半期加服河车大造丸或胎盘片等；以慢性附件炎为主者，可加服盆腔炎丸（北京中医学院附属东直门医院），服用1个疗程。

【功效主治】活血化瘀，通经活络。主治输卵管阻塞性不孕症。

【注意事项】慢性盆腔炎引起输卵管的炎性粘连，抗炎药不易进入，故内服或注射药物，疗效不理想。中药外用取其直接作用于胞宫胞脉，即能内通气血化瘀，外透驱邪，给邪气以出路。方中选用水蛭、虻虫破瘀消癥，以祛经脉之沉疴；丹皮、三棱、莪术、赤芍、红藤活血行瘀，通经活络；昆布、海藻软坚散结；路路通、皂刺通经开窍；槟榔理气行滞；透骨草能软坚，重用之可携诸药入里；酒可增强药物的渗透力，使之速达病所。保持药物一定时间的恒温，以使其更好地发挥药效及渗透作用，是直接影响本法疗效的重要一环。本法安全可靠，无副作用，简便易行。

内服外敷方

【组成】①内服方：桂枝、桃仁、刘寄奴各10g，茯苓、丹参、穿山甲各15g，丹皮、赤芍、玄胡各12g。

加减变化：兼少腹及乳房胀痛，胸闷胁胀者，酌加香附、乌药、佛手、川楝子、郁金、荔枝核、橘核、枳壳、五灵脂等；兼少腹掣痛或冷痛，全身畏冷，舌有瘀点，酌加丹参、细辛、生蒲黄、鸡血藤、当归、川芎、艾叶、山楂、吴茱萸等；兼少腹刺痛，灼热，白带色黄量多等，原方去桂枝，酌加红藤、银花藤、虎杖、败酱草、土茯苓、冬瓜仁；若患附件包块者，酌加穿山甲、鳖甲、煅牡蛎、三棱、莪术、浙贝、血竭等；兼头昏、倦怠，舌淡，加黄芪、党参、当归；若形体肥胖，胸闷泛恶者，酌加半夏、苍术、石菖蒲、橘红。

②外敷方：千年健、羌活、独活、川椒各320g，归尾、赤芍、乳香、没药、白芷、五加皮、防风、追地风各350g，血竭、红花各300g，透骨草、艾叶各900g。

【用法】内服方每日1剂，空腹服2次。外敷方研细末，将250g粉剂置于布袋内，蒸透后热敷小腹或两侧少腹，每日敷1次，时间15～20分钟，每包药连续使用10日再更换。

【功效主治】本方活血化瘀、疏通经络，主治输卵管阻塞。

【注意事项】治疗输卵管阻塞时要以中医理论为主导，参考现代医学检验客观指标，灵活运用温阳化瘀、理气化瘀、清热化瘀、燥湿化瘀和消癥化瘀等法。同时外敷与内服药并用，使药力直达病所，以疏通输卵管而达受孕的目的。在治疗过程中，始终坚持选用活血化瘀、疏通经络之药，但对月经过多者，特别是在经行之际，须照顾气血，勿服损及气血之品。

卵管通塞方

【组成】①内服方：丹参30g，赤芍15g，当归、路路通各12g，桃仁、红花、王不留行、川芎、穿山甲各9g。

加减变化：腹痛明显，盆腔有急性或亚急性炎症者，佐以清热解毒，加金银花、红藤、紫花地丁、公英、丹皮；乳房胀痛、心烦易怒、经行不畅者，佐以疏肝解郁法，加柴胡、郁金、枳壳、川楝子、皂角刺、刘寄奴；盆腔包块明显者，佐以软坚散结法，加用夏枯草、连翘、昆布、海藻、生牡蛎、玄参、皂角刺、刘寄奴；输卵管积水明显者，佐以行气利水法，加用薏苡仁、木瓜、防己、桂枝、茯苓皮；腰膝酸软、小腹冷痛、月经适后、黄体功能不足者，佐以温肾固本法，加菟丝子、紫石英、续断、仙灵脾、炒小茴香。

②丹参注射液：10mL 加入 10%葡萄糖液 500mL 中静滴，每日 1 次，10天为 1 个疗程。

③灌肠方：当归、制乳香、制没药、川芎、灵脂各 9g，赤芍 15g，土茯苓、红藤各 30g，水煎浓缩至 100mL，保留灌肠，每晚 1 次，10 天为 1 个疗程。

④宫内注射：庆大霉素 8 万 u，透明质酸酶 5mg，地塞米松 5mg，用生理盐水 20mL 稀释。月经干净 3 天后，每周注射 2 次或隔日注射 1 次，至排卵。

【用法】内服方水煎服，每日 1 次；外治方见前。

【功效主治】化瘀通络，消炎止痛。主治输卵管阻塞不孕。

【注意事项】通过临床实践中体会到，采用中西医结合疗法，较之单纯西药或单纯中药治疗效果好，而且疗程明显缩短。国内有人报道单纯中药治疗 3 个月治愈率为 20~30%，单纯宫腔注射有效率 50%。用中药化瘀通络法治疗输卵管阻塞，可增强输卵管局部的血液循环，促进管腔黏膜上皮纤毛的修复。再配合抗生素、激素宫腔注射，可起到局部消炎、松解粘连的作用，从而达到输卵管通畅的理想效果。

消通敷脐膏

【组成】①虎杖、菖蒲、王不留行各 60g，当归、山慈菇、穿山甲、大芸各 30g，生半夏、细辛、生附子各 15g，生马钱子 10g。

②没药、乳香、琥珀各 30g，肉桂、蟾蜍各 15g。

【用法】将前一组药煎 3 次，熬液成浓缩状。将第二组药研末加入前一组中和匀，烘干后研末。用时取药末 5g 加白酒、蜂蜜适量，麝香少许，再加风油精 3~4 滴调匀成膏。用肥皂水洗净脐眼，酒精消毒后，将药膏放入脐眼推开，再用消毒纱布外敷，胶布固定。然后用红外线灯（250A）照射20 分钟（灯距 30~40cm）。每日患者用热水袋外敷脐部 1~2 小时以增强药物的吸收能力。间日 1 次，7 次为 1 疗程。未愈再作第 2 个疗程。

【功效主治】活血化瘀、疏肝通络。主治输卵管不通。

【注意事项】本病属肝瘀气滞，冲任瘀阻所致，故用活血化瘀，消肿散结，疏肝通络药为主可使输卵管恢复正常的功能。脐眼即神阙穴，居于任脉与冲脉相连处，对妇科病的治疗有直接作用；脐部屏障功能弱，药物易于渗透；脐部可形成自然封闭，能长期保持药物均匀的放置。故用之疗效较好。

脐灸通管散

【组成】 食盐 30g，熟附子、川椒、王不留行、路路通、小茴、乌药、元胡、红花、川芎、五灵脂各 10g，麝香 0.1g，生姜 5~10 片，艾炷 21 壮，如黄豆大，麦面粉适量。

【用法】 先将食盐、麝香分别研细，分放待用，次将附子、五灵脂诸药混合研成细末备用。嘱患者仰卧床上，首先以温开水调麦面粉成面条，将面条绕脐周围一圈（内径约 1.2~2 寸），然后将食盐填满患者脐窝略高 1~2cm，接着取艾炷放于盐上点燃灸之，连续灸 7 壮之后，把脐中食盐去掉，再取麝香末 0.1g，纳入患者脐中，再取上药末填满脐孔，上铺生姜片，姜片上放艾炷点燃频灸 14 壮，每隔 3 天灸 1 次，连灸 7 次为 1 疗程。

【功效主治】 暖宫散寒，祛瘀通管。主治输卵管阻塞性不孕。

【注意事项】 通管散中食盐入肾走血，有解毒止痒之功；熟附子、川椒温补肾阳；王不留行、元胡、红花、灵脂、川芎活血化瘀；小茴、乌药行气散寒；路路通活血通经，行水消肿；麝香活血消肿，通经达络；生姜、艾炷暖宫散寒。诸药合用有暖宫散寒祛瘀通管之功。验之临床，通管散填脐灸法对输卵管阻塞中医辨证属虚寒及寒凝血瘀者疗效较好，对结核性盆腔炎疗效不佳。

二十七、子宫发育不良性不孕症

子宫发育不良，又称幼稚子宫。患者子宫的结构及形态正常，但较正常小，常呈极度前屈或后屈。子宫颈相对较长，宫体和宫颈之比为 1：1 或 2：3，宫颈呈圆锥形，子宫颈外口小。幼稚子宫常是不孕、痛经、月经过少的一个重要原因。中医辨证，多属先天肾之精气不足，后天失养。故补益肾中精气，兼以培补后天，乃是基本治法。

补肾调经汤

【组成】 当归、川芎、熟地、白芍、茯苓、丹参、菟丝子、黄芪各 15g，枸杞 10g（单包）山药 25g。

【用法】 服药从经前 1 周开始，直至月经来潮时止，为 1 疗程。服药期间，注意精神放松，饮食起居规律，节制性生活、服药最长时间为 5 个疗程，最短 3 个疗程。

【功效主治】 补肾调经。主治子宫发育不良所致不孕症。

【注意事项】经临床 21 例观察，发现不孕妇女的闭经或功血，均有肾阴虚或肾阳虚之表现，肾阴为生命之本，肾阳为元气之根。采取补肾调经法观察治疗后，21 例除有 2 例月经过期、子宫严重后倾未孕外，其余均受孕。然要进行妇科检查，排除其他器质性病变。采用补肾活血调经法，这可能与活血药有增加血流量，改善微循环作用有关。其中多数病人在治疗后期，均有不同程度的性欲增强，对提高排卵率可能也起到一定的作用。

益肾赞育汤

【组成】熟地、白术、当归、枸杞、炒杜仲各 15g，巴戟、肉苁蓉、山萸、仙茅、炒韭子各 12g，肉桂、淫羊藿各 10g，蛇床子、制附片各 6g。

加减变化：若少气懒言加人参 4.5g；经量过少色淡加紫河车 12g，鹿角胶（烊化）9g；情绪不畅加柴胡 9g，香附、郁金各 10g；食欲不振加焦三仙各 15g。

【用法】上药水煎温服，每日 1 剂。连服 2 月，改为每月服 6~9 剂，6 个月为 1 疗程，经期停服。

【功效主治】温补肝肾，疏肝健脾，益气养血。主治单纯性子宫发育不良所致不孕症。

【注意事项】单纯性子宫发育不良之病机，主要为脏腑、气血、冲任虚损所致。其形成主要责之于肾，肾气不足，肾阳虚损，冲任失调，精血亏虚，胞宫失养，宫体发育不良，则致不孕。方中熟地、当归、紫河车、鹿角胶生血补血；参、术健脾益气；枸杞、杜仲、巴戟、肉苁蓉、山萸温补肝肾，调补冲任，养阴益精；淫羊藿、蛇床子、炒韭子、肉桂、仙茅、制附片壮肾阳，温督脉；柴胡、香附、郁金疏肝解郁；焦三仙健脾消食。全方合用，从肾治之，滋肾壮阳，使脏腑调和，气血旺盛，冲任通达，促进胞宫发育，而易受孕。

调经促孕汤

【组成】①经前方：吴茱萸、阿胶（烊化）、党参、泽兰、麦冬、当归、川芎、赤芍各 9g，丹皮、制半夏、桂枝、甘草各 6g，生姜 3 片为引。肾阳虚者去麦冬、丹皮，加巴戟、淫羊藿、肉苁蓉、补骨脂、紫石英等；肾阴虚者去桂枝、吴茱萸减量，加二至丸、何首乌；肝郁者去桂枝、党参、阿胶，吴茱萸用 6g，加郁金、柴胡、香附、川楝、佛手等；血瘀者去麦冬、阿胶，加桃仁、王不留行、延胡、红花；痰湿者去党参、麦冬、阿胶，加茯苓、陈皮、苍术、半夏用 9g。

②经后方：吴茱萸、当归、熟地、白芍、党参、桑寄生、白术各 9g，

川芎、甘草、桂枝各 6g, 阿胶（烊化）、菟丝子各 12g, 生姜 3 片，大枣 4 枚为引。肾阳虚加紫石英、淫羊藿；肾阴虚去桂枝，加何首乌，吴茱萸用 6g；肝郁者去桂枝、熟地，加柴胡、香附、佛手等；血瘀者去熟地，加泽兰、王不留行；痰湿者去熟地，减阿胶量，加茯苓、苍术、半夏。

【用法】分经前和经后两步用药，各服 4 剂。水煎服，每月 1 剂。

【功效主治】经前方温肾调冲行血；经后方温肾调冲，益气生血。两方合用，主治子宫发育不良症。

【注意事项】子宫发育不良者，临床以月经初潮迟晚，面色晦暗，腰膝酸软，小腹拘急，月经后期或不定期，色淡、量少、稀发为多见，故选温经促孕汤比较合拍。经前方以温经汤加泽兰意在温肾调冲行血，促使阴降，助子宫排泄经血，以除旧布新；经后方以温经汤合八珍汤、寿胎丸化裁，旨在温肾调冲，益气生血，促使阳升，助阴精转化为阳气，阳气内动，卵巢方能以时排卵。根据临床资料，温经汤加减对于子宫发育不良所致不孕以肾阳虚和瘀血型效果较好，怀孕率分别为 91.7% 和 80%，且对年龄在 35 岁以下，婚龄在 10 年以内的效果较好，分别为 90% 和 81.8%。

发育子宫汤

【组成】当归、菟丝子、香附各 30g, 黄芪 15~30g, 熟地、白芍各 15g, 川芎、阿胶、红花各 10g。

加减变化：食欲不振者加白术、陈皮；偏寒者肉桂、乌药；偏热者加黄芩、栀子。

【用法】每日 1 剂，分 2 次服完。3 个月为 1 个疗程。

【功效主治】益气活血，补肾调经。主治子宫发育不全。

【注意事项】《医部全录》云："夫人无子者，率血少不足以摄精也。血之少也……，必须补其精血，使无亏欠，乃可以成孕。"发育子宫汤以益血专剂四物汤为基础，加黄芪补气；菟丝子补肝肾，理冲任；香附调经理气；红花、阿胶调经活血养血。诸药合用，使其气旺血盈，肝肾互养，促进子宫发育。

石英毓麟汤

【组成】紫石英 15~30g, 川断、当归、川牛膝 12~15g, 菟丝子、枸杞、香附、丹皮、赤白芍各 9g, 淫羊藿 12~18g, 川椒 1.5g, 川芎、桂心各 6g。

加减变化：肝郁肾虚，兼心燥易怒，乳房胀痛者加柴胡、栀子各 9g；气虚乏力者加党参、黄芪各 15~30g；纳谷不香者加砂仁 6g, 陈皮 9g；面浮足肿者加茯苓15g，前仁9g；双侧卵巢较大者（包括多囊卵巢综合征）加丹参30g，桃仁9g，或三棱、莪术各9g；少腹冷痛者加小茴香、艾叶各6g。

【用法】上药水煎2次，2次分服。①月经周期在40~50天左右，子宫发育略小，肾虚表现不重者，可用原方原量，每于月经第7天开始服药，每日1剂，连服3天，停药1天，每月共服6~12剂。②月经周期在2~3个月，子宫为正常之2/3大小，或伴有性欲低下，或阴道细胞涂片连续为轻度影响，紫石英用45g，先煎；淫羊藿加至30g。每日1剂，连服3天，停药1天，发现基础体温上升3天后停药。待行经第7天再开始服药。若不能测基础体温，而月经2个月不来者，应做妇检，排除妊娠后再调方。③继发性闭经者，紫石英用60g，先煎，服法同上。④治疗期间应节精寡欲，待时而动。至排卵期，阴道分泌物增多，性感增强，则交而孕，孕而育。

【功效主治】本方益肾养血，调理冲任，有促使排卵和健全黄体功能等作用。主治子宫发育不良、排卵功能障碍、黄体功能不全等所致不孕症。

【注意事项】本方有益肾养血，调理冲任之功，所以有种子怀麟之效。药理实验证明本方有明显的助孕功能，并说明了其助孕机理：①将本方口服药给小鼠灌胃，8天后发现，用药组比对照组小鼠子宫明显增大，说明本方对子宫发育不良而不孕者有效；②动物试验发现，本方可使幼鼠卵巢重量增加，使成年小白鼠的排卵数目和妊子比对照组明显增加；③动物实验还说明本方对垂体功能有影响，故对垂体功能不足引起的不孕有效；④在离体子宫实验中，发现本方能明显抑制子宫收缩，而子宫收缩的减弱，有利于孕育的着床；在离体输卵管试验中，发现本方能明显促进输卵管的节律收缩，这有利于卵子在输卵管内的运行。临床上治愈141例不孕症而无1例宫外孕和自然流产的结果与此不无关系；⑤动物试验证明本方无毒副作用；⑥中药治疗不孕症后所生子女比较聪明，其机理尚待进一步探讨。组方的依据：①肾为生胎之源，肾虚则胎孕难成，故治疗女性不孕从肾入手，是众所公认；②肾气充盛是卵巢功能正常的基础，肾与排卵功能及受孕有直接关系；③排卵功能障碍的不孕症患者，都有不同程度的肾虚表现；④方中主要补肾药对促排卵确有疗效。如紫石英用于卵巢功能低下的妇女，经阴道细胞涂片和抽血化验，发现雌激素水平升高；用于排卵性月经的妇女，可使基础体温的单相型变为双相型（说明排卵）。淫羊藿等药也有明显的上述作用。

第四章　儿　科

一、疳积

伐木丸

【来源】《本草纲目》卷十一引《张三丰仙传方》。

【组成】苍术（二斤，米泔浸二宿），黄酒酒曲（四两，同苍术共炒为赤色），皂矾（一斤，醋拌晒干，入瓶火煅）。

【功用】燥湿运脾，泻肝消积。

【主治】黄肿病，面色萎黄，浮肿，心腹胀满，肢倦无力，能食不能化；亦治疳积、疟痢。

【用法】上药为末，醋糊丸，梧子大，每服三四十丸，好酒、米汤任下，日二三服。

芦荟肥儿丸

【来源】《医宗金鉴》卷五十二。

【组成】五谷虫（炒，二两），芦荟（生）、胡黄连（炒）、川黄连（姜炒，各一两）、银柴胡（炒，一两二钱）、扁豆（炒）、山药（炒，各二两）、南山楂（二两半）、虾蟆（煅四个）、肉豆蔻（煨七钱）、槟榔（五钱）、使君子（炒，二两半）、神曲（炒，二两）、麦芽（炒，一两六钱）、鹤虱（炒，八钱）、芜荑（炒，一两）、朱砂（飞，二钱）、麝香（二钱）。

【功用】清肝健脾，消积杀虫。

【主治】小儿疳积，面目爪甲皆青，眼生眵泪，隐涩难睁，摇头揉目，合面睡卧，耳疮流脓，腹大青筋，身体羸瘦，燥渴烦急，粪清如苔者。

【用法】共为细末，醋糊为丸，如黍米大，每服一钱，米饮下。

二、厌食

枳实散

【来源】《症因脉治》卷三。

【组成】陈枳实、莱菔子、麦芽、山楂肉。

【功用】消食导滞，行气除胀。

【主治】食积腹胀，症见脘腹胀急，按之加剧，嗳腐吞酸，纳呆厌食，大便臭秽，苔腻脉滑等。

【用法】水煎服。

消食丸

【来源】《婴童百问》卷一。

【组成】缩砂、陈皮、三棱、莪术、神曲、麦蘖（炒，各半两），丁香（一分），香附子（米泔浸）、枳壳（炒）、槟榔、乌梅（各十两）。

【功用】消食导滞，行气破积。

【主治】小儿乳食积滞，脾胃不和，呕吐酸馊食物或乳食，脘胀腹痛，烦躁哭闹不宁，纳呆厌食，形瘦面黄。

【用法】为末，面糊丸，如绿豆大，空心，紫苏汤下二十九至三十丸。

三、小儿腹泻

小儿腹泻宁

【组成】党参、白术、茯苓、葛根、广藿香、广木香、甘草。

【功效主治】补气健脾，和胃生津。用于小儿腹泻呕吐、肌热口渴、消化不良、消瘦倦怠。

【用法】糖浆剂：每瓶 60mL，内服，1 次 10mL，1 日 3 次。

独脚金

【别名】疳积草、黄花草、消米虫。

【性能】甘、淡、凉。清热，消积。

【主治】小儿疳积，小儿夏季热，小儿腹泻，黄疸型肝炎。

【用法】成人 3~5 钱，小儿 1~3 钱。

四、伤食

正气丸

【来源】《活幼口议》卷十九。

【别名】香朴丸（《永类钤方》卷二十一）。

【组成】藿香叶、厚朴（生姜制）、陈皮、半夏曲（炙）、白术、白茯苓（各一钱），甘草（炙，二钱）、干姜（一钱）、三棱（炮，二钱）。

【功用】健脾快胃，和中止呕。

【主治】小儿伤食，干呕，哕声频作。

【用法】为末，炼蜜为丸，如梧桐子大，每服一丸，生姜、枣子汤化开与服。

沉香槟榔丸

【来源】《活幼心书》卷下。

【组成】沉香、槟榔、檀香、木香、丁皮、三棱（炮，锉）、莪术（炮，锉）、神曲（炒）、谷芽（洗，焙）、厚朴（洗，焙）、苍术（洗，焙）、使君子肉（锉，以屋瓦焙干）、青皮（去白）、陈皮（去白）、缩砂仁、益智仁、净香附、枳壳、良姜（各半两），粉草（炙，一两半）。

【功用】理气调中，消积开胃。

【主治】伤食停寒在里，面黄肌瘦，脾胃气滞，脘腹冷痛，不思饮食，呕吐、腹泻、虫积等。

【用法】为细末，水煮面糊丸，如麻仁大，每服三十至五十丸，温米清汤无时送下。小儿不能吞咽，炼蜜为丸，如芡实大，每服一至二丸，温汤化服。

五、生理性黄疸

【组成】虎杖 3 克，白糖适量。

【用法】水煎 2 次，合并 2 次煎液，加白糖适量调匀，分 3 次喂服，每日 1 剂。

六、乳食不化

方一

【组成】麦芽 30 克。

【用法】烘干或微炒，研细末，每次用 3 克，开水送服，每日 2~3 次，连服 2~3 天。

方二

【组成】黑白丑、大黄各 20 克。

【用法】共烘干，研细末，6 个月以下者，每次 0.1 克；6 个月~1 岁，每次 0.15 克；1~3 岁，每次 0，3 克 3~6 岁，每次 0.45 克；6~12 岁，每次 1~1.5 克。每日 3 次，以泻下为度。随后用山药，莲子等调理脾胃。

七、脐疮

方一

【组成】乌贼骨 2 块，筋骨草 15 克。

【用法】烘干，共研细末，麻油调涂患处，外覆纱布，用胶布固定，每日换药 1 次。

方二

【组成】灶心土适量。

【用法】取灶心土，研细末，于撒患处。

八、高热症

紫雪丹

【来源】宋·《太平惠民和剂局方》。

【组成】石膏（一斤七两）、寒水石（一斤七两）、磁石（三斤四两）、滑石（一斤七两）、羚羊角（五两）、青木香（五两）、犀角（五两）、沉香（五两）、丁香（一两）、升麻（一斤七两）、元参（一斤七两）、甘草（八两三钱）、朴硝（三斤四两）、硝石（三斤四两）、朱砂（三两）、麝香（一两二钱）。

【功用】清热解毒，镇痉开窍。

【主治】温热病邪热内陷，热入心包，高热烦躁，神昏谵语，抽搐痉厥，口渴唇焦，尿赤便秘，以及小儿热甚惊厥等。

【用法】散剂。每服五分至一钱，日服 1~2 次，开水送服。小儿酌减。

安宫牛黄丸

【来源】《温病条辨》卷一。

【组成】牛黄（一两）、郁金（一两）、犀角（一两）、黄连（一两）、朱砂（一两）、梅片（二钱五分）、麝香（二钱五分）、真珠（五钱）、山栀（一两）、雄黄（一两）、黄芩（一两）、金箔衣。

【功用】清热解毒，豁痰开窍。

【主治】温热病，热邪内陷心包，痰热壅闭心窍，高热烦躁、神昏谵语或昏愦不语，或舌蹇肢厥，或下利脉实、以及中风窍闭，小儿惊厥属痰热内闭心窍者。

【用法】上为极细面，炼老蜜为丸，每丸一钱，金箔为衣，蜡护。每服一丸，脉虚者，人参汤下；脉实者，银花、薄荷汤下。成人病重体实者，每日二至三服；小儿服半丸，不知再服半丸。

九、小儿麻痹症

健步丸

【组成】盐制知母、盐制黄柏、熟地黄、制龟板、当归、白芍、虎骨、牛膝、锁阳、陈皮、干姜、羊肉。

【功效主治】滋阴降火，强筋壮骨。主治肝肾精血亏损所致痿证、痹证。常用于重症肌无力、肌营养不良、神经炎、小儿麻痹症、风湿性关节炎、痛风等病。症见四肢萎弱无力，甚则萎废不用，肌肤麻木不仁，皮肤干枯失泽，或关节疼痛，腰膝酸软，筋骨萎弱，腿足消瘦无力，舌红苔少，脉象细数。

【用法】蜜丸剂，每丸重 9 克。1 次 1 丸，1 日 2 次，淡盐汤或温开水送服。

【注意事项】非肝肾亏损所致痿证忌用。

【附注】本方即《丹溪心法》所载的虎潜丸（健步虎潜丸）加当归、牛膝、羊肉。

红杜仲

【性能】苦涩、微辛，平。祛风活络，壮腰膝，强筋骨，消肿。

【主治】用于小儿麻痹，风湿骨痛，跌打损伤，骨折，外伤出血。

【用法】6~10 克；外用适量。

十、手足心热、烦躁

大补阴丸

【组成】熟地黄、龟板、黄柏、知母、猪脊髓。

【功效主治】滋肾水、降虚火。主治原发性血小板减少性紫癜、小儿多动综合征、结核性脓肿及结核性肛瘘等属阴虚内热证。常有潮热心烦，手足心热，盗汗或骨蒸等见症。

【用法】蜜丸剂。大蜜丸，每丸 9 克，口服 1 次 1 丸，1 日 2 次；水蜜丸，1 次 6 克，1 日 2~3 次，温开水送服。

【注意事项】忌食辛辣食物。

第五章　五官科

一、麦粒肿

明目熊胆膏

【组成】黄连、苦参、菊花、红花、薄荷叶、冰片、当归尾、熊胆、蜂蜜。

【功效主治】清热散风，明目退翳。主治风热上攻所致云蒙障翳，迎风流泪，眼睑痛痒，眼边溃烂。常用于结膜炎、麦粒肿、睑缘炎。

【用法】膏剂，每瓶重0.9克。外用，用玻璃棒蘸冷开水和药少许，点入眼角内，1日1~2次。

【注意事项】忌食辛辣刺激性食物。

紫金锭眼膏

【组成】炉甘石、冰片、石膏、大青盐、硼砂、凡士林、液体石蜡。

【功效主治】清热散风，除湿止痒。主治风火烂眼，暴发赤肿，眼涩眼痒，视物不清。常用于麦粒肿、睑缘炎、沙眼、结膜炎。症见眼睑红肿疼痛，刺痒，甚则溃脓。

【用法】软膏剂，每支重2克。外用，挤少许眼膏涂入眼内或患处，1日2~3次。

【注意事项】玻璃棒要取清洁消毒的，棒头一定要光滑，切不可擦伤黑睛。

明目上清丸

【组成】黄连、黄芩、山栀、生石膏、大黄、车前子、天花粉、玄参、麦门冬、蒺藜、菊花、荆芥、蝉衣、薄荷、当归、赤芍、陈皮、枳壳、桔梗、甘草。

【功效主治】清热散风，明目止痛。主治上焦热盛，风火上炎所致暴发火眼，头晕目眩，目赤肿痛，畏光羞明，眼边红烂，翳膜外障，视物昏暗，大便燥结，小便赤黄。常用于麦粒肿、急性结膜炎、化脓性角膜炎。也可用于翼状胬肉体部肥厚红赤者。

【用法】水丸剂，50 粒重 3 克，每袋装 9 克。成人 1 次 1 袋，1 日 2 次，温开水送服。

【注意事项】忌辛辣厚味；孕妇禁服。

二、沙眼

拨云眼膏

【组成】冰片、炉甘石、龙胆草等。

【功效主治】清热祛风，退赤消肿。主治风热上扰所致急性结膜炎、睑缘炎、病毒性角膜炎、化脓性角膜炎、沙眼、翼状胬肉。症见白睛红赤，睑弦赤烂，黑睛翳障，畏光流泪等。

【用法】膏剂。外用，1 日 2~3 次点眼，点时挤一小条药膏，于下睑穹窿部，拉起上睑覆盖药物。

风火眼药

【组成】炉甘石、黄连、硼砂、琥珀、珍珠、人工牛黄、冰片、熊胆、麝香。

【功效主治】清火散风，退翳明目。主治邪热上冲所致暴发火眼、新老沙眼、胬肉遮睛等。症见白睛红赤，畏光流泪，灼热痒痛。

【用法】散剂，每瓶重 0.6 克。外用，用玻璃棒蘸凉开水，再蘸药粉点入眼角内，1 日 2~3 次。

【注意事项】忌食辛辣刺激性食物。

紫金锭眼膏

【组成】炉甘石、冰片、石膏、大青盐、硼砂、凡士林、液体石蜡。

【功效主治】清热散风，除湿止痒。主治风火烂眼，暴发赤肿，眼涩眼痒，视物不清。常用于麦粒肿、睑缘炎、沙眼、结膜炎。症见眼睑红肿疼痛，刺痒，甚则溃脓。

【用法】软膏剂，每支重 2 克。外用，挤少许眼膏涂入眼内或患处，1 日 2~3 次。

【注意事项】玻璃棒要取清洁消毒的，棒头一定要光滑，切不可擦伤黑睛。

特灵眼药

【组成】牛黄、麝香、珍珠、冰片、硼砂、琥珀、珊瑚、海螵蛸、樟丹、大青叶、石蟹、炉甘石。

【功效主治】清热解毒，祛腐消肿，明目退翳。主治重症沙眼，化脓性角膜炎。

【用法】粉末剂，瓶装0.48克或0.75克。外用，用消毒玻璃棒蘸少许药粉，点于下眼睑内，1日2次。

【附注】有的配方以大青盐易大青叶，另增熊胆。

三、视力减退

补益蒺藜丸

【组成】黄芪、芡实、白术、沙蒺藜、山药、茯苓、白扁豆、当归、菟丝子、橘皮。

【功效主治】补肾益精，健脾益气，养血明目。主治脾肾亏虚，精血不足，目失滋养所致视力减退。常用于慢性视神经炎、中心性浆液性视网膜脉络膜病变。症见视物模糊，头晕乏力，腰酸便溏，舌淡少苔，脉细弱。亦可用于老视眼。

【用法】蜜丸剂，每丸重6克（含生药量约2.5克）。1次2丸，1日2次。温开水送服。

【注意事项】忌食辛辣食物。

柴胡疏肝丸

【组成】柴胡、香附、陈皮、枳壳、川芎、芍药、炙甘草。

【功效主治】疏肝理气，缓急止痛。主治肝郁、气滞血瘀型胁痛、乳癖、痛经，常用于乳腺小叶增生和囊性增生病。症见胁肋作痛，嗳气频频，每随喜怒而消长，或见乳房结块，经前加重，经行则轻，或见经前小腹隐痛、经行量少而欠畅，舌暗红苔薄白，脉弦涩；亦治急慢性视神经炎与肝郁气滞有关者，症见视力下降、眼球隐痛、眼底检查或有视盘充血、水肿、视网膜静脉扩张，伴见神情抑郁、胁肋胀痛、胸闷食少、苔白、脉弦；还治疗慢性肝炎、慢性胆囊炎、胆石症、慢性胃炎、胃十二指肠溃疡、胃神经官能症，见肝郁气滞表现者。

【用法】丸剂，每50粒重3克。1次6~9克，1日3次，空腹温开水送服。

【注意事项】阴虚火旺者忌用；服药过程中出现口燥咽干、舌红少苔，夜难安寐等症状时，应即停服。

四、结膜炎

明目熊胆膏

【组成】黄连、苦参、菊花、红花、薄荷叶、冰片、当归尾、熊胆、蜂蜜。

【功效主治】清热散风，明目退翳。主治风热上攻所致云蒙障翳，迎风流泪，眼睑痛痒，眼边溃烂。常用于结膜炎、麦粒肿、睑缘炎。

【用法】膏剂，每瓶重0.9克。外用，用玻璃棒蘸冷开水和药少许，点入眼角内，1日1~2次。

【注意事项】忌食辛辣刺激性食物。

拨云眼膏

【组成】冰片、炉甘石、龙胆草等。

【功效主治】清热祛风，退赤消肿。主治风热上扰所致急性结膜炎、睑缘炎、病毒性角膜炎、化脓性角膜炎、沙眼、翼状胬肉。症见白睛红赤，睑弦赤烂，黑睛翳障，畏光流泪等。

【用法】膏剂。外用，1日2~3次点眼，点时挤一小条药膏，于下睑穹窿部，拉起上睑覆盖药物。

八宝退云散

【组成】炉甘石、当归、艾叶、槐皮、血竭、没药、乳香、麝香、轻粉、硼砂、珍珠、玛瑙、水晶、熊胆、胆矾、铜绿、牛黄、雄黄、冰片。

【功效主治】消云去翳，止痛除肿。主治新久火眼，畏光怕风，胬肉遮睛，赤涩肿痛，眼边红烂。常用于结膜炎、翼状胬肉、睑缘炎。

【用法】散剂，每支0.66克。外用，用玻璃棒蘸凉开水，再蘸药粉少许，涂于眼角内。1日3次。

紫金锭眼膏

【组成】炉甘石、冰片、石膏、大青盐、硼砂、凡士林、液体石蜡。

【功效主治】清热散风，除湿止痒。主治风火烂眼，暴发赤肿，眼涩眼痒，视物不清。常用于麦粒肿、睑缘炎、沙眼、结膜炎。症见眼睑红肿疼痛，刺痒，甚则溃脓。

【用法】软膏剂，每支重 2 克。外用，挤少许眼膏涂入眼内或患处，1 日 2~3 次。

【注意事项】玻璃棒要取清洁消毒的，棒头一定要光滑，切不可擦伤黑睛。

珍珠明目液

【组成】珍珠、冰片等。

【功效主治】明目清热。主治慢性结膜炎。症见眼痒，眼干，眼涩等。亦可用于屈光不正、视力疲劳。

【用法】滴眼剂，每支 8mL。外用滴眼，1 次 1~2 滴，1 日 3~5 次，滴后闭目片刻。

熊胆丸

【组成】龙胆草、大黄、山栀、黄芩、黄连、熊胆、柴胡、决明子、菊花、木贼草、防风、当归、生地、车前子、泽泻、冰片、薄荷冰。

【功效主治】清热散风，止痛退翳。主治风热或肝热上扰证。常用于化脓性角膜炎、过敏性结膜炎、急性结膜炎、沙眼。也用于翼状胬肉初生者。症见目赤肿痛，羞明流泪，视物昏花，舌边尖红苔薄黄，脉弦数。

【用法】蜜丸剂，每丸重 9 克。1 次 1 丸，1 日 1~2 次，温开水送服。

【注意事项】孕妇慎服。

五、虹膜炎、角膜炎、角膜溃疡

明目蒺藜丸

【组成】黄连、山栀、连翘、黄芩、黄柏、当归、赤芍、川芎、生地、防风、荆芥、蔓荆子、白芷、蝉衣、薄荷、菊花、木贼草、刺蒺藜、草决明、密蒙花、石决明、旋复花、甘草。

【功效主治】清热散风，散瘀退翳。主治风热上攻所致目生翳障，目赤肿痛，怕光羞明，眼边红烂，迎风流泪，视物不明。常用于眼睑脓肿、麦粒肿、虹膜睫状体炎、匐行性角膜溃疡、急性球后视神经炎以及由微小核糖酸病毒感染引起的急性出血性结膜炎，腺病毒Ⅷ型感染引起的流行性角膜结膜炎。

【用法】水丸剂，每 100 粒重 6 克。1 次 6 克，1 日 2 次。7 岁以上儿童服二分之一，3~7 岁服三分之一。

【注意事项】孕妇忌服；忌食辛辣食物。

开光复明丸

【组成】栀子、黄柏、玄参、赤芍、当归尾、石决明、羚羊角粉、黄连、大黄、红花、菊花、生地、冰片、黄芩、泽泻、龙胆草、防风、蒺藜。

【功效主治】清热散风，明目退翳。主治肝肺热盛所致暴发火眼、云翳气蒙、迎风流泪、眼边赤烂、红肿痛痒。常用于急性结膜炎、角膜溃疡、睑缘炎。

【用法】蜜丸剂，每丸重 4.5 克。1 次 2 丸，1 日 2 次，饭后温开水送服。

【注意事项】孕妇忌用。

【附注】有的处方无羚羊角粉、冰片。

拨云眼膏

【组成】冰片、炉甘石、龙胆草等。

【功效主治】清热祛风，退赤消肿。主治风热上扰所致急性结膜炎、睑缘炎、病毒性角膜炎、化脓性角膜炎、沙眼、翼状胬肉。症见白睛红赤，睑弦赤烂，黑睛翳障，畏光流泪等。

【用法】膏剂。外用，1 日 2~3 次点眼，点时挤一小条药膏，于下睑穹窿部，拉起上睑覆盖药物。

特灵眼药

【组成】牛黄、麝香、珍珠、冰片、硼砂、琥珀、珊瑚、海螵蛸、樟丹、大青叶、石蟹、炉甘石。

【功效主治】清热解毒，祛腐消肿，明目退翳。主治重症沙眼，化脓性角膜炎。

【用法】粉末剂，瓶装 0.48 克或 0.75 克。外用，用消毒玻璃棒蘸少许药粉，点于下眼睑内，1 日 2 次。

【附注】有的配方以大青盐易大青叶，另增熊胆。

珍珠拨云散

【组成】飞甘石、硼砂、煅珍珠、麝香、番硇砂、荸荠粉、琥珀、熊胆、正梅片、黄连。

【功效主治】消肿止痛，退赤明目。主治邪毒炽盛所致急性结膜炎、流行性结角膜炎、泡性结膜炎、泡性结角膜炎、沙眼等。

【用法】散剂，每瓶重0.3克。外用，用消毒玻璃棒蘸少许药粉，点入眼角内，1日2次。

【注意事项】黑睛有缺损者禁用；忌食辛辣油腻之物。

六、目翳

磨翳散

【来源】《医学衷中参西录》上册。

【组成】生炉甘石（三钱）、蓬砂（二钱）、黄连（一钱）、人指甲（五分，锅焙脆，无翳者不用）。

【功用】清热消肿，明目退翳。

【主治】目睛胀疼，或微生云翳，或赤脉络目，或目眦溃烂，或偶因有火视物不真。

【用法】上药先将黄连捣碎，泡碗内，冷时两三日，热时一日，将泡黄连水过罗，约得清水半茶盅，再将余三味捣细，和黄连水入药钵中研之，如研前药之法，以极细为度。研好连水带药，用大盘盛之。白日置阴处晾之，夜则露之，若冬日微晒亦可，若有风尘时，盖以薄纸。俟干，贮瓶中，勿透气。用时凉水调和，点眼上，日三四次。若有目翳，人乳调和点之。若目翳大而厚者，不可用黄连水研药，宜用蝉蜕（带全足，去翅、土）一钱，煎水研之。

大明复光散

【来源】《古今医鉴》卷九。

【组成】当归尾（酒洗）、生地黄（酒浸）、黄柏（酒炒）、黄连、黄芩、柴胡、白茯苓、枳壳、羌活、防风、荆芥、石膏（煅）、甘菊花、蝉蜕、车前子（炒）、密蒙花、白蒺藜（炒）、木贼（童便浸，焙）、青葙子（炒）、羚羊角、石决明（煅）、甘草（各等份）。

【功用】疏风清热，平肝明目。

【主治】目赤目昏，羞明怕日，目痒流泪，翳膜遮睛。

【用法】为末，每服一两，食后温服。

川芎石膏散

【来源】《医学入门》卷八。

【组成】川芎、芍药、当归、山栀、黄芩、大黄、菊花、荆芥、人参、白术（各五分），滑石（四钱），寒水石、桔梗（各二钱），甘草（三钱），石膏、防风、连翘、薄荷（各一钱），砂仁（二分半）。

【功用】散风清热。

【主治】风热上攻，头目昏眩痛闷，风痰喘嗽，鼻塞口疮，烦渴淋闭，眼生翳膜，及中风偏枯。

【用法】水煎温服，忌姜、醋、发热物。

小防风汤

【来源】《活幼口议》卷二十。

【组成】大黄（蒸）、山栀子、甘草（炙）、赤芍药、川当归、防风、羌活（各等份）。

【功用】散风清热，解毒明目。

【主治】热毒上升，眼目生翳，胎风赤烦。

【用法】咀，每服二钱，用水一中盏，煎至七分，去滓，食后服。

天麻退翳散

【来源】《审视瑶函》卷三。

【组成】白僵蚕（热水泡，去丝，姜汁炒）、当归身（酒洗，炒）、防风、石决明（醋煅）、白芷、熟地黄（酒炒，烘干）、黄芩（炒）、木贼草、枳壳（麸炒）、麦门冬（去心，焙干）、羌活、白蒺藜（杵去刺，炒）、川芎、荆芥穗、菊花、蔓荆子、蝉蜕（去头足）、赤芍药、天麻（炒）、蜜蒙花（各等份）。

【功用】疏风清肝，养血明目，退翳除障。

【主治】垂帘翳障，昏暗失明。

【加减】眼红，加黄连（酒洗，炒）。

【用法】为粗末，每服二三钱，灯心汤调下。

甘菊汤

【来源】《证治准绳·类方》第七册。

【组成】甘菊花、升麻、石决明、旋覆花、芎䓖、大黄（炒，各半两），羌活（去芦）、地骨皮、石膏（碎）、木贼（炒）、青葙子、车前子、黄芩（去黑心）、防风（去芦）、栀子仁、草决明（炒）、荆芥穗、甘草（炙，各一两)、黄连 (去须,二钱半)。

【功用】清肝疏风,退翳明目。

【主治】内外障翳,一切眼疾。

【用法】锉碎,每服三钱,水一盏,蜜少许,同煎至七分,去滓,夜卧、食后温服。

七、目赤肿痛

还睛丸

【来源】《太平惠民和剂局方》卷七。

【组成】白术 (生用)、菟丝子 (酒浸,别研)、青葙子 (去土)、防风 (去芦)、甘草 (炙)、羌活 (去苗)、白蒺藜 (炒,去尖)、密蒙花、木贼 (去节,各等份)。

【功用】益肝肾,疏风热。

【主治】风毒上攻,目赤肿痛,怕日羞明,眵多流泪,隐涩难开,眶痒赤痛,睑眦红烂,瘀肉侵睛,或患暴赤眼,睛疼不可忍者。

【用法】为细末,炼蜜成丸,如弹子大,每服一丸,空心食前,细嚼,白汤吞下,日三服。

碧玉散

【来源】《审视瑶函》卷六。

【组成】羌活、踯躅花、薄荷、川芎、防风、蔓荆子、细辛、荆芥、白芷 (各一钱)、风化硝、石膏 (煅)、青黛、黄连 (各三钱),鹅不食草 (三两)。

【功用】清热散风,通窍止痛。

【主治】目赤肿痛,昏暗羞明,隐涩疼痛,风痒头重,脑鼻酸痛,翳膜胬肉,眵泪稠粘,卷毛倒睫。

【用法】为细末,吹鼻中,一日吹三次。

散血膏

【来源】《证治准绳·类方》第七册。

【组成】紫金皮、白芷、大黄、姜黄、南星、大柏皮、赤小豆、寒水石。

【功用】清热泻火,消肿止痛。

【主治】目赤肿痛，不能开睛，热泪如雨者。

【用法】为细末，生地黄汁调成膏，敷眼四周。

八、夜盲

石斛明目丸

【组成】石斛、人参、肉苁蓉、青葙子、苦杏仁、枳壳、生地、枸杞子、天冬、菟丝子、茯苓、草决明、五味子、黄连、川芎、磁石、水牛角、麦冬、菊花、山药、熟地、白蒺藜、甘草、防风、牛膝、生石膏。

【功效主治】平肝清热、滋肾明目。主治肝肾两亏，虚火上炎所致初期老年性白内障、中心性浆液性视网膜脉络膜病变、开角型青光眼。症见瞳仁散大，夜盲昏花，视物不清，头目眩晕，精神疲倦。

【用法】浓缩丸剂，每袋6克，1次1袋，1日2次，温开水送服。

【注意事项】忌辛辣之物。

石斛夜光丸

【组成】熟地、枸杞子、天门冬、麦门冬、石斛、肉苁蓉、菟丝子、生地、五味子、牛膝、人参、淮山药、茯苓、甘草、犀角、羚羊角、黄连、菊花、青葙子、决明子、白蒺藜、苦杏仁、川芎、枳壳、防风。

【功效主治】补益肝肾、平肝熄风、清热明目。主治肝肾不足、阴虚火旺所致夜盲症、老年性白内障、脉络膜炎、视神经炎及视神经萎缩等。症见头昏眩晕、腰酸遗精、双目干涩、视力下降、舌红、脉细数。

【用法】大蜜丸剂，每丸6克；小蜜丸，每瓶6克。成人1次服大蜜丸1丸，1日2~3次；小蜜丸3~6克，1日2次，温开水送服。

【注意事项】忌辛辣之物；不宜久服。

九、青光眼

保瞳丸

【组成】熟地、知母、决明子、菟丝子、密蒙花、潼蒺藜、玄精石、青葙子、枸杞子、白茯苓、菊花、女贞子、麦冬、车前子、谷精草。

【功效主治】补肾清肝，明目退翳。主治肝肾阴亏，精血不足，虚热内生，目精失养所致视网膜炎、脉络膜炎、白内障、青光眼。症见目光昏暗，视物模糊，瞳神散大，羞明多泪，头晕耳鸣，腰膝酸软，舌红少苔，脉细数。

【用法】蜜丸剂，每丸重7.5克。1次1丸，1日2次，温开水化服。

【注意事项】实证、热证者禁用；忌恼怒及辛辣香燥食物，以防化火伤阴。

琥珀还睛丸

【组成】生地、熟地、当归、川芎、沙苑子、枸杞子、菟丝子、杜仲炭、肉苁蓉、琥珀、天门冬、麦门冬、石斛、青葙子、菊花、知母、黄连、羚羊角粉、水牛角浓缩粉、苦杏仁、党参、山药、茯苓、炙甘草、炒枳壳。

【功效主治】滋阴养血，降火明目。主治阴虚火旺所致单纯性青光眼。症见瞳神略大，眼胀头痛，虚烦不得眠，脑转耳鸣，潮热盗汗，腰膝酸软，舌红少苔，脉细弦数等。

【用法】蜜丸剂，每丸重4.5克。1次1~2丸，1日3次，温开水送服。

【注意事项】脾胃虚弱，大便溏薄者慎用。

石斛明目丸

【组成】石斛、人参、肉苁蓉、青葙子、苦杏仁、枳壳、生地、枸杞子、天冬、菟丝子、茯苓、草决明、五味子、黄连、川芎、磁石、水牛角、麦冬、菊花、山药、熟地、白蒺藜、甘草、防风、牛膝、生石膏。

【功效主治】平肝清热、滋肾明目。主治肝肾两亏，虚火上炎所致初期老年性白内障、中心性浆液性视网膜脉络膜病变、开角型青光眼。症见瞳仁散大，夜盲昏花，视物不清，头目眩晕，精神疲倦。

【用法】浓缩丸剂。每袋6克。1次1袋，1日2次，温开水送服。

【注意事项】忌辛辣之物。

十、中耳炎

耳疳散

【来源】《中医外科学讲义》。

【组成】五倍子、黄连、黄丹、枯矾、龙骨、乌贼骨（各二钱），麝香、冰片（各二分）。

【用法】为细末，先将耳内脓水拭净，再用药粉少许，吹入耳内，每日

2~3 次。

　　【功用】解毒收敛，清热消肿。

　　【主治】慢性中耳炎流脓水，耳内肿胀疼痛，痛连头顶，耳鸣或听觉减退，或作痒不适，脓水黑臭或青白，经年不干，甚则耳后腐烂溃脓，损及骨膜等症。

二味拔毒散

　　【组成】明矾、雄黄。

　　【功效主治】除湿止痒。主治湿毒所致疮疡。症见局部皮肤红肿痛痒，溃烂流水。并治湿疹、慢性中耳炎等。

　　【用法】散剂，每瓶装 6 克。取适量用清茶调敷患处，或干撒疮面，1日 2~3 次。

　　【注意事项】本品仅供外用，勿入口。

双料喉风散

　　【组成】牛黄、珍珠、冰片。

　　【功效主治】清热解毒，消肿止痛。主治热毒蕴结所致白喉、急性咽喉炎、鼻窦炎、中耳炎、褥疮等。症见咽喉肿痛，口腔糜烂，牙龈肿痛，鼻流脓涕，耳内流脓，皮肤溃烂等。

　　【用法】散剂，每瓶 1.25 克。喷瓶每瓶 2.2 克，吹敷。口腔咽喉症：每瓶分 6 次吹敷患处，每日 3 次。鼻窦炎：每次取少许吸入鼻内，每日 4~5次。中耳化脓：先用 3% 双氧水洗净耳道，再将药粉吹入，每次少许，每日1 次。皮肤溃烂：先用浓茶洗净患处后再敷药，每日 1 次。

　　【注意事项】忌辛辣食物。

十一、耳鸣

耳疳散

　　【来源】《中医外科学讲义》。

　　【组成】五倍子、黄连、黄丹、枯矾、龙骨、乌贼骨（各二钱），麝香、冰片（各二分）。

　　【功用】解毒收敛，清热消肿。

　　【主治】慢性中耳炎流脓水，耳内肿胀疼痛，痛连头顶，耳鸣或听觉减退，或作痒不适，脓水黑臭或青白，经年不干，甚则耳后腐烂溃脓，损及骨膜等症。

【用法】为细末，先将耳内脓水拭净，再用药粉少许，吹入耳内，每日2~3次。

三才封髓丹

【来源】元·《卫生宝鉴》。

【组成】天门冬（五钱）、熟地黄（五钱）、人参（五钱）、黄柏（三两）、砂仁（一两五钱）、炙甘草（七钱五分）。

【功用】益气养阴，降火涩精。

【主治】气阴亏虚引起的遗精，体倦神疲，头晕耳鸣，腰腿酸软，苔薄舌红，脉细无力者。

【用法】上药共研细末，面糊为丸。每次一钱八分，以肉苁蓉三钱煎汤去渣，食前送下。也可用饮片作汤剂，各药用量按常规剂量。

神曲丸

【来源】《备急千金要方》卷六。

【别名】磁朱丸（《本草纲目》卷九）。

【组成】神曲（四两）、磁石（二两）、光明砂（一两）。

【功用】重镇安神，潜阳明目。

【主治】肾阴不足，心阳偏亢而致视物昏花，耳鸣耳聋，心悸失眠；亦治癫痫。

【用法】为末，炼蜜为丸，如梧子，饮服三丸，日三。

安神补心丸

【来源】《中华人民共和国药典》一部。

【组成】丹参（六两）、五味子（蒸，三两）、石菖蒲（二两）、安神膏（一斤一两二钱）。

【功用】养心安神。

【主治】心悸失眠，头晕耳鸣。

【用法】丹参、五味子、石菖蒲三味粉碎成细粉；另取合欢皮、菟丝子、墨旱莲各3份、女贞子（蒸）4份、首乌藤5份、地黄2份、珍珠母20份，混合，加水煎煮2次，第一次3小时，第二次1小时，合并煎液，滤过，滤液浓缩至相对密度1.21（80~85℃）制成安神膏，按处方量与上述粉末混合制丸，干燥，打光或包糖衣，口服，1次15丸；1日3次。

十二、鼻炎、过敏性鼻炎

鼻炎滴剂

【组成】黄芩、辛夷、冰片等。

【功效主治】疏风清热通窍。主治肺经风热或邪热蕴结所致慢性鼻炎。症见鼻塞时作，鼻流浊涕，嗅觉减退等。

【用法】滴剂，每瓶5mL。1次2~4滴，1日3~4次，滴鼻腔。

鼻通宁滴剂

【组成】鹅不食草、辛夷等。

【功效主治】宣肺通窍。主治肺经风热所致慢性鼻窦炎、慢性鼻炎。症见鼻塞不通，头昏头痛，鼻流浊涕等。

【用法】滴剂。每瓶10mL。1次2~4滴，1日3~4次，滴鼻腔。

滴通鼻炎水

【组成】辛夷、白芷、麻黄、细辛、蒲公英等。

【功效主治】宣肺通窍。主治风邪袭肺所致急慢性鼻炎、鼻窦炎。症见鼻塞不通，久病流涕等。

【用法】每瓶10mL。1次2~4滴，1日3次，滴鼻腔。

鼻咽清毒剂

【组成】野菊花、蛇泡勒、苍耳子等。

【功效主治】清热解毒。主治邪毒久困所致慢性鼻炎、鼻咽炎、鼻咽癌等。症见鼻塞时作，涕色黄浊，时有血迹，鼻咽干燥，失嗅，耳闭等。

【用法】冲剂，每包20克。1次1包，1日3次，开水冲服。

【注意事项】忌辛辣刺激饮食。

鼻康片

【组成】鱼腥草、羊耳菊等。

【功效主治】清热解毒，散邪通窍。主治肺经风热或肺胃热盛所致急性鼻炎、鼻窦炎。症见鼻塞头痛，涕多色脓，嗅觉减退，口干思饮等。

【用法】片剂，每瓶100片。1次3片，1日3次，温开水送服。

鼻炎糖浆

【组成】白芷、麻黄、苍耳子、辛夷、鹅不食草、黄芩。

【功效主治】清热解毒,宣肺通窍。主治肺经郁热上蒸所致急、慢性鼻炎、鼻窦炎。症见鼻塞头痛,鼻流浊涕,不闻香臭,口舌干燥,舌红苔黄等。

【用法】糖浆剂,每瓶 100mL。1 次 10~15mL,1 日 3 次,温开水送服。

十三、窦炎

双料喉风散

【组成】牛黄、珍珠、冰片。

【功效主治】清热解毒,消肿止痛。主治热毒蕴结所致白喉、急性咽喉炎、鼻窦炎、中耳炎、褥疮等。症见咽喉肿痛,口腔糜烂,牙龈肿痛,鼻流脓涕,耳内流脓,皮肤溃烂等。

【用法】散剂,每瓶 1.25 克。喷瓶每瓶 2.2 克,吹敷。口腔咽喉症:每瓶分 6 次吹敷患处,每日 3 次。鼻窦炎:每次取少许吸入鼻内,每日 4~5 次。中耳化脓:先用 3% 双氧水洗净耳道,再将药粉吹入,每次少许,每日 1 次。皮肤溃烂:先用浓茶洗净患处后再敷药,每日 1 次。

【注意事项】忌辛辣食物。

鼻通宁滴剂

【组成】鹅不食草、辛夷等。

【功效主治】宣肺通窍。主治肺经风热所致慢性鼻窦炎、慢性鼻炎。症见鼻塞不通,头昏头痛,鼻流浊涕等。

【用法】滴剂。每瓶 10mL。1 次 2~4 滴,1 日 3~4 次,滴鼻腔。

滴通鼻炎水

【组成】辛夷、白芷、麻黄、细辛、蒲公英等。

【功效主治】宣肺通窍。主治风邪袭肺所致急慢性鼻炎、鼻窦炎。症见鼻塞不通,久病流涕等。

【用法】每瓶 10mL。1 次 2~4 滴,1 日 3 次,滴鼻腔。

十四、鼻疖

鼻渊丸

【组成】苍耳子、辛夷、白芷、薄荷、荆芥、酒黄芩、连翘、地骨皮、赤芍、天花粉、桔梗、甘草、玄参、麦冬。

【功效主治】疏风清热，泻火消肿，通窍止痛。主治肺经风热所致急性慢鼻窦炎、慢性鼻窦炎急性发作、急性鼻炎、鼻疖肿等。症见鼻流黄浊脓涕，量多气臭，鼻塞不通，嗅觉减退，鼻窍红肿，灼热疼痛，鼻腔干燥，口干，舌红苔黄，脉浮数。

【用法】大蜜丸剂，每丸9克。1次1丸，1日3次，温开水送服。

【注意事项】忌食辛辣厚味之物；风寒表证不宜使用。

十五、鼻息肉

白矾

【别名】明矾、矾石。

【性能】酸、涩，寒。

【主治】白矾：外用解毒杀虫，燥湿止痒；内服止血止泻，祛除风痰。外治用于湿疹，疥癣，内耳流脓；内服用于久泻不止，便血，崩漏，癫痫发狂。枯矾：收敛湿疮，止血化腐。用于湿疹湿疮，内耳流脓，阴痒带下，鼻衄、齿衄、鼻息肉。配青黛：燥湿化痰治痰迷心窍，凉血止黄退疸热毒，用于癫痫，湿疹，黄疸。配儿茶：收涩去湿止血，敛疮生肌长肉。用于吐血、便血、创伤出血，口舌生疮。配诃子肉、薏苡仁：健脾利湿去热，收敛燥湿止泻。用于湿热久泻，久痢脱肛。

【用法】内服：0.6~1.5克。外用：适量研末敷或化水洗患处。

【注意事项】阴虚胃弱，无湿热者忌服。

十六、鼻衄（习惯性）

茜根散

【来源】《济生方》卷五。

【组成】茜根、黄芩、阿胶（蛤粉炒）、侧柏叶、生地黄（各一两），甘草（炙半两）。

【功用】清热凉血。

【主治】鼻衄终日不止，心神烦闷。

【用法】咀，每服四钱，水一盏半，姜三片，煎至八分，去滓温服，不拘时候。

竹茹饮

【来源】《太平圣惠方》卷十八。

【组成】青竹茹（一两）、子芩（一两）、蒲黄（二钱）、伏龙肝（二钱末）、生藕汁（二合）。

【功用】清热止血。

【主治】热病吐血及鼻衄不止。

【用法】先以水一大盏半，煎竹茹、子芩至一盏，去滓，下蒲黄等三味，搅令匀，不计时候，分为三服。

十七、白喉

冰瓜雄珠散

【来源】《疫喉浅论》卷下。

【组成】西瓜霜（二两），煅人中白、冰片（各一钱）、朱砂（二钱）、雄黄（三分）。

【功用】清热解毒。

【主治】白喉、疫喉。

【加减】非白喉，减去雄黄。

【用法】为细末，频吹患处。

回生万应丹

【来源】《时疫白喉捷要》。

【组成】牛黄、珍珠、冰片（各一钱），黄连、郁金（各四钱），乳香（煅）、孩儿茶（各五钱），薄荷（七钱），青黛、硼砂、黄柏、甘草、血竭（各三钱），白芷（二钱）。

【功用】清热祛腐，消肿止痛。

【主治】白喉，单、双乳娥；喉痹喉痛，缠喉风，烂喉丹痧及阴虚喉痛。

【用法】为极细末，和匀，先用冷茶漱口，每用少许，吹患处。

养阴清肺汤

【来源】《重楼玉钥》卷上。

【组成】大生地（二钱）、麦门冬（一钱二分）、生甘草（五分）、元参（一钱半）、贝母（八分，去心）、丹皮（八分）、薄荷（五分）、炒白芍（八分）。

【功用】养阴润燥，清肺解毒。

【主治】白喉。喉间起白如腐，不易拭去、咽喉肿痛，初起发热，或不发热，鼻干唇燥，或咳或不咳，呼吸有声，喘促气逆，甚至鼻翼扇动，脉数。

【加减】肾虚，加大熟地；热甚，加连翘，去白芍；燥甚，加天冬、茯苓。

【用法】水煎服。

十八、急性喉炎

清咽利膈丸

【组成】射干、连翘、栀子、黄芩、熟大黄、牛蒡子、薄荷、天花粉、玄参、荆芥穗、桔梗、甘草。

【功效主治】清咽利膈，消肿止痛。主治邪热壅盛或肺胃积热所致急性咽炎、急性扁桃体炎、急性喉炎、腮腺炎、支气管炎、肺炎等。症见咽喉肿痛，面赤腮肿，胸膈不利，咳吐黄痰，口苦舌干，大便秘结，小便黄赤等。

【用法】水丸，每50粒重3克，每袋18克。1次6克，1日2次，温开水送服。

【注意事项】忌食辛辣厚味之物。

清膈丸

【组成】玄参、山豆根、玄明粉、射干、龙胆草、金银花、连翘、麦门冬、薄荷、熟大黄、生地黄、羚羊角粉、犀角粉、牛黄等。

【功效主治】清热消肿，利咽止痛。主治瘟邪外袭，肺胃热盛，痰热互结所致急性咽炎、急性化脓性扁桃体炎、急性喉炎等。症见咽喉疼痛，扁桃体红肿，咽干口渴，声音嘶哑，大便燥结。

【用法】大蜜丸剂，每丸9克。1次1丸，1日2次，温开水送服。

【注意事项】忌烟、酒、鱼腥发物及辛辣食物；孕妇忌服。

僵蚕

【别名】白僵蚕、僵虫、天虫。

【性能】辛、咸、平。祛风热，镇惊，化痰。

【用法】急、慢惊风，痉挛抽搐，头痛，急性喉炎，扁桃体炎，失音，皮肤瘙痒，丹毒。用量 1~3 钱。

【选方】小儿惊风：僵蚕，全蝎各 1 钱，桑叶、菊花各 2 钱，菖蒲 8 分，天麻 1.5 钱。水煎服。

十九、急性咽炎

青黛散

【组成】青黛、冰片、甘草、黄连、玄明粉、儿茶、硼砂、薄荷、人中白、月石、马勃。

【功效主治】清热解毒，消肿止痛。主治热毒蕴结所致急性咽炎、急性扁桃体炎、口腔炎，亦可用于肛痛、肛周湿疹。症见咽喉红肿疼痛，喉蛾红肿，吞咽不利，口舌破溃，口干思饮等。

【用法】散剂，每支 1.5 克。每次少许吹患处，1 日 3 次。用于肛痛或肛周湿疹可用药末外扑或麻油调敷。

【注意事项】忌辛辣刺激食物。

喉疾灵胶囊

【组成】牛黄、冰片、桔梗、牙皂、诃子等。

【功效主治】清热化痰、消肿止痛。主治痰热蕴结所致急性咽炎、急性扁桃体炎、腮腺炎等。症见咽喉红肿，喉蛾肿大，颌下肿胀，咳嗽痰多，舌红苔黄腻等。

【用法】胶囊剂，每粒 0.4 克。1 次 1 粒，1 日 3 次，温开水送服。

抗扁桃体炎合剂

【组成】板蓝根、山豆根、连翘、青果等。

【功效主治】清热解毒，养阴生津。主治肺胃热盛或热盛伤阴所致急性扁桃体炎、急性咽炎。症见咽喉疼痛，吞咽不利，口干思饮等。

【用法】合剂，每瓶 150mL。1 次 10mL，1 日 3 次，温开水送服。

喉疾宁糖衣片

【组成】人工牛黄、连翘、山豆根等。

【功效主治】清热解毒，消肿利咽。主治热毒炽盛所致急性咽炎、急性扁桃体炎，腮腺炎等，症见咽喉疼痛，颌下肿痛，吞咽不利，发热恶寒，口干思饮等。

【用法】片剂，每瓶 100 片。1 次 3 片，1 日 3 次，温开水送服。

【注意事项】忌烟酒辛辣刺激饮食。

二十、慢性咽喉炎

鼻咽灵

【组成】山豆根、半枝莲、石上柏、白花蛇舌草、麦冬、玄参、天花粉等。

【功效主治】清热解毒，软坚散结，益气养阴。是目前治疗鼻咽癌放射治疗以后的首选药物。并可用治急、慢性咽喉炎。

【用法】片剂：口服，1 次 5 片，1 日 4 次。

金果饮

【组成】生地、玄参、胖大海、南沙参、西青果、蝉蜕、孩儿参、陈皮、薄荷油。

【功效主治】养阴清热，利咽开音。主治肺阴不足、虚火上炎所致慢性咽喉炎，亦用于急性咽喉炎及放疗引起的咽干不适。症见咽干，疼痛，痰粘难咯，发音不利，声音嘶哑。

【用法】糖浆剂。口服，1 次 15mL，1 日 3 次。

【注意事项】禁烟酒；忌辛辣。

咽喉片

【组成】玄参、青果、木蝴蝶等。

【功效主治】养阴利咽。主治热盛伤阴或肺肾阴虚所致慢性咽喉炎。症见咽干微痛，吞咽不舒，有异物感，痰少质粘，发音嘶哑，舌红少苔等。

【用法】片剂，每片 0.25 克，每瓶 100 片。1 次 3 片，1 日 3 次，含化。

【注意事项】忌辛辣刺激食物。

铁笛丸

【组成】川贝母、玄参、麦门冬、凤凰衣、诃子肉、瓜蒌皮、青果、桔梗、茯苓、甘草。

【功效主治】清热润肺，利咽开音。主治肺热伤津，肺阴不足所致慢性咽喉炎。症见咽喉疼痛，声嘶失音，口干舌燥等。

【用法】蜜丸剂，每丸 3 克。1 次 1 丸，1 日 3 次，温开水送服。

【注意事项】忌辛辣食物。

清喉咽合剂（冲剂）

【组成】黄芩、玄参、连翘、生地黄、麦冬。

【功效主治】清热养阴，利咽。主治慢性扁桃体炎、慢性咽喉炎、口腔炎属阴虚热盛者。

【用法】合剂，每瓶 100mL。口服，1 日 3 次，1 次 10mL；冲剂每包 10 克，1 日 3 次，1 次 1 包，温开水冲服。

健民咽喉片

【组成】玄参、蝉蜕、诃子、桔梗、板蓝根、胖大海等。

【功效主治】清利咽喉，养阴生津。主治急慢性咽喉炎、咽喉肿痛、失音及上呼吸道炎症属热扰阴伤者。

【用法】片剂。含服，1 次 2~4 片，每隔 1~2 小时 1 次。

二十一、失音

出声散

【来源】《类编朱氏集验医方》卷五引《十全方》。

【组成】诃子（四个炮二个，生用二个）、甘草（四寸二寸炮，二寸生）、桔梗（一两）。

【功用】敛肺畅音。

【主治】肺损失音。

【用法】咀，每服二钱，用童子小便一盏，和药煎五七沸，温服，甚者不过五服。

二十二、诸骨鲠喉

方一

【组成】橄榄核 1~2 个。

【用法】取冷开水磨汁，含咽。

方二

【组成】急性子 3~5 克。

【用法】擂碎，冷开水调和，含咽。无急性子，用透骨草根榨汁，用如上法。

方三

【组成】野百合（研末）6 克。

【用法】冷开水调，徐徐吞下。

方四

【组成】威灵仙 30 克。

【用法】水煎去渣，频频含咽。

二十三、鹅口疮

复方黄连散

【来源】《中医皮肤病学简编》。

【组成】黄连（一两三分）、青黛（二钱）、马牙硝（五分）、冰片（五分）。

【功用】清热燥湿，清凉止痛。

【主治】鹅口疮。

【用法】共研为细末，掺患处。

青液散

【来源】《婴童百问》卷四。

【组成】青黛（一钱）、补硝（一钱）、冰片（三分）。

【功用】清热解毒。

【主治】婴幼儿鹅口疮，口疮，重舌。

【用法】研为细面，蜜调，以鹅翎蘸少许，敷患处。

沆瀣丹

【来源】《幼幼集成》卷二。

【组成】杭川芎（酒洗）、锦庄黄（酒洗）、实黄芩（酒炒）、厚川柏（酒炒，各九钱），黑牵牛（炒，取头末，六钱）、薄荷叶（四钱五分）、粉滑石（水飞，六钱）、尖槟榔（七钱五分，童便洗，晒）、陈枳壳（四钱五分，麸炒），净连翘（除去心隔，取净）、京赤芍（炒，各六钱）。

【功用】清热解毒，泻火导滞。

【主治】小儿胎毒，胎热胎黄，目赤目闭，鹅口疮，重舌木舌，喉闭乳蛾，身体壮热，小便黄赤，大便秘结，麻疹斑疹，游风疥癣，流丹瘾疹，痰食风热，痄腮面肿，十种火丹，诸般风搐。

【用法】上药依方炮制，和匀焙燥，研极细末，炼蜜为丸，如芡实大。月内之儿，每服一丸，稍大者二丸，俱用茶汤化服。但觉微有泄泻，则药力行，病即减矣。如不泻，再服之。重病每日三服，以愈为度。服药期间，乳母切忌油腻；胎寒胎怯，面色青白者忌服。

二十四、口腔炎

青吹口散

【来源】《外科学》（广州中医学院）。

【组成】煅石膏（三钱）、煅人中白（三钱）、青黛（一两）、薄荷（三分）、黄柏（六分）、川连（五分）、煅月石（六钱）、三梅（一钱）。

【功用】清热解毒止痛。

【主治】乳头破碎，口腔炎等。

【用法】先将煅石膏、煅人中白、青黛各研细末，和匀，水飞（研至无声为度），晒干，再研细，将其余五味各研细后和匀，用瓶装，封固不出气。洗漱净口腔，用药管吹敷患处。

青黛散

【组成】青黛、冰片、甘草、黄连、玄明粉、儿茶、硼砂、薄荷、人中白、月石、马勃。

【功效主治】清热解毒，消肿止痛。主治热毒蕴结所致急性咽炎、急性扁桃体炎、口腔炎，亦可用于肛痛、肛周湿疹。症见咽喉红肿疼痛，喉蛾红肿，吞咽不利，口舌破溃，口干思饮等。

【用法】散剂，每支1.5克。每次少许吹患处，1日3次。用于肛痛或肛周湿疹可用药末外扑或麻油调敷。

【注意事项】忌辛辣刺激食物。

口腔溃疡散

【组成】青黛、明矾、冰片。

【功效主治】清热解毒，生肌止痛。主治心脾积热所致复发性口疮、疱疹性口腔炎、牙龈炎等。症见口舌生疮，灼热疼痛，牙龈红肿糜烂，口渴思饮，舌红苔黄，脉数。

【用法】散剂，每瓶3克。取少许擦患处，1日2~3次。

【注意事项】忌食辛辣之物。

珍珠冰硼散

【组成】珍珠、冰片、硼砂等。

【功效主治】祛腐解毒，消肿止痛。主治脾胃湿热上蒸所致口腔炎、牙龈炎。症见口腔溃烂，牙龈肿胀，溃烂，白腐附丽，纳呆，舌苔白腻，脉濡等。

【用法】散剂，每瓶1.5克。每次少许吹患处，1日3次。

【注意事项】忌肥甘油腻之食物。

二十五、口腔溃疡

口腔溃疡药膜

【组成】硼砂、冰片、朱砂、寒水石、儿茶、白及胶、甘油。

【功效主治】清热解毒，消肿止痛。主治热毒壅滞所致口腔溃疡。症见口舌破溃，红肿疼痛，饮食不利，口舌干燥，小便黄，舌质红苔黄等。

【用法】薄膜剂，每片2cm2cm。外用，将药膜贴于患处，饭后和晚间贴敷，1日2~3次。

【注意事项】不宜久用。

口腔炎喷雾剂

【组成】蒲公英、忍冬藤、蜂房、皂角刺。

【功效主治】清热解毒，消肿止痛，去腐生肌，改善血液循环，促进溃疡愈合。用于口腔炎、疱疹性口炎、阿弗他口炎、损伤性口炎、口腔溃疡、牙龈肿痛、口舌生疮等。对上呼吸道感染引起感冒发热、咽喉炎、咽峡炎、滤泡性咽峡炎、急性扁桃体炎等亦可用之。

【用法】喷雾剂：每瓶20mL，口腔喷雾用。将药瓶直立，喷口对准口腔患处，每次向口腔压喷药液适量，1日3~4次，小儿酌减或遵医嘱。

二十六、风火牙痛

清宁丸 1

【来源】清·《银海指南》。又名青麟丸。

【组成】大黄（一斤六两）、绿豆（一两六钱）、车前（一两六钱）、白术（一两六钱）、黑豆（一两六钱）、半夏（一两六钱）、陈皮（一两六钱）、香附（一两六钱）、桑叶（一两六钱）、桃叶（一两六钱）、槐叶（一两六钱）、厚朴（一斤六两）、大麦（一两六钱）。

【功用】清热泻火，通便。

【主治】咽喉肿痛，口舌生疮，风火牙痛，暴发火眼，头晕耳鸣，腹胀便秘。

【用法】上药共研细末，炼蜜为丸。每服一钱~二钱，日服 1~2 次，温开水送服。也可改用饮片作汤剂水煎服，各药用量须酌减至汤剂常规剂量。

清宁丸 2

【来源】《银海指南》卷三。

【组成】大黄（十斤），桑叶、桃叶、槐叶、大麦、黑豆、绿豆（各一斤），半夏、厚朴、陈皮、白术、香附、车前（各一斤），酒（二十斤）。

【功用】疏风清热，泻火通便。

【主治】肝胃火炽，咽喉肿痛，口舌生疮，风火牙痛，暴发火眼，头晕耳鸣，腹胀便秘。

【用法】先将大黄（须锦纹者）切作小块，如棋子大，用泔水浸透，以侧柏叶铺甑，入大黄蒸过晒干，以酒浸之，再晒收干；桑叶、桃叶、槐叶、大麦、黑豆、绿豆用每叶煎汁益收，每蒸一次仍用侧柏叶铺甑，蒸过晒干，再蒸再晒；制后再用半夏、厚朴、陈皮、白术、香附、车前，每味煎汁蒸收如上法，蒸过晒干，再用酒十斤制透，共为细末，炼蜜为丸，梧子大，每服一二钱，或为散亦可。

牛黄解毒丸

【来源】《全国中药成药处方集》（北京方）。

【组成】防风（三钱）、钩藤（五钱）、金银花（一两）、赤芍（五钱）、生石膏（一两）、麦冬（三钱）、黄连（五钱）、连翘（一两）、桔梗（四钱）、黄芩（五钱）、黄柏（五钱）、甘草（三钱）、大黄（一两）、栀子

（五钱）、当归尾（五钱）。

【功用】清热解毒。

【主治】头晕目赤，咽干咳嗽，风火牙痛，大便秘结。

【用法】共为细粉，每八两八钱细粉兑：牛黄一钱，雄黄五钱，朱砂一两，冰片五钱，薄荷冰一钱，麝香五分。上药和匀，炼蜜为丸，重一钱，蜡皮封固，每服一丸，温开水送下。忌食油腥厚味，孕妇忌服。

牙痛药水

【组成】荜茇、高良姜、细辛、丁香、冰片、甘油。

【功效主治】清热解毒，消肿止痛。主治风火牙痛，牙龈红肿，龋齿牙痛及一切神经性牙痛。

【用法】酊剂，每瓶 5mL。外用，用药棉蘸药水涂于患牙。

二十七、牙周炎

牙疳散

【组成】人中白、黄连、薄荷、硼砂、儿茶、黄柏、青黛、冰片。

【功效主治】清热凉血，生肌止痛。主治血热、毒火上攻所致急性口腔炎、急性牙周炎、牙周脓肿、牙龈炎、阿弗它口炎等。症见牙龈红肿，腐烂疼痛，甚则流脓出血，口舌溃破，舌质红、苔黄，脉数。

【用法】散剂，每瓶 1.5 克。取少许擦患处，1 日 2~3 次。

【注意事项】忌食辛辣之物。

齿痛宁

【组成】升麻、川芎、石膏、白芷、细辛、地骨皮、荜茇、高良姜、雄黄、乳香、冰片、藁本、皂角刺。

【功效主治】清热解毒，消肿止痛。主治热毒蕴结所致龋齿牙痛、急性牙髓炎、牙周炎、牙龈炎等。症见牙齿疼痛，牙龈红肿，渗血渗脓，口干口臭，大便秘结。

【用法】散剂，每瓶 1 克。外用，每次取药粉少许涂于龋齿或患牙牙龈上，每隔 1 小时 1 次，连用 3 次。

牙痛安

【组成】甲硝唑、人工牛黄。

【**功效主治**】清热，消炎。用于冠周炎、牙槽脓肿、牙龈炎、牙周炎、口腔炎等。

【**用法**】小水丸：每瓶 18 粒。口服，1 次 2 粒，1 日 3 次。

【**注意事项**】3 月以内孕妇忌用。

二十八、牙本质过敏

速效牙痛宁

【**组成**】芫花根、地骨皮等。

【**功效主治**】止痛脱敏。主治龋齿、急性牙髓炎、牙本质过敏等所致牙痛，牙龈渗血，咀嚼不利等。

【**用法**】滴剂，每瓶 3mL。每次 1~2 滴，1 日 3 次，滴患处。

第六章　皮肤科

一、过敏性皮炎

青白散

【来源】《朱仁康临床经验集》。

【组成】青黛（一两）、海螵蛸末（三两）、煅石膏末（十二两三钱）、冰片（一两）。

【功用】收湿止痛，消炎退肿。

【主治】湿疹，过敏性皮炎。

【用法】先将青黛研细，次加海螵蛸末研和，后加煅石膏末研和，最后将冰片入研钵内轻轻研细，加上药少许研和，再加全部药末研和，患处渗水多时，将药末掺上；若渗水不多，用麻油调涂。

除湿解毒汤

【来源】《赵炳南临床经验集》。

【组成】白藓皮（五钱）、大豆黄卷（四钱）、生苡米（四钱）、土茯苓（四钱）、山栀子（二钱）、丹皮（三钱）、金银花（五钱）、连翘（四钱）、地丁（三钱）、木通（二钱）、滑石块（五钱）、生甘草（二钱）。

【功用】除湿利水，清热解毒。

【主治】急性女阴溃疡，急性自家过敏性皮炎，急性接触性皮炎，下肢溃疡合并感染。

【用法】水煎服。

瘦风轮

【别名】塔花、剪刀草。

【性能】辛、苦，凉。清热解毒，消肿止痛。

【药理】抑菌试验：本品水煎剂，对金黄色葡萄球菌有较强的抑菌作用。

【主治】白喉，咽喉肿痛，肠炎，痢疾，乳腺炎，雷公藤中毒；外用治过敏性皮炎。

【用法】用量 25~100 克；外用适量，捣烂敷患处。

茅莓根

【别名】蛇泡簕、三月泡、红梅消。

【性能】苦、涩，微寒。活血消肿，祛风利湿。

【主治】用于跌仆损伤，痈肿，风湿痹痛，泌尿系结石，妇女白带，过敏性皮炎。

【用法】30~60 克；外用适量，煎水洗患处。

二、湿疹

紫草油

【来源】《中药大辞典》。

【组成】紫草（八两三钱）、香油（三碗半）、冰片（一钱）。

【功用】清热解毒，化腐生肌。

【主治】烧伤，烫伤，湿疹，以及某些感染性皮肤病。

【用法】将紫草加入香油中煮沸，至稀糊状，过滤得油一碗，待冷却至40℃时，加冰片，搅匀备用。每用适量，外涂患处；或制成油纱布覆盖于创面。

铜绿散

【来源】《中医外科学讲义》。

【组成】铜绿、石膏（各四两），枯矾、松香（各二两）。

【功用】止痒，燥湿，杀虫。

【主治】白秃疮、慢性湿疹等皮肤瘙痒出水者。

【用法】为末，同青黛散混合，油调外搽。

黄连膏

【来源】《医宗金鉴》卷六十五。

【组成】黄连（三钱）、当归尾（五钱）、生地（一两）、黄柏（三钱）、姜黄（三钱）。

【功用】清火润燥。

【主治】肺经壅热，上攻鼻窍，聚而不散，致生鼻疮，以及皮肤湿疹，水火烫伤、乳头皲裂，干热疼痛者。

【用法】用香油十二两，将药煠枯，捞去渣，下黄蜡四两溶化尽，用夏布将油滤净，倾入瓷碗内，以柳枝不时搅之，候凝为度，涂抹患处。

珠蛤散

【来源】《中医皮肤病学简编》。

【组成】熟石膏（二两六分六厘）、煅蛤粉（一两三分三厘）、黄柏（五钱）、冰片（少许）。

【功用】清热燥湿。

【主治】湿疹，皮炎，烧伤。

【用法】共研为细末，麻油调敷。

三、阴囊湿疹

日舒安

【组成】龙胆草、连翘、苦参、五倍子等。

【功效主治】清热解毒，活血化瘀，舒经通络，消肿止痛，利湿止痒，除臭杀虫。用于外阴瘙痒、带下黄臭、阴囊湿疹、睾丸胀痛、肛裂、痔痛等症。

【用法】外洗剂：每瓶 150mL。振摇后以本品适量用 10 倍温开水稀释后擦洗患处，重症患者可直接用药液涂擦患处。日常清洗阴部可用 50 倍温开水稀释后坐浴。

三妙丸

【组成】苍术、黄柏、牛膝。

【功效主治】燥湿清热。主治湿热下注证。急性肾炎见小便黄赤短少、浮肿、舌红苔黄腻者；足膝红肿热痛、下肢沉重、下肢湿疹、阴囊湿疹及肛门部潮湿肿痛者。

【用法】水丸剂。瓶装有 60 克、125 克、250 克等规格。口服，1 次 6~9 克，1 日 2~3 次，温开水送服。

【注意事项】孕妇忌服。

二妙丸

【组成】苍术、黄柏。

【功效主治】清热燥湿。主治因湿热流注所致黄疸、泄泻、痢疾及肛门会阴部潮湿、肿痛。常用于风湿性关节炎、风湿性肌炎、盆腔炎、阴囊湿疹、急慢性湿疹，皮炎，周期性麻痹、周围神经炎、胃肠炎、菌痢、胆囊炎、膀胱炎、肝炎、尿路感染、肾小球肾炎、肾盂肾炎、乳糜尿、女阴炎、白带、肛窦炎等病。

【用法】水丸剂，每袋9克、18克。1次6克，1日2次，空腹温开水送服。

【注意事项】忌食炙爆肥甘之品；阴虚者禁用。

四、外阴瘙痒

日舒安

【组成】龙胆草、连翘、苦参、五倍子等。

【功效主治】清热解毒，活血化瘀，舒经通络，消肿止痛，利湿止痒，除臭杀虫。用于外阴瘙痒、带下黄臭、阴囊湿疹、睾丸胀痛、肛裂、痔痛等症。

【用法】外洗剂：每瓶150mL。振摇后以本品适量用10倍温开水稀释后擦洗患处，重症患者可直接用药液涂擦患处。日常清洗阴部可用50倍温开水稀释后坐浴。

苦参

【别名】苦槐子根、山槐根。

【性能】苦，寒。清热燥湿，杀虫、利尿。

【主治】用于痢疾，黄疸，皮肤瘙痒，湿疮，湿疹，赤白带下，阴肿阴痒，疥癣麻风；外治滴虫性阴道炎，外阴瘙痒。配蛇床子：燥湿杀虫止痒效，湿疮疥癣滴虫跑。治皮肤瘙痒，阴痒带下。配木香：名为香参丸效高，湿热痢疾用即好。治热痢疾。配茯苓：清热燥湿，健脾渗湿。治湿热水肿，小便不利。

【用法】内服4.5~9克。外用：煎汤洗患处。

【注意事项】脾胃虚寒者忌服。

【选方】（1）苦参地黄丸：炒苦参100克熟地黄40克共为细末，炼蜜为丸，丸重6克。每服1丸，日服2次。用于肠风下血，痔漏出血。（2）治痔漏。苦参煎汤，日日洗之。

利夫康乐

【组成】 苦参、黄柏、蛇床子、黄连、白鲜皮、土茯苓、鸦胆子等。

【功效主治】 清热解毒，燥湿杀虫，祛风止痒，去腐生肌，消疣止痛，活血凉血。用于治疗妇女霉菌、滴虫、真菌、淋病性及老年性阴道炎、外阴炎、宫颈糜烂、男女阴部瘙痒、湿疹、体癣、股癣、手足癣、神经性皮炎及临床常见的不明原因引起的皮肤瘙痒症。

【用法】 外用溶液：采用组合式包装，由药液瓶、稀释瓶及阴道冲洗管、喷雾头组成。依据病情，将原药液或稀释液涂敷患处，每次保持3分钟以上，1日2次，7日为1疗程。皮肤病患者可用喷头。妇女采用阴道冲洗或坐浴5分钟，1日1~2次，7日为1疗程。

妇科止带片

【组成】 椿皮、黄柏、淮山、茯苓、龟胶、阿胶、五味子。

【功效主治】 清热燥湿，止带。用于湿热带下、阴痒等病，症见带下赤白，或黄白如脓，粘稠有味，或阴部瘙痒、疼痛、舌苔薄黄、脉搏多滑等。现代多用于子宫内膜炎、阴道炎、子宫颈炎、女阴炎、滴虫性阴道炎、糖尿病等有上述见症者。

【用法】 片剂：每片0.25克，1次5片，1日3次，饭后温开水送服。

【注意事项】 忌食辛辣、海味。

五、荨麻疹

疏风清热饮

【来源】 《朱仁康临床经验集》。

【组成】 荆芥（一钱八分）、防风（一钱八分）、牛蒡子（一钱八分）、白蒺藜（一钱八分）、蝉衣（九分）、生地（三钱）、丹参（一钱八分）、赤芍（一钱八分）、炒山栀（一钱八分）、黄芩（三钱）、银花（一钱八分）、连翘（一钱八分）、生甘草（一钱二分）。

【功用】 疏风止痒，凉血清热。

【主治】 风热型荨麻疹。

【用法】 水煎服。

凉血消风散

【来源】《朱仁康临床经验集》。

【组成】生地（六钱）、当归（一钱八分）、荆芥（一钱八分）、蝉衣（一钱二分）、苦参（一钱八分）、白蒺藜（一钱八分）、知母（一钱八分）、生石膏（六钱）、生甘草（一钱二分）。

【功用】凉血清热，祛风止痒。

【主治】脂溢性皮炎，人工荨麻疹，玫瑰糠疹等症。

【用法】水煎服。

活血祛风汤

【来源】《朱仁康临床经验集》。

【组成】归尾（一钱八分）、赤芍（一钱八分）、桃仁（一钱八分）、红花（一钱八分）、荆芥（一钱八分）、蝉衣（一钱二分）、白蒺藜（一钱八分）、甘草（一钱二分）。

【功用】活血祛瘀，和营消风。

【主治】慢性荨麻疹，皮肤瘙痒症等。

【用法】水煎服。

四物消风汤

【来源】《外伤科学》（广州中医学院）。

【组成】当归（三钱），川芎、防风、荆芥穗（各二钱），赤芍（四钱），生地黄、白藓皮（各五钱），薏苡仁（六钱）。

【功用】养血祛风。

【主治】慢性湿疹，神经性皮炎，荨麻疹等。

【用法】水煎服。

六、风疹

透疹凉解汤

【来源】《中医临床手册》。

【组成】薄荷荆芥桑叶甘菊花连翘金银花蝉蜕牛蒡子赤芍紫花地丁

【功用】疏风清热，解毒透疹。

【主治】风疹，发热口渴，疹色鲜红，疹点较密，舌红，苔黄等。

【用法】水煎服。

荆芥

【别名】假苏、香荆芥。

【性能】辛，微温。解表散风，透疹。

【主治】用于感冒、头痛，麻疹、风疹，疮疡初起，咽喉肿痛。配防风：祛风胜湿，解热发汗利咽、止血。治风寒感冒，头痛，咽痒，湿郁疮肿，肠胃出血。配薄荷：透疹止痒除一身风邪，解表发汗治头面挟湿。用于外感风寒，麻疹不透，湿热瘙痒。配白茅根：祛风清热，凉血止血。治血热妄行之衄血、便血、尿血、咯血、斑疹出血。

【用法】内服：生品 4.5~9 克，炒用 9~15 克。外用：适量水煎洗患处。

【注意事项】表虚自汗、阴虚头痛忌服。

【选方】（1）荆芥汤：荆芥穗 30 克、桔梗 10 克、炙甘草 5 克，共为细粉。每服 10 克，治风热壅肺，咽喉肿痛，慢性咽炎。（2）荆防败毒散：荆芥 9 克、防风 6 克、羌活 6 克、独活 6 克、前胡 6 克、柴胡 6 克、桔梗 6 克、枳壳 6 克、茯苓 6 克、川芎 3 克、薄荷 6 克、甘草 3 克，水煎服。治风寒感冒，头痛发热，结膜红肿，咽痛，鼻塞。（3）治荨麻疹、风疹。荆芥 10 克、防风 10 克、薄荷 6 克、花椒 3 克，水煎洗患处。

虎耳草

【别名】石荷叶、耳聋草、金线吊芙蓉。

【性能】辛、苦，寒。消炎，解毒。

【主治】用于急性中耳炎，风热咳嗽，百日咳，大泡性鼓膜炎，风疹瘙痒。

【用法】10~15 克；外用鲜品适量，捣烂取汁滴耳或涂敷患处。

青羊参

【别名】闹狗药、牛尾参。

【性能】甘、辛，温。有小毒。祛风除湿，解毒镇痉。

【主治】用于风湿骨痛，风疹搔痒，癫痫，狂犬咬伤，毒蛇咬伤。

【用法】3~9 克，水煎或制成丸、散剂服。

七、皮肤瘙痒症

苦参酒

【来源】《朱仁康临床经验集》。

【组成】苦参（十两三钱）、百部（三两）、野菊花（三两）、风眼草

（三两）、樟脑（四两）。

【功用】灭菌止痒。

【主治】脂溢性皮炎，皮肤瘙痒症，单纯糠疹，玫瑰糠疹等。

【用法】将前四种药装入大口瓶内，加75%酒精（或白酒）十七碗，泡七天后去渣，加樟脑溶化后备用。用时以毛笔刷外涂，每日1~2次。

利夫康乐

【组成】苦参、黄柏、蛇床子、黄连、白鲜皮、土茯苓、鸦胆子等。

【功效主治】清热解毒，燥湿杀虫，祛风止痒，去腐生肌，消疣止痛，活血凉血。用于治疗妇女霉菌、滴虫、真菌、淋病性及老年性阴道炎、外阴炎、宫颈糜烂、男女阴部瘙痒、湿疹、体癣、股癣、手足癣、神经性皮炎及临床常见的不明原因引起的皮肤瘙痒症。

【用法】外用溶液：采用组合式包装，由药液瓶、稀释瓶及阴道冲洗管、喷雾头组成。依据病情，将原药液或稀释液涂敷患处，每次保持3分钟以上，1日2次，7日为1疗程。皮肤病患者可用喷头。妇女采用阴道冲洗或坐浴5分钟，1日1~2次，7日为1疗程。

洁尔阴洗剂

【组成】黄柏、苦参、蛇床子、苍术。

【功效主治】清热解毒，祛风除湿，杀虫止痒。主治细菌性、真菌性、滴虫性、淋菌性及老年性阴道炎、男女阴部湿疹、瘙痒症等。

【用法】水剂，每瓶250mL。治疗各类型阴道炎和女阴瘙痒症时用10%洗液坐浴15分钟，或擦洗阴道3分钟以上；或用阴道冲洗器盛稀释药液冲洗阴道；严重的阴道炎，将带尾线药棉浸30~50%的洗液塞入阴道；1日1~2次，7天为1疗程。治疗皮肤瘙痒症时先清洁患部，将洗液涂擦在湿润的皮肤上，揉搓3分钟以上，然后洗净即可。治疗股癣、手足癣、湿疹等皮肤病时先清洁患部，除去表面分泌物或结痂，然后用药棉浸原药液湿敷患处2小时以上，1日2~3次。

【注意事项】本品系外用药，不得内服。

八、脓疱疮

生肌玉红膏

【组成】甘草、白芷、当归、紫草、芝麻油、白蜡、血竭、轻粉。

【功效主治】活血消肿，定痛生肌。主治火毒内蕴，营卫不足，气血凝结，经络阻滞所致疮疡痈疽、发背。常用于蜂窝织炎、急性乳腺炎、脓疱疮等病。症见患处红肿，溃疡久不收口，疮面紫滞，肉芽不鲜，疼痛较甚者。

【用法】软膏剂，每盒 12 克装。用时敷贴患处，1 日 1 次。

【注意事项】忌辛辣刺激性食物。

防风通圣丸（散）

【组成】防风、荆芥穗、薄荷、麻黄、大黄、芒硝、栀子、滑石、桔梗、石膏、川芎、当归、白芍、黄芩、连翘、白术、甘草。

【功效主治】解毒通里，疏风清热。主治外感风热，内有蕴热，表里俱实证。症见恶寒发热，头昏目眩，口渴咽痛，目赤耳鸣，胸膈痞闷，便秘溲赤等。常用于疮疡初起、各种湿疹、荨麻疹、皮炎瘙痒、带状疱疹、脓疱疮、过敏性结膜炎以及高血压、肥胖病。

【用法】水丸剂。1 次 6 克，儿童酌减，1 日 2 次，温开水送服；散剂，1 次 15 克，1 日 2 次，生姜 3 片水煎，取汁送服。

【注意事项】孕妇忌服；体弱便溏者慎用；忌油腻之物。

九、丹毒

驱风散

【来源】《外科大成》卷四。

【组成】金银花（三钱），牛蒡子（炒）、防风、荆芥、当归、川芎、白芍、黄芩、连翘（各八分），甘草（四分）。

【功用】驱风解毒。

【主治】紫赤丹毒，及诸疮咽喉肿痛，并伤风发热烦躁，鼻塞气喘，痰嗽惊风等症。

【加减】甚者加大黄；丹毒加麻仁（炒研）。

【用法】水二盅，煎八分，母子同服。

连翘归尾煎

【来源】《景岳全书》卷五十一。

【组成】连翘（七八钱）、归尾（三钱）、甘草（一钱），金银花、红藤（各四五钱）。

【功用】清热解毒，散结消肿。

【主治】一切无名痈毒、丹毒流注等有火者。

【加减】邪热火盛者，加槐蕊二三钱。

【用法】用酒二碗，煎一碗服，服后卧片时。

如意金黄散

【来源】《外科正宗》卷一。

【别名】金黄散（《嵩崖尊生》卷十二）、神效金黄散（《良朋汇集》卷五）、金黄如意散（《全国中药成药处方集》）。

【组成】天花粉（上白，十斤），黄柏（色重者）、大黄、姜黄（各五斤），白芷（五斤），紫厚朴、陈皮、甘草、苍术、天南星（各二斤）。

【功用】活血散瘀，消肿止痛。

【主治】痈疽发背，诸般疔肿，跌扑损伤，湿痰流毒，大头时肿，漆疮火丹，风热天泡，肌肤赤肿，干湿脚气，妇女乳痈，小儿丹毒。

【用法】上药晒极干燥，磨细过筛，瓷器收贮。凡遇红赤肿痛发热未成脓者，以及夏月诸疮，俱用茶汤同蜜调敷；如微热微肿，及大疮已成，欲作脓者，葱汤同蜜调敷；如漫肿无头，皮色不变，湿痰流毒，附骨痈疽，鹤膝风，葱、酒煎调敷；如风热恶毒，皮肤亢热，红色光亮，游走不定者，蜜水调敷；如天泡火丹，赤游丹，黄水漆疮，恶血攻注等，大蓝根叶捣汁调敷，蜜亦可加；汤泼火烧，皮肤破烂，麻油调敷。

冰黄散

【来源】《尤氏喉科秘书》。

【组成】冰片（三分）、人中白（一钱）、蒲黄（二钱）、黄柏（二钱）、甘草（五分）、青黛（五分）、川连（二分）、薄荷（二钱）、月石（五分）、朴硝（五分）、枯矾（少许）。

【功用】清凉解毒，祛腐止痛。

【主治】口疳及小儿丹毒。

【用法】为细末，吹、敷患处。

十、皮肤溃疡

野茄树

【别名】山烟叶、土烟叶、臭烟、洗碗叶。

【性能】辛、苦，微温。有毒。止痛，解毒，收敛。

【主治】根：胃痛，腹痛，骨折，跌打损伤，慢性粒细胞性白血病；叶：外用治痈疖肿毒，皮肤溃疡，外伤出血。

【用法】用量根6~15克；叶外用适量，捣烂敷患处。

十一、疖、痈

槐枝膏
【来源】《疡医大全》卷七。

【组成】槐枝（取二三寸长，三百六十段）

【功用】清热解毒，祛腐生肌。

【主治】疮疖。

【用法】真麻油三斤，入铜锅内熬至枝枯黑为度，滤去渣，入净锅内熬至滴水成珠，入密陀僧（细末）半斤，龙骨（煅）、象皮（砂炒成珠）、血余、乳香（去油）、没药（去油）、赤石脂各五钱，研细搅匀，务须老嫩得宜，收贮摊贴。

铁箍散
【来源】《保婴撮要》卷十一。

【组成】芙蓉叶、黄柏、大黄、五倍子、白芨。

【功用】清热解毒，消肿止痛。

【主治】一切疮疖痈疽。

【用法】为末，用水调搽患处四周。

神仙太一膏
【来源】《太平惠民和剂局方》卷八。

【组成】玄参、白芷、川当归（去芦）、肉桂（去粗皮）、大黄、赤芍药、生干地黄（各一两）。

【功用】清热凉血，消肿止痛。

【主治】一切恶疮软疖，无论脓成与未成；虫咬、跌打损伤、烫伤；喉闭、缠喉风；腰膝疼痛等。

【用法】锉细，用麻油二斤浸，春五日、夏三日、秋七日、冬十日，滤去滓，油熬得所，次下黄丹一斤，以滴油在水中不散为度，以纸摊药贴之，或旋丸樱桃大，以蛤粉为衣，以绵裹化，水下一丸。

洞天膏

【来源】《外科证治全书》卷五。

【组成】白芷（四两），木鳖子肉、蓖麻子仁、独活（各三两），大黄（三两），乳香、没药（各二两），老葱（二斤，洗去泥，风干后入）。

【功用】拔毒消肿，散结止痛。

【主治】阴性痈疽疮疖，焮红肿痛。

【用法】上药用麻油三斤浸，春秋五日、夏三日、冬七日，以桑柴火熬至药枯，滤去药渣，将油复入锅内，熬至滴水不散遂离火，少顷，每油一斤入黄丹（炒透研极细）六两（欲使膏嫩用三两），旋下旋搅，下完搅匀再慢火煎至滴水成珠，以两手取珠为丸，不粘手为度，离火置阴处，俟退火气，以油纸摊贴患处。

十二、癣

癣酒

【来源】《外科证治全生集》卷四。

【别名】槿皮酒（《外科证治全生集》卷四）。

【组成】白槿皮、天南星、槟榔（各一两），樟脑、木鳖子（各五钱），斑蝥（三十个），蟾酥（三钱）。

【功用】燥湿，杀虫，止痒。

【主治】干湿癣，牛皮癣，松皮癣。

【用法】共为细末，浸入滴花酒一斤，听用。用时先用穿山甲刮破患处，以药酒擦之，一日一次。

透骨丹

【来源】《外科大成》卷四。

【组成】青盐、大黄、轻粉、儿茶、胆矾、铜绿、雄黄、枯矾、皂矾（各五分），杏仁（七个）、麝香（一分）、冰片（五厘）。

【功用】祛风杀虫。

【主治】鹅掌风，多年顽癣。

【用法】为细末，用苏合油调匀，擦患处，用炭火烘之，以透为度，五至七次愈。

疥灵丹

【来源】《外科大成》卷四。

【组成】大枫子肉（一两五钱）、油核桃仁（二十个）、杏仁（二两）、川椒（末，五钱）、木鳖子肉（一两五钱）、水银（五钱）、樟脑（七钱）、枯矾（五钱）、猪脂油（一块）。

【功用】杀虫解毒，润肤止痒。

【主治】五疥八癣，经久不愈者。

【用法】共捣千杵如泥，备用，须搔破搽之。

苦参汤

【来源】《疡科心得集》卷下引《大全》。

【组成】苦参、蛇床子、白芷、金银花、野菊花、黄柏、地肤子、大菖蒲。

【功用】去湿清热，解毒消肿。

【主治】一切疥癞疯癣。

【用法】用河水煎汤，临洗入猪胆汁四五枚，洗二三次可痊愈。宜避风，忌发物。

百部膏

【来源】《医学心悟》卷六。

【组成】百部、蓖麻子（去壳）、白藓皮、鹤虱、黄柏、当归、生地（各一两），黄蜡（二两）、明雄黄末（五钱）、麻油（八两）。

【功用】清热凉血，解毒杀虫。

【主治】牛皮癣。

【用法】先将百部等七味入油熬枯，滤去滓，再将油熬至滴水成珠，下黄蜡，至入水不散为度，起锅；将雄黄末和入，候稍冷，倾入瓷罐中收贮，退火备用，用时搽患处。

必效散

【来源】《医宗金鉴》卷七十四。

【组成】川槿皮（四两），海桐皮、大黄（各二两），百药（煎，一两四钱），巴豆（去油，一钱五分）、斑蝥（全用一个），雄黄、轻粉（各四钱）。

【功用】杀虫止痒。

【主治】年久顽癣。

【用法】共研极细末，用阴阳水调药，将癣抓损，薄敷，药干必待自落。

当归饮子

【来源】 元·《丹溪心法》。

【组成】 当归（六钱）、川芎（六钱）、白芍药（六钱）、生地黄（六钱）、防风（六钱）、白蒺藜（六钱）、荆芥（六钱）、何首乌（三钱）、黄芪（三钱）、甘草（三钱）。

【功用】 养血润燥，祛风止痒。

【主治】 疥癣，湿毒瘙痒等。

【用法】 水煎服。

十三、神经性皮炎

巴豆油膏

【来源】《中医皮肤病学简编》。

【组成】 巴豆（一钱三分）、蛇床子（一钱三分）、大黄（一钱三分）、海桐皮（一钱三分）、羊蹄根（一钱三分）、胡麻油（六钱）、凡士林（六钱六分）。

【功用】 泻热解毒，祛风止痒。

【主治】 神经性皮炎。

【用法】 前五味药，共研为细末，再以麻油、凡士林调膏，涂敷患处。

皮炎宁

【组成】 鱼腥草、挥发油的饱和水溶液。

【功效主治】 清热解毒止痒。主治皮肤瘙痒、溃疡、蚊虫叮咬、疔疖、神经性皮炎等皮肤病。

【用法】 溶液剂，每瓶30、50、100mL（每mL相当于原药材2克）。用药液冲洗或湿敷于患处。

十四、疱疹

立消膏

【来源】《中医皮肤病学简编》。

【组成】 雄黄（三钱）、穿山甲（三钱）、大黄（三钱）、芙蓉叶（三钱）、五倍子（三钱）。

【功用】 解毒活血，祛湿定痛。

【主治】带状疱疹。

【用法】共研为细末，用醋调敷，或配成软膏。

儿茶五倍散

【来源】《中医皮肤病学简编》。

【组成】儿茶（二钱）、五倍子（二钱）、冰片（二分）、马钱子（二钱）、炉甘石粉（二钱）、黄连末（三分三厘）。

【功用】清热解毒，祛湿定痛。

【主治】带状疱疹。

【用法】研末，用白蜡或冷开水调成糊状，外敷。

石柏散

【来源】《中医皮肤病学简编》。

【组成】煅石膏（五钱）、黄柏（三钱）、蛤壳粉（三钱）、白芷（三钱）、黄丹（一钱）。

【功用】清热燥湿，祛风止痒。

【主治】带状疱疹。

【加减】痒甚，加轻粉、明矾。

【用法】共研细末，油调外敷。

防风通圣丸（散）

【组成】防风、荆芥穗、薄荷、麻黄、大黄、芒硝、栀子、滑石、桔梗、石膏、川芎、当归、白芍、黄芩、连翘、白术、甘草。

【功效主治】解毒通里，疏风清热。主治外感风热，内有蕴热，表里俱实证。症见恶寒发热，头昏目眩，口渴咽痛，目赤耳鸣，胸膈痞闷，便秘溲赤等。常用于疮疡初起、各种湿疹、荨麻疹、皮炎瘙痒、带状疱疹、脓疱疮、过敏性结膜炎以及高血压、肥胖病。

【用法】水丸剂。1次6克，儿童酌减，1日2次，温开水送服；散剂，1次15克，1日2次，生姜3片水煎，取汁送服。

【注意事项】孕妇忌服；体弱便溏者慎用；忌油腻之物。

十五、扁平疣

方一

【组成】莱菔子30克，白芥子20克，板蓝根30克，糯米250克。

【用法】共研细末，加入白糖 100 克。每次 10 克，每日 3 次，开水送服。

方二

【组成】生半夏、斑蝥各等份。

【用法】共研末，用 10%稀盐酸调成糊备用。用时将疣体消毒，用梅花针刺出微量血，将药涂患处。

方三

【组成】鲜菱柄适量。

【用法】用鲜菱柄涂擦患处或捣烂外敷患处，可使之脱落。

【主治】皮肤多发性赘疣。

十六、毒虫咬伤、螫伤

蟾酥锭

【组成】蟾酥、雄黄、麝香、朱砂、蜗牛、冰片。

【功效主治】败毒消肿，敛疮定痛。主治热毒蕴结而致诸毒恶疮，或毒虫咬伤等所致红肿疼痛，坚硬僵麻者。常用于体表急性化脓性感染。

【用法】锭剂，每锭 3 克。同时研粉、醋调敷于患处。

【注意事项】切忌入口、眼；汞过敏者慎用。

珍黄丸

【组成】珍珠粉、三七粉、猪胆汁、人工牛黄、黄芩素粉、薄荷油。

【功效主治】清热解毒，消炎止痛。主治热毒上壅所致咽喉炎、扁桃腺炎、牙周炎、口舌溃疡及疮汤痈疖、蜂虫咬伤。症见咽喉红肿疼痛，牙龈肿痛，口舌红肿溃破等。

【用法】丸剂。内服，1 次 2 粒，1 日 3 次，温开水送服。外用，取药研末用米醋或冷开水调成糊状，敷于患处。

季德胜蛇药片

【组成】蜈蚣、半边莲、七叶一枝花等。

【功效主治】解毒，消肿止痛。专治毒蛇、毒虫咬伤。在咬伤后及时用药，疗效尤著。

【用法】片剂：每片 0.3 克，每支 20 片。口服。首服取本品 20 片，研碎，以温开水（加少量酒更好）服，以后每隔 6 小时续服 10 片。同时，以本品和水外搽。

神仙太一膏

【来源】《太平惠民和剂局方》卷八。

【组成】玄参、白芷、川当归（去芦）、肉桂（去粗皮）、大黄、赤芍药、生干地黄（各一两）。

【功用】清热凉血，消肿止痛。

【主治】一切恶疮软疖，无论脓成与未成；虫咬、跌打损伤、烫伤；喉闭、缠喉风；腰膝疼痛等。

【用法】锉细，用麻油二斤浸，春五日、夏三日、秋七日、冬十日，滤去滓，油熬得所，次下黄丹一斤，以滴油在水中不散为度，以纸摊药贴之，或旋丸樱桃大，以蛤粉为衣，以绵裹化，水下一丸。

白避瘟散

【来源】《全国中药成药处方集》。

【组成】绿豆粉、石膏（生，各八十两），滑石、白芷（各八两）。

【功用】清暑散风，通窍解毒。

【主治】夏令暑热，头晕目眩，呕吐恶心，饮酒过度，晕车晕船，蝎蜇虫咬。

【用法】共为细粉，每六十两细粉兑入：麝香六分，冰片六两，薄荷冰五两，甘油十二两，和匀，收贮勿令泄气，每用二分，凉开水送下，或每用少许，闻入鼻窍。孕妇忌服。

云南蛇药口服液

【组成】紫金龙、臭牡丹、白花蛇舌草、虎杖、夏枯草、半边莲、鱼腥草、杠板归、龙胆草、茜草、白茅根等。

【功效主治】清热解毒，凉血止痛。主治毒蛇咬伤、毒蜂、蝎子、蜈蚣等螫伤。症见肢体麻木灼痛不已，伤处蚀烂，皮肤起红线，胸痛烦躁，呼吸急促，脉细如丝等。

【用法】口服液剂，每瓶 2mL。1 次 3~5 支，1 日 2~3 次，口服。

【注意事项】孕妇忌服。

盾叶薯蓣

【别名】黄姜、火藤根。

【性能】甘、苦，凉。解毒消肿。

【主治】痈疖早期未破溃、皮肤急性化脓性感染、软组织损伤、蜂螫虫咬。

【用法】外用适量，捣烂敷患处。

【注意事项】皮肤已破烂及脓已形成者忌用。

尖尾芋

【别名】老虎芋、野山芋、尖尾风、卜芥、独脚莲。

【性能】辛、微苦，寒。有大毒。清热解毒，消肿止痛。

【主治】用于钩端螺旋体病，肠伤寒，肺结核，支气管炎；外用治毒蛇咬伤，毒蜂螫伤，蜂窝组织炎。

【用法】3~9克久煎后、毒性降低剂量可适当增加；外用适量，鲜品捣烂敷患处。

十七、狂犬咬伤初期

青羊参

【别名】闹狗药、牛尾参。

【性能】甘、辛，温。有小毒。祛风除湿，解毒镇痉。

【主治】用于风湿骨痛，风疹搔痒，癫痫，狂犬咬伤，毒蛇咬伤。

【用法】3~9克，水煎或制成丸、散剂服。

红药子

【别名】红要子、白药子、金荞仁。

【性能】酸、苦、涩，凉。清热，解毒，止血，止痛。

【主治】用于肠炎，痢疾，腰腿痛，便血，崩漏；外用治烧烫伤，疮疖，狂犬咬伤。

【用法】9~15克；外用适量，捣烂敷患处，或研粉用油调涂患处。

【注意事项】孕妇慎用。

华山矾

【别名】土常山、狗屎木、华灰木。

【性能】根：甘、微苦，凉。解表退热，解毒除烦。叶：止血。

【主治】根：感冒发热，心烦口渴，疟疾，腰腿痛，狂犬咬伤，毒蛇咬伤。叶：外用治外伤出血。

【用法】根15~25克；外用叶适量，鲜品捣烂或干品研末敷患处。

十八、天疱疮

锦灯笼

【别名】挂金灯、金灯、灯笼果、红姑娘、泡泡草。

【性能】酸、苦，寒。清热，利咽，化痰，利尿。

【主治】急性扁桃体炎，咽痛，音哑，肺热咳嗽，小便不利；外用治天疱疮，湿疹。

【用法】用量5~15克；外用适量，捣烂外敷，或干品研粉油调涂患处。

龙葵

【别名】天茄子、黑辣椒、黑葡萄。

【性能】苦，寒。有小毒。清热解毒，利水消肿。

【主治】用于感冒发热，牙痛，慢性支气管炎，痢疾，泌尿系感染，乳腺炎，白带，癌症；外用治痈痈疔疮，天疱疮，蛇咬伤。

【用法】9~30克；外用适量，鲜品捣烂敷患处。

十九、黄水疮

绣毬丸

【来源】《外科正宗》卷四。

【组成】樟脑、轻粉、川椒、枯矾、水银、雄黄（各二钱），枫子肉（一百枚，另碾）。

【功用】燥湿解毒，杀虫止痒。

【主治】一切干湿疥疮及脓窠烂疮，皮肤瘙痒，黄水疮湿烂浸淫等。

【用法】共为细末，同大枫子肉再碾和匀，加柏油一两，化开，和药搅匀，作丸龙眼大，于疮上擦之。

升麻消毒饮

【来源】《医宗金鉴》卷七十四。

【组成】当归尾、赤芍、金银花、连翘（去心）、牛蒡子（炒）、栀子（生）、羌活、白芷、红花、防风、甘草（生）、升麻、桔梗。

【主治】脾胃湿热，外受风邪，相搏而致黄水疮，痒痛流黄水，浸淫成片者。

【加减】如疮生头面，减去归尾、红花。

【用法】散风胜湿，凉血清热。

二十、系统性红斑狼疮

狼疮丸

【组成】金银花、大贝母、全虫、大黄（酒制）、当归、蒲公英、丹参、红花、蜈蚣（去头、尾、足）、生地、连翘、黄连、玄参、甘草等。

【功效主治】清热凉血，活血化瘀。主治热毒蕴结血分所致血热、血瘀证，常用于系统性红斑狼疮、系统性硬皮病、皮肌炎、脂膜炎、白塞氏病等结缔组织病。症见发热，身痛，关节疼痛，全身疲乏，心慌，皮肤发斑改变等，小便短赤，大便干结。

【用法】蜜丸剂，每丸5克。1次2丸，1日2次，温开水送服。急性期，1次4丸，1日3次。

【注意事项】孕妇忌用；脾胃虚寒者慎用；忌食辛辣之物。

昆明山海棠片

【组成】昆明山海棠。

【功效主治】清热解毒，消肿止痛，舒筋活络。主治热毒蕴结所致肾病综合征、系统性红斑狼疮、类风湿性关节炎等免疫性疾病。

【用法】片剂。1次1~3片，1日2~3次，温开水送服。

【注意事项】孕妇及肾功能不全者慎用。少数病人用药后有胃痛，纳差，口干，经闭等现象，但减少剂量或停药数月后即可自行消失。

二十一、雀斑

玉盏散

【来源】《疡医大全》卷十二。

【组成】白牵牛、甘松、香附、天花粉（各一两），藁本、白蔹、白芷、白附子、宫粉、白及、大黄（各五钱）。

【功用】清热解毒，散风祛斑。

【主治】雀斑，粉刺。

【用法】肥皂一斤捣烂，同药和匀，每日擦面。

犀角升麻丸

【来源】《医宗金鉴》卷六十三。

【组成】犀角（一两五钱）、升麻（一两）、羌活（一两）、防风（一两）、白附子（五钱）、白芷（五钱）、生地黄（一两）、川芎（五钱）、红花（五钱）、黄芩（五钱）、甘草（生，二钱五分）。

【功用】疏风散邪，凉血行瘀。

【主治】雀斑、粉刺。

【用法】各为细末，合匀，蒸饼为小丸，每服二钱，食远临卧，用茶清送下。

改容丸

【来源】《医学心悟》卷六。

【组成】大贝母（去心）、白附子、防风、白芷、菊花、叶滑石（各五钱）。

【功用】疏风清热。

【主治】风热上攻，致患雀斑、粉刺。

【用法】上为细末，用大肥皂 10 荚，蒸熟去筋膜，捣，和药为丸，早晚洗面。

二十二、斑秃（鬼剃头）

加味养血生发汤

【来源】《赵炳南临床经验集》（方名据《千家妙方》补）。

【组成】生地（五钱）、熟地（五钱）、鸡血藤（五钱）、首乌藤（五钱）、生黄芪（一两）、川芎（三钱）、白芍（五钱）、明天麻（二钱）、冬虫夏草（二钱）、旱莲草（三钱）、桑椹（五钱）、木瓜（二钱）。

【功用】滋补肝肾，养血生发。

【主治】肝肾不足，血虚之斑秃。

【用法】水煎服。

斑秃丸

【组成】熟地、何首乌、当归、丹参、白芍、羌活等。

【功效主治】滋补肝肾，养血祛风，益精生发。主治由于肝肾亏虚，精血不足，发失所养所致斑秃、干性脂溢性脱发、早秃等。

【用法】蜜丸剂，每丸9克。1次1丸，1日2次，温开水送服。

【注意事项】解除精神负担，避免情志刺激，保证充足的睡眠，必要时配合服用养心安神药。

养血生发胶囊

【组成】熟地黄、当归、川芎、何首乌、天麻、木瓜、羌活。

【功效主治】养血祛风，补肾生发。主治脂溢性脱发、血虚脱发、病后、产后脱发、头皮发痒、斑秃等症。

【用法】胶囊剂，每粒0.5克。1次3~4粒，1日2~3次，温开水送服。

二十三、痤疮、粉刺

补阴八珍汤

【来源】《外科枢要》卷四。

【组成】当归、川芎、熟地、芍药、人参、白术、茯苓、甘草、黄柏（酒炒黑）、知母（酒炒，各七分）。

【功用】补气养血，益阴清热。

【主治】瘰疬痤疮，发热作渴，日晡颊赤，属足三阴虚者。

【用法】水煎服。

颠倒散

【来源】清·《医宗金鉴》。

【组成】大黄硫黄。

【功用】清热解毒，凉血散瘀。

【主治】酒皶鼻，肺风粉刺，白屑风等。

【用法】上药各等分，共研细末，凉水调敷，每日1次或2~3次。

去斑膏

【来源】《朱仁康临床经验集》。

【组成】大枫子仁、杏仁、核桃仁、红粉、樟脑（各六钱）。

【功用】润肌消斑。

【主治】酒皶鼻、粉刺，黄褐斑。

【用法】将三仁同捣极细，加红粉、樟脑，一同研细如泥，如太干，加麻油少许调匀。每日搽擦一次（先涂小片，观察有无过敏反应）。

玉盏散

【来源】《疡医大全》卷十二。

【组成】白牵牛、甘松、香附、天花粉（各一两），藁本、白蔹、白芷、白附子、宫粉、白及、大黄（各五钱）。

【功用】清热解毒，散风祛斑。

【主治】雀斑，粉刺。

【用法】肥皂一斤捣烂，同药和匀，每日擦面。

枇杷清肺散

【来源】《外科大成》卷三。

【组成】枇杷叶、桑白皮（鲜者更佳，各二钱），黄连、黄柏（各一钱），人参、甘草（各三分）。

【功用】清肺泻火。

【主治】肺风酒刺，症见粉刺，颜面及胸背丘疹，周围色红，挑破挤压有白色粉状糊汁等。

【用法】水煎，空腹服。

枇杷叶丸

【来源】《外科正宗》卷四。

【组成】枇杷叶（去毛刺，八两）、黄芩（酒炒，四两）、甘草（一两）、天花粉（四两）。

【功用】清肺降火。

【主治】肺风粉刺、酒皶鼻，初起红色，久则肉胞发肿者。

【用法】共为末，酒为丸，桐子大，每服一钱五分，食后并临睡白滚汤、茶汤俱可送下，忌火、酒煎炒。

犀角升麻丸

【来源】《医宗金鉴》卷六十三。

【组成】犀角（一两五钱）、升麻（一两）、羌活（一两）、防风（一两）、白附子（五钱）、白芷（五钱）、生地黄（一两）、川芎（五钱）、红花（五钱）、黄芩（五钱）、甘草（生，二钱五分）。

【功用】疏风散邪，凉血行瘀。

【主治】雀斑、粉刺。

【用法】各为细末，合匀，蒸饼为小丸，每服二钱，食远临卧，用茶清送下。